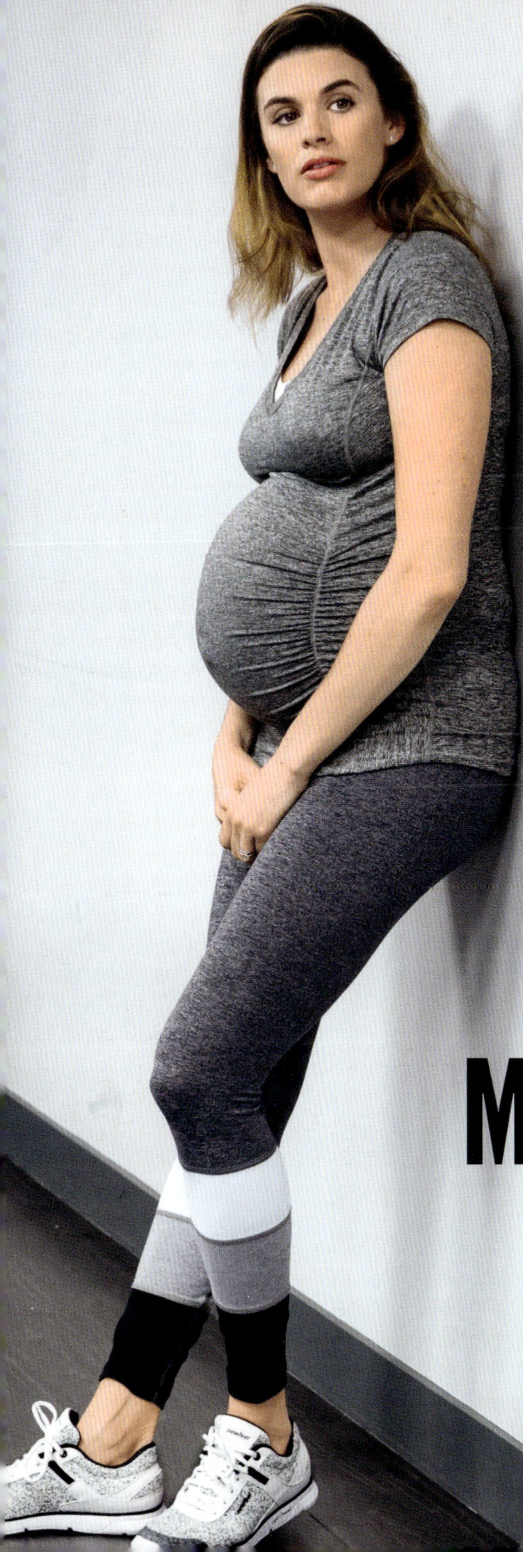

MON PARCOURS 4

10 RÈGLES HEALTHY FOOD 14

LIFESTYLE 50

LE SPORT PENDANT LA GROSSESSE 72

MES TRAININGS 92

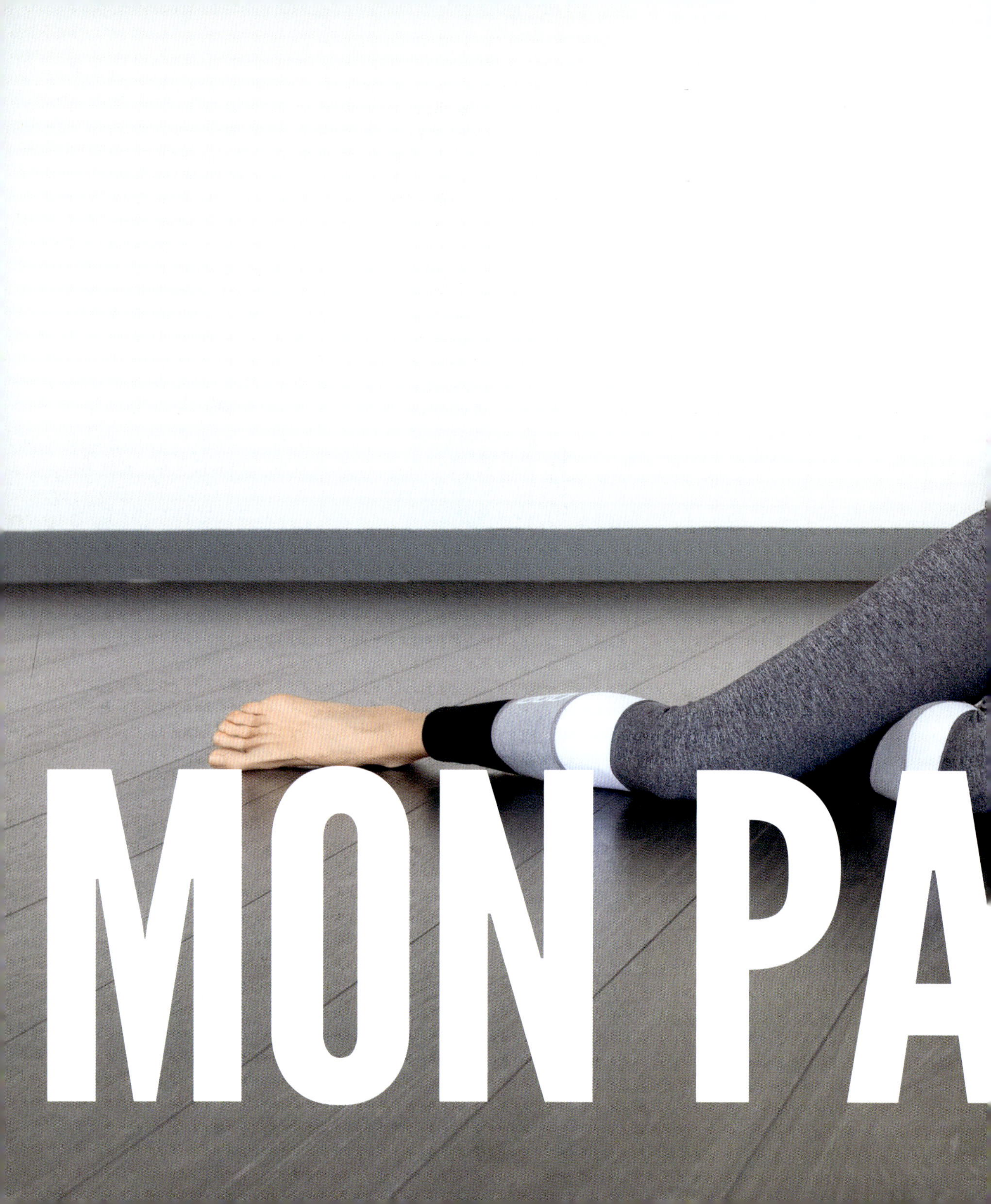
MON PA

JUSTINE ANDANSON

FIT MUM

TONIQUE & EN FORME PENDANT LA GROSSESSE

PHOTOGRAPHIES ANTHONY VOISIN

SOLAR ÉDITIONS

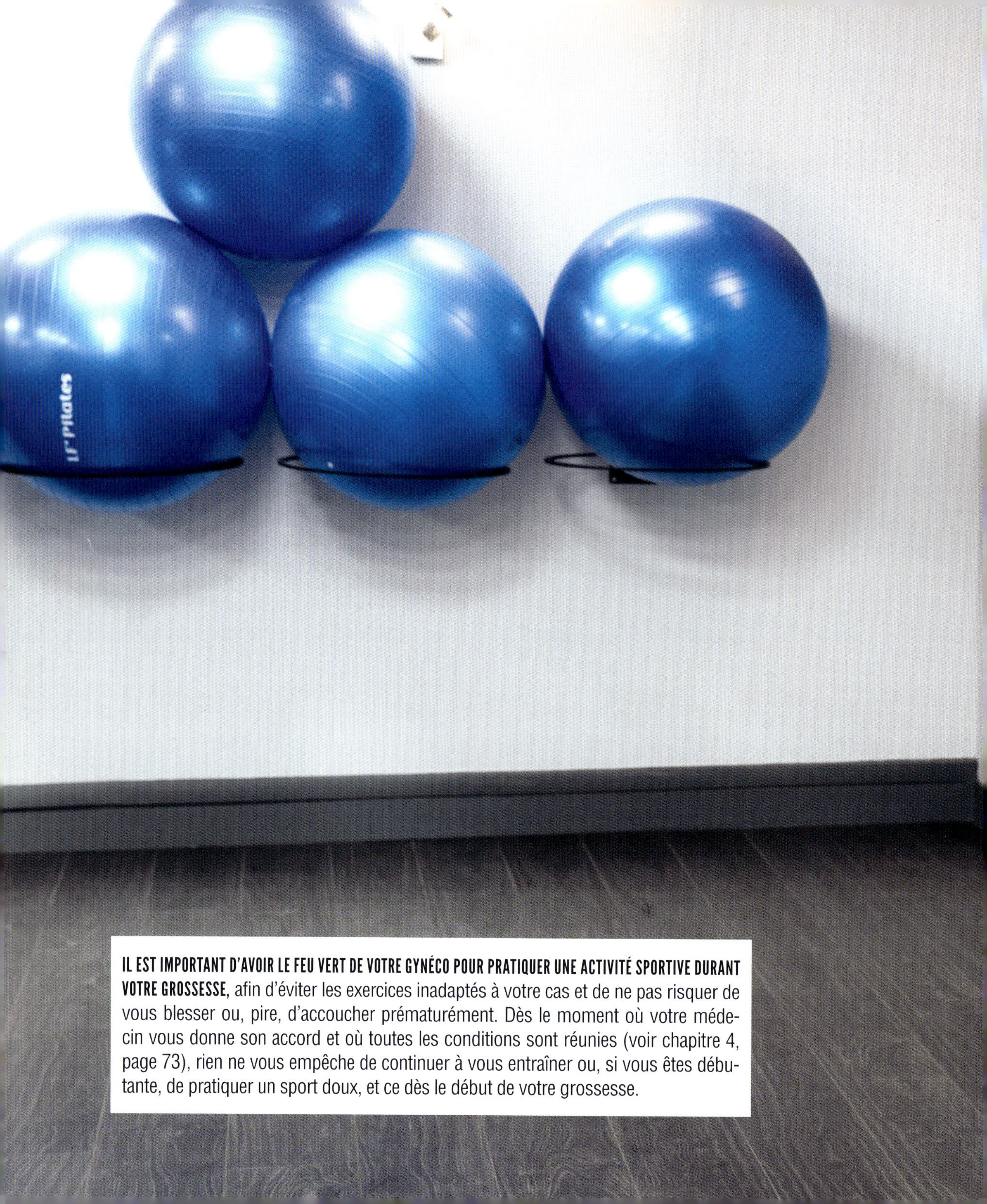

IL EST IMPORTANT D'AVOIR LE FEU VERT DE VOTRE GYNÉCO POUR PRATIQUER UNE ACTIVITÉ SPORTIVE DURANT VOTRE GROSSESSE, afin d'éviter les exercices inadaptés à votre cas et de ne pas risquer de vous blesser ou, pire, d'accoucher prématurément. Dès le moment où votre médecin vous donne son accord et où toutes les conditions sont réunies (voir chapitre 4, page 73), rien ne vous empêche de continuer à vous entraîner ou, si vous êtes débutante, de pratiquer un sport doux, et ce dès le début de votre grossesse.

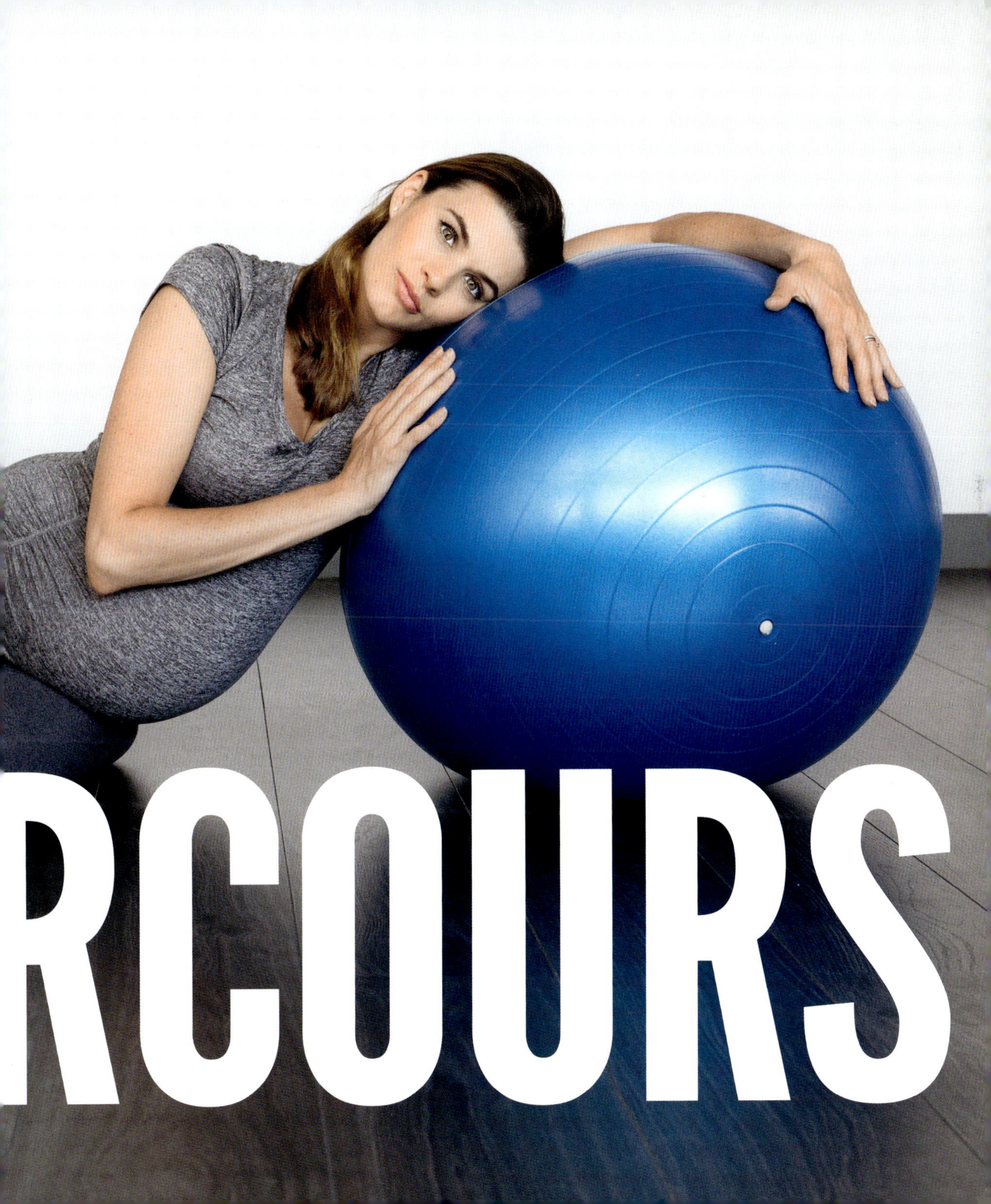

RCOURS

MON PARCOURS

Dans ma famille, le sport, et plus précisément le fitness, c'est presque une religion… Pour être en bonne santé et garder la forme, on doit bouger !

Chez moi, hors de question de paresser sur un canapé toute une après-midi, ce n'est pas notre philosophie. Tant mieux, puisque c'est grâce à cette éducation sportive que j'ai pris de bonnes habitudes depuis l'enfance. Mes parents ont ouvert un club de sport à ma naissance… c'est dire si le fitness fait partie de ma vie ! En grandissant, difficile de renier ses origines quand on a été « biberonnée à l'aérobic ». Après avoir connu les joies du conservatoire de danse classique pendant plus de quinze ans, j'ai commencé à fréquenter des clubs de sport (celui de mes parents, en premier lieu) et à me prendre de passion pour la remise en forme… à tel point qu'il m'arrivait de coacher mes amies entre deux cours : « Ne mange pas ça, c'est une bombe calorique ! », « Pense à contracter tes fessiers en grimpant les escaliers », « Rentre ton nombril en faisant tes abdos »… J'étais la bonne conscience, la copine coach qui partageait ses astuces en matière de sport et de nutrition. Aujourd'hui encore, je tiens ce rôle auprès de mes proches. Je ne peux pas m'en empêcher ! J'aime me rendre disponible pour les guider dans leurs choix, pour les écouter et les épauler. J'avais atteint un point où je me demandais comment toucher plus de monde que mon cercle d'amis. Les blogs et les réseaux sociaux n'existaient pas encore ou, du moins, étaient peu démocratisés. La réponse coulait donc de source :

BERCEAU SPORTIF

l'école de journalisme. Première étape : dégoter un stage dans lequel je pourrais passer au crible tout ce qui touchait au bien-être et, si possible, publier mes premiers articles. C'était bien cela qui m'intéressait ! Pour mon premier stage, j'ai eu la chance de bien viser avec le magazine *Top Santé*. J'ai écrit des articles sur le matériel de fitness tendance, interviewé des experts et essayé des nouveautés, comme le Power Plate®, que j'étais la première journaliste à tester ! En conférence de rédaction, je donnais mon avis, on écoutait mes recommandations et j'intervenais avec ferveur sur divers sujets. Je me sentais à ma place, je savais déjà que j'adorais ce métier.

ÉCRITURE & FITNESS

À partir de là, devenir journaliste n'a pas été une simple envie, mais une nécessité. En parallèle de mes études et de mes premières piges, j'ai créé trucsdenana.com, un site féminin avec des trucs et des astuces pour être mieux au quotidien, et en bonus des conseils d'experts (coach sportif, nutritionniste, psychologue…). Dès le départ, le site s'adresse à des centaines de femmes, jeunes ou moins jeunes, aux profils variés. Les thèmes vont de la beauté à la psycho, mais c'est dans les univers que j'affectionne et que je connais, comme la diététique, le fitness ou les tips minceur, que je me sens le plus à l'aise. Trucs De Nana séduit de plus en plus de femmes, qui se connectent de Paris à Marseille en passant par les DOM-TOM. Mais il me manquait quelque chose, quelque chose de concret… Et si l'on passait du virtuel au réel avec des événements 100 % féminins pour rencontrer les membres de la communauté et les fédérer ? Le concept : un cours de sport ludique et intense de 1 h 30 environ, de préférence outdoor et avec des coaches de renom, suivi d'une pause fooding et d'une expertise bien-être (diététicienne, sophrologue...). La sauce prend vite et l'événement est un succès... comme ceux qui le suivent. Trucs De Nana devient une référence ! On décline le concept avec d'autres activités originales (acroyoga, pole dance...) et dans des lieux atypiques (autour d'une piscine, sur un rooftop...). On innove avec d'autres événements, comme les Yog'n Wine ou encore les Fit Mum, qui rassemblent des jeunes et futures mamans en quête de sport-plaisir et d'un moment de partage avec leur bébé.

TRUCSDE NANA.COM

À l'origine des Fit Mum se trouve mon envie de faire découvrir ce que je vivais et ressentais : après une grossesse en pleine forme, ma vie post-partum était active et sereine. Dès la naissance de ma fille, j'avais voulu reprendre le sport (en douceur, bien sûr !) sans pour autant délaisser trop longtemps mon bébé. La solution : l'intégrer dans certains entraînements et profiter des moments d'éveil ou de balade pour faire des exercices fitness avec ma fille dans les bras ou à mes côtés. Il m'arrivait même de transformer une simple promenade avec poussette en une véritable séance de training... Au programme : marche dynamique et renforcement musculaire en poids de corps (dips sur un banc, fentes avec mains sur la poussette...).

On peut dire que je fais partie des chanceuses, de celles dont on envie le ventre rond, de celles qui gardent une silhouette harmonieuse et une pêche d'enfer même au troisième trimestre. Avec du recul, c'est certain, j'ai vraiment eu de la chance ! Pas de nausées, très peu de remontées acides, à peine mal au dos, aucune fatigue ou presque... Bref, en forme jusqu'au dernier jour ! J'ai vécu

MON PARCOURS

SOUS LE SIGNE DU BIEN-ETRE

mes deux grossesses sans nuages et avec un plaisir fou. Bien évidemment, il y a sans doute une part de chance et peut-être aussi une part de génétique dans ces grossesses magiques, ma mère elle-même ayant très bien vécu ses grossesses ! Toutefois, je crois qu'il y a une grande part de bien-être liée à tout ce que j'ai fait et à tout ce que je n'ai pas fait durant les neuf mois passés à attendre la naissance de mes enfants.

Métro-boulot-bébé Étant donné que je suis journaliste indépendante et entrepreneuse, je suis restée active pendant les trois trimestres de mes grossesses. Cela ne veut pas dire que j'ai travaillé 24/24 jusqu'au dernier jour ! En revanche, je suis restée dynamique et je n'ai jamais cessé de bouger. À chaque début de grossesse, je me suis promis de mener la vie la plus normale possible, y compris vis-à-vis du sport. Hors de question de bouleverser mon quotidien en restant cloîtrée chez moi ! Vu que j'étais en forme, je n'avais aucune excuse pour ne pas rester active. Le but : garder ma vie d'avant tout en me ménageant des parenthèses indispensables de légèreté et d'émotion autour de mon bébé, mais aussi rien que pour moi… J'avais beau travailler toute la journée, je m'octroyais des moments pour déconnecter du boulot, de l'ordinateur, du Smartphone, et revenir à l'essentiel : mon enfant. Il faut profiter de cette période, si courte mais si intense dans une vie, pour s'essayer à des pratiques originales et très adaptées à la période prénatale, comme le chant, le massage, le yoga, la danse, le watsu ou encore la sophrologie. J'avais décidé d'y consacrer du temps et de m'impliquer. Pour mon premier bébé, j'avais choisi l'haptonomie et une préparation à l'accouchement basée sur un contact privilégié in utero entre l'enfant et les parents. Pour mon second bébé, la préparation était ciblée sur le périnée avec la méthode EPI-NO : à l'aide d'un petit ballon souple et gonflable à introduire dans le vagin, on développe les muscles du plancher pelvien et on les étire efficacement pour éviter les déchirures lors de l'accouchement et l'épisiotomie. Cette technique a été très efficace pour moi puisque, malgré un gros bébé et un accouchement naturel, mon périnée est resté intact !

WORKING MUM

Ni trop work ni trop mum ! D'après mon expérience, on peut être une vraie working mum sans être ni trop work ni trop mum. En effet, le « ni trop peu ni pas assez » semble fonctionner pour moi. C'est d'ailleurs la clé du bien-être dans tous les pays scandinaves pour devenir une maman épanouie ! Ne pas vouloir être une femme parfaite dans tous les domaines, mais savoir jongler entre le travail, les enfants et les instants pour soi (une séance de yoga, un cours de fitness, un spa, un café entre copines…). Pour ce faire, il faut commencer dès la grossesse pour prendre de bonnes habitudes. Le sport m'a permis de garder une jolie silhouette tonique (prendre du ventre, oui, mais des cuisses, non !), de contrôler ma prise de poids et de maintenir une bonne condition physique. Grâce aux activités de renforcement, je n'ai pas trop perdu, ni en force ni en masse musculaire. Avec le yoga prénatal, j'ai pu chasser les tensions et les angoisses liées à la grossesse et à l'accouchement, mais aussi réduire tous mes maux de dos. Pour celles qui connaissent les « joies » des nausées, des remontées acides ou encore de la fatigue persistante,

PRATIQUER UN SPORT ENCEINTE

pratiquer le yoga et le pilates aide vraiment à calmer ces désagréments. Rester active permet de mieux vivre l'aventure de la grossesse et d'être plus épanouie. Le sport apporte tellement de bénéfices pour la maman et le bébé qu'il devrait être remboursé ! La grossesse, c'est quarante et une semaines pendant lesquelles le corps doit se préparer, comme pour une épreuve sportive. Le sport pendant la grossesse est indispensable pour être en forme durant ces neuf mois, pour faciliter l'accouchement et gérer au mieux l'arrivée de son enfant.

Oui, mais à quelle dose ? Durant mes grossesses, je n'ai évidemment pas continué ma routine sportive « d'avant bébé », qui comprenait du running, du boxing et du HIIT (entraînement à haute intensité). Je l'ai transformée en l'adaptant à mon nouveau statut de future maman. J'ai fait du sport quatre fois par semaine, parfois davantage selon mes besoins et mes envies. Les séances évoluaient au fur et à mesure de ma grossesse, mais également en fonction de ma forme du jour. Je ne dépassais jamais 1 heure d'entraînement pour éviter les coups de mou. Mieux vaut 30 minutes efficaces qu'une séance de 1 h 30 où l'on finit au bout du rouleau. Ce qui paye, c'est la régularité, or, pour être assidue, les entraînements trop longs et laborieux sont déconseillés… surtout lorsqu'on est enceinte ! Dans tous les cas, si ma grossesse s'est passée comme sur des roulettes, c'est en partie grâce au sport et à une alimentation équilibrée, saine et (au max !) faite maison. Continuer à bouger est une façon saine de prendre soin de soi et de son bébé. Pour moi, être une fit-mum,

MES QUATRE RÈGLES

c'est traverser sa grossesse tout étant active et épanouie, loin de l'image de la future maman fatiguée, négligée et mal dans sa peau. En tant que fit-mum, je me prends en main ! Je considère que la grossesse n'est pas une maladie ! Au contraire, je profite de ces neuf mois pour me détendre, me faire du bien, dénouer mes tensions, m'initier à des activités bien-être, comme le yoga et le pilates, apprendre à (mieux) connaître mon corps… mais également gérer au mieux tous les petits désagréments liés à ma grossesse (nausées et maux de dos, entre autres). Pour autant, une fit-mum ne doit jamais tomber dans l'excès en faisant des crunchs ou en soulevant des poids trop lourds jusqu'à la fin de sa grossesse. NON ! Une fit-mum ne va pas non plus afficher des tablettes de chocolat alors qu'elle entame son deuxième ou son troisième trimestre au lieu de montrer fièrement un joli baby bump. D'une part, cela peut être dangereux pour le bon développement du bébé ; d'autre part, cela peut être catastrophique pour l'état du ventre post-accouchement (on risque un diastasis, un écartement des grands droits trop prononcé). C'est aussi une mauvaise idée de faire croire à toutes les mamans (sportives ou non) qu'être une fit-mum se résume à faire du sport à outrance sans tenir compte de son nouvel état de femme enceinte et de son corps en transformation. Cela véhicule une mauvaise image de la (future) maman sportive, excessive et égocentrique, alors que c'est tout le contraire. Une fit-mum, c'est une maman qui continue de bouger tout en gardant en tête quatre règles.

Je garde mon bon sens… Quand on est enceinte, il y a des sports qui peuvent être dangereux, tant pour la maman que pour le bébé. L'équitation, l'escalade, le marathon, la boxe, le ski, les sports de ballon… aux oubliettes ! Fatigue, contractions, baisses de tension, coups, chutes… les risques encourus quand on pratique un sport déconseillé aux femmes enceintes sont nombreux. La grossesse est une parenthèse dans la vie, et ce n'est pas le moment de dépasser ses limites et de jouer à la sportive de l'extrême. Il va falloir prendre son mal en patience !

Je suis bienveillante envers moi-même… Il est impératif d'être plus indulgente envers soi qu'en temps normal. Lorsqu'une future maman va faire du sport, elle doit y aller doucement, sans quête de performance ni de challenge, uniquement en vue de son bien-être. Elle ne doit pas se comparer avec la sportive qu'elle était avant la grossesse, et encore moins avec les autres femmes, enceintes ou non. Sa force, sa tonicité, son équilibre, l'ensemble de sa silhouette ont changé. Elle doit s'accepter telle qu'elle est et porter un regard bienveillant sur elle-même.

Je prends du plaisir… Cela pourrait être la première des règles… et la première des motivations pour bouger. Sans plaisir, il n'y a pas de régularité, et c'est l'assiduité qui donne des résultats. Pour garder une silhouette tonique et une forme au top, il faut pratiquer une activité sportive au moins deux ou trois fois par semaine. Mieux vaut donc aimer l'activité physique que l'on a choisie ! C'est d'autant plus vrai quand on est enceinte, période pendant laquelle on a parfois besoin de motivation ! Et qui dit « plaisir » dit aussi « endorphines », ces substances libérées par le cerveau pendant et après le sport…

Je reste à l'écoute de moi et de mon bébé… Votre ventre est tendu en fin de journée ? Une grande fatigue vous terrasse ? Si ce n'est pas le bon jour pour s'entraîner, ni même la bonne semaine, c'est qu'il est temps de se reposer, et tant pis pour le sport. Mieux vaut troquer le sport contre une bonne sieste ou un soin… on en a parfois davantage besoin ! On doit toujours être dans de bonnes conditions pour suivre son entraînement. Vous aurez l'occasion de vous rattraper une prochaine fois. Votre santé et celle de votre bébé sont la priorité !

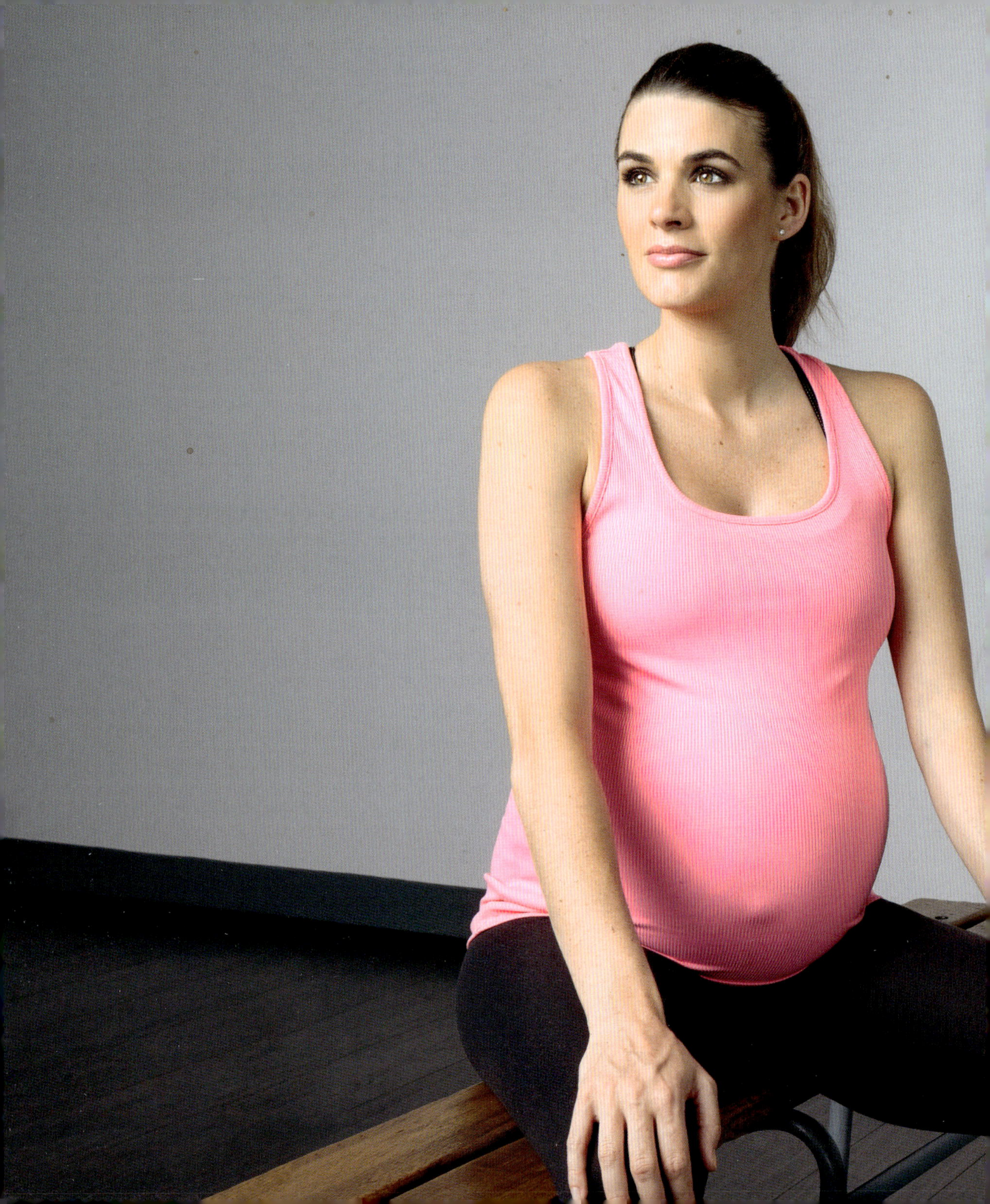

PROGRAMME FIT MUM

10 RÈGLES HEALTHY FOOD

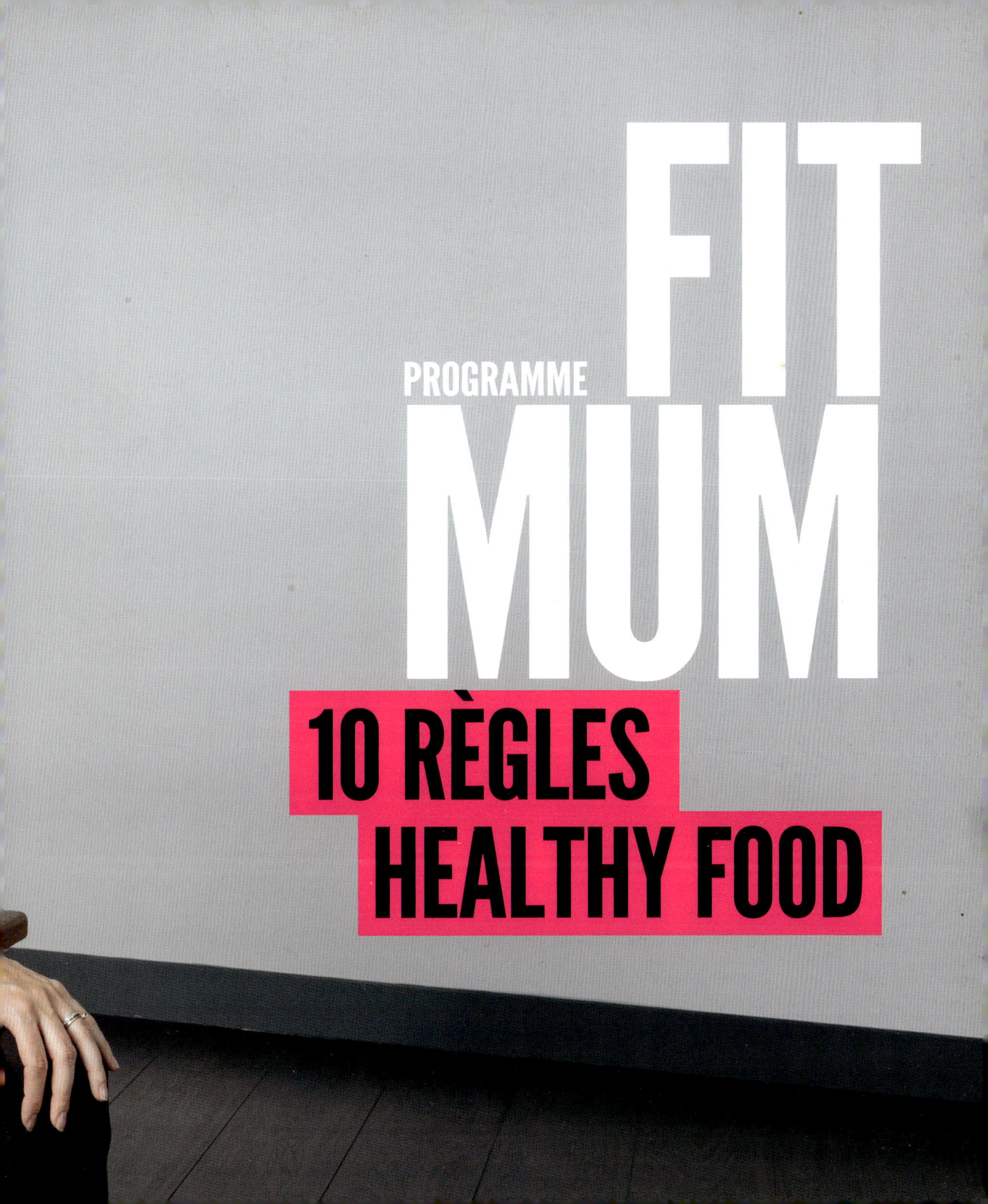

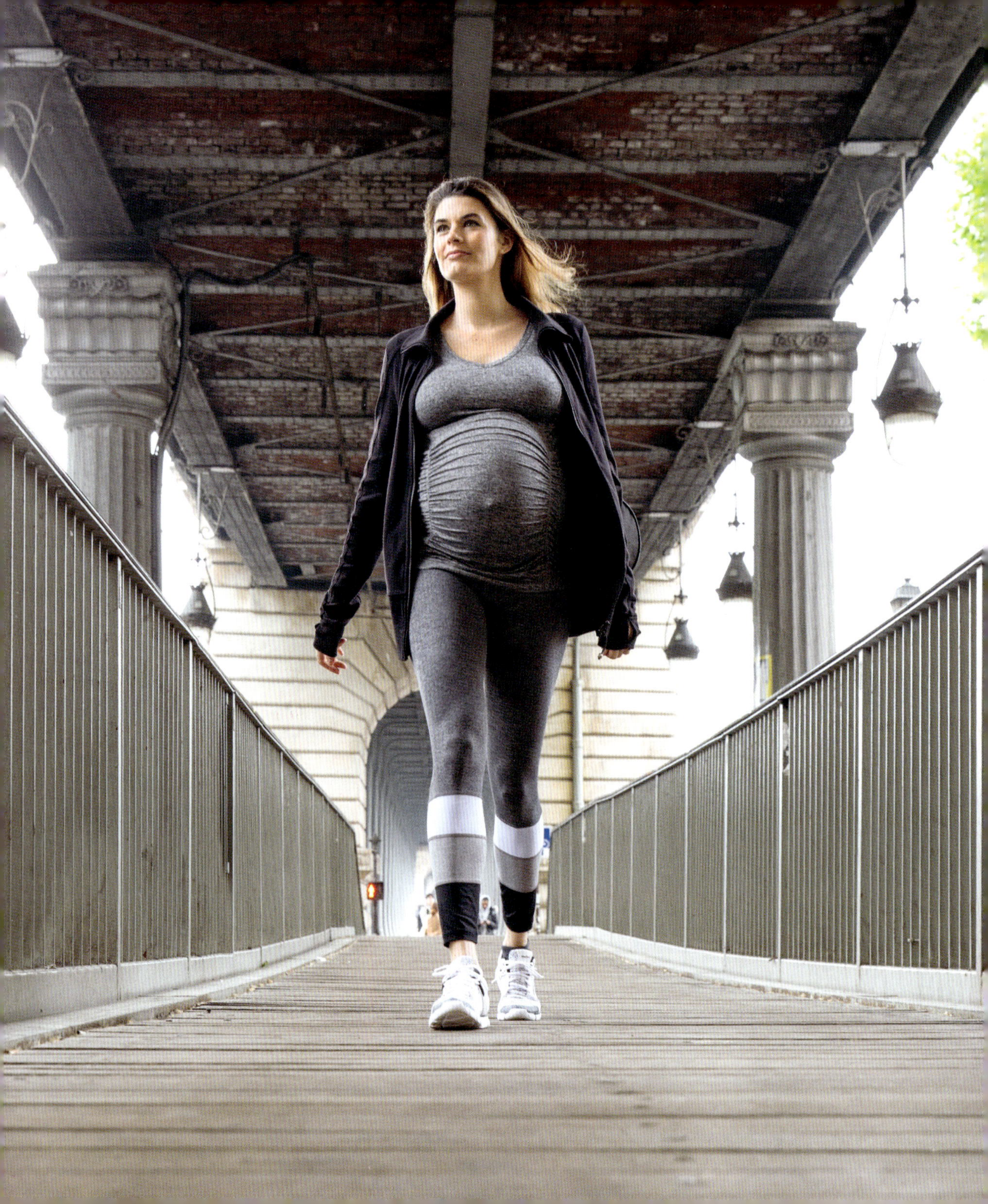

Pour être une fit-mum jusqu'au bout des ongles, il ne suffit pas de faire du fitness. Vous l'aurez compris, c'est plus un mode de vie qu'une simple pratique sportive. Bien évidemment, le sport doit faire partie intégrante de votre vie, y compris durant ces neuf mois bien particuliers. Pour autant, ce n'est pas la seule facette d'une fit-mum. La future maman en pleine forme est bien dans sa tête, dans son corps, mais aussi dans son assiette ! Vous devez veiller à votre bien-être général, et ça passe aussi par l'alimentation, qui joue un grand rôle. Saine, équilibrée, énergétique tout en restant gourmande, votre assiette doit être synonyme de plaisir et de santé, pour vous et pour votre bébé.

10 RÈGLES HEALTHY FOOD

Pour vous accompagner, je vous livre mes 10 règles d'or healthy food. Voyez cette parenthèse de vie comme un moment privilégié pour vous prendre en main, en toute bienveillance et sans frustration. Ces règles permettent une alimentation adaptée à la grossesse, bien sûr, mais également au quotidien d'une fit-girl. Pour une grossesse sous le signe de la forme et du bien-être !

L'ALIMENTATION EST MON ALLIÉE

Trop de fit-girls ont encore tendance à diaboliser la nourriture et à se restreindre. Et pourtant ! Enceinte, surtout lorsqu'on fait du sport, on a besoin de manger suffisamment. Le but n'est pas de se goinfrer, mais de miser sur une alimentation healthy et vitaminée qui vous permettra de tenir pendant la journée, d'être en forme pendant vos trainings, de conserver le sourire dans les petits moments de blues et, évidemment, de faire grandir votre bébé dans des conditions optimales.

RÈGLE N°1
CIBLER LES ALIMENTS POWER

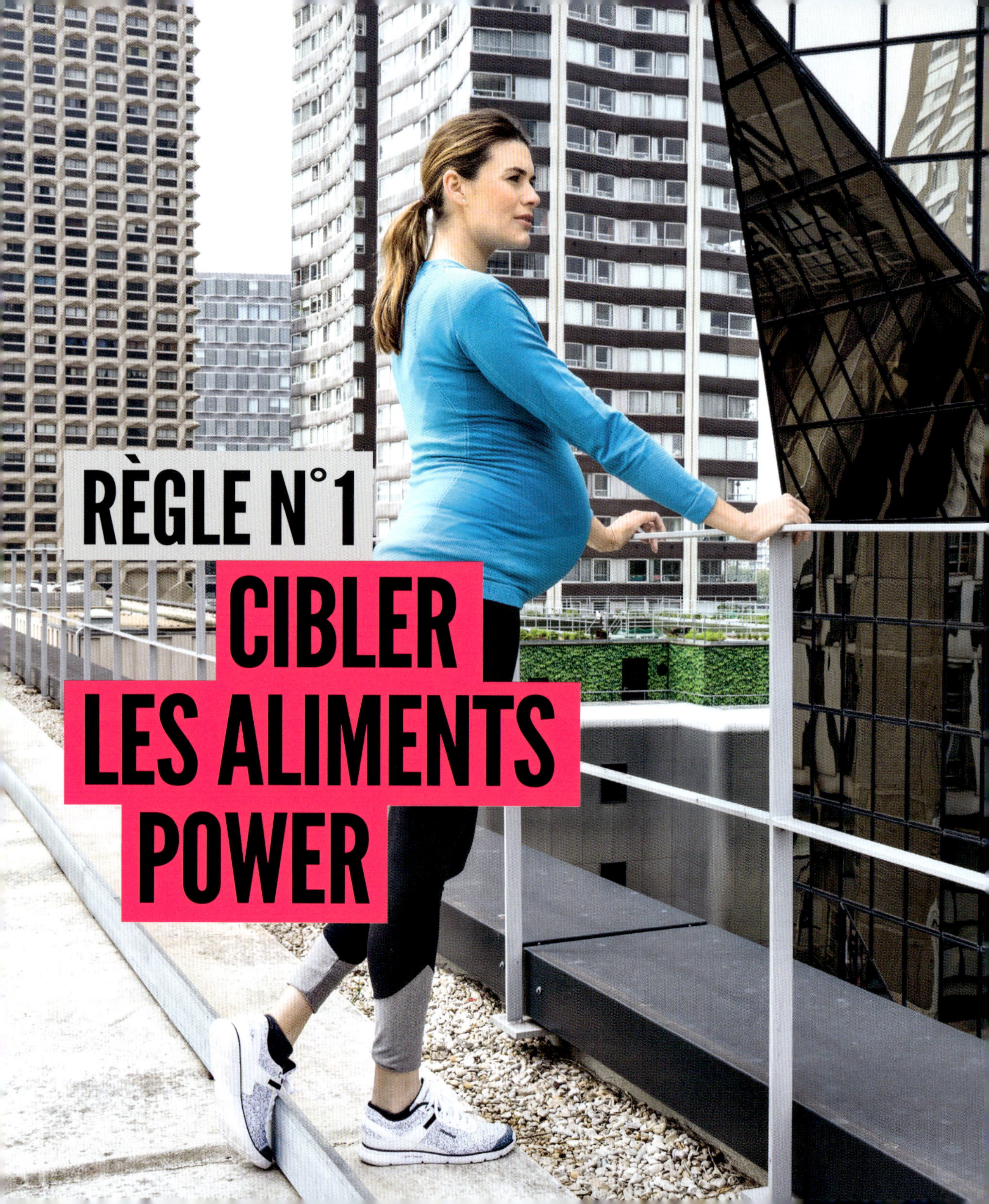

On a beau vouloir mieux manger, on fait parfois les mauvais choix. Manque de temps, fringale à assouvir rapidement, on opte trop souvent pour la facilité, quitte à culpabiliser à peine son repas englouti. Quand on attend un bébé, c'est d'autant plus flagrant : il est hors de question de patienter quand on a faim, on doit manger tout de suite ! Cela tombe bien, je ne vais pas vous interdire de manger. Bien au contraire. En revanche, il va falloir manger mieux, améliorer vos assiettes avec des aliments santé, énergétiques, nutritifs, pour avoir une pêche d'enfer et conserver un corps fit et strong.

Les aliments power apportent le meilleur, à vous et à votre bébé, tout en donnant de l'énergie pendant les entraînements, et ils aident à garder un poids raisonnable pendant la grossesse. J'ai choisi de mettre en avant ceux qui pour moi sont au top, ceux qui regorgent de précieux nutriments, de vitamines, de protéines, d'antioxydants, de minéraux, de fibres… Des aliments « santé » que vous devez impérativement retrouver dans vos menus : un jus pomme-carotte-citron et des œufs au petit déj' pour un démarrage sur les chapeaux de roues, un plat à base de saumon et de riz sauvage accompagné de légumes verts pour un déjeuner parfaitement équilibré, et, pour bien terminer la journée, une salade quinoa-avocat au dîner. Au restaurant, à la cantine, chez vous, faites les bons choix. En choisissant ces aliments, et en veillant à leur qualité (origine, agriculture biologique…), vous ne ferez jamais d'erreurs.

LES ŒUFS ONT TOUT BON

INTÉRÊT NUTRITIONNEL L'œuf est un aliment parfait pour apporter des protéines à l'organisme. Il contient les huit acides aminés essentiels. Il apporte aussi de nombreuses vitamines, notamment de la vitamine B9, ou acide folique (préconisé pendant la grossesse pour un développement optimal du fœtus), et des antioxydants comme le sélénium, un oligoélément au top pour prévenir le vieillissement de la peau et booster les défenses immunitaires.

D'une excellente digestibilité, il va réconcilier avec la nourriture les futures mamans souffrant de nausées et de maux de ventre fréquents.

COMMENT ON LES CONSOMME ? Œufs durs, brouillés, au plat, en omelette… pas besoin d'être un as de la cuisine pour varier ses menus. Comme pour tout, il ne faut pas abuser des œufs. Évitez d'en consommer tous les jours, conservez-les au réfrigérateur et respectez les dates de limite de consommation. En effet, les œufs peuvent contenir des salmonelles, des bactéries susceptibles de provoquer une infection alimentaire grave, la salmonellose, que seule la cuisson peut éliminer ! Quand vous êtes enceinte, oubliez en particulier les œufs à la coque. N'hésitez pas toutefois à manger l'œuf dans sa globalité, jaune et blanc, pour profiter de toutes ses qualités nutritionnelles. Choisissez aussi des œufs issus de la filière bio ! Ils seront meilleurs au goût et meilleurs pour votre santé.

LE POISSON, RICHE EN ACIDES GRAS ESSENTIELS

INTÉRÊT NUTRITIONNEL On ne peut que dire oui au poisson, un aliment « santé » tant pour le bébé que pour la maman. Riche en acides gras essentiels (oméga-3 et oméga-6), le poisson renferme des lipides d'excellente qualité comparés à ceux de la viande, en particulier les poissons gras, comme le maquereau, le hareng, la sardine, le saumon ou le thon. D'ailleurs, ne vous inquiétez pas, qui dit « gras » ne veut pas dire « graisse ». On préconise aux futures mamans de manger du poisson deux ou trois fois par semaine car il regorge de bienfaits : il favorise le bon développement cérébral et nerveux du fœtus, et il contient des protéines aux acides aminés essentiels, des vitamines et des minéraux, notamment du fer (de nombreuses mamans sont carencées, en particulier les végétariennes), indispensables pour éviter les coups de barre et garder la forme.

COMMENT ON LE CONSOMME ? On peut le cuire de multiples façons : à la vapeur, frit, en papillote, au four, au court-bouillon… Attention, il faut varier les types de poissons, opter pour du saumon d'élevage et privilégier les petits poissons plutôt que les gros, souvent plus chargés en mercure.

GRAINES ET CÉRÉALES : DE VRAIS CARBURANTS

LES CÉRÉALES

INTÉRÊT NUTRITIONNEL Le pain, le riz et les pâtes ne sont pas des ennemis, contrairement aux idées reçues ! Zéro lipide, pas si caloriques que ça (environ 110 kcal pour 100 g de pâtes ou de riz après cuisson) rassasiants et pourvoyeurs d'énergie à long terme, les féculents sont riches en glucides complexes (amidon), en fibres, en vitamines du groupe B et en sels minéraux.

Pour mettre toutes les chances de son côté, mieux vaut privilégier les féculents semi-complets ou complets : grâce à leurs fibres, ils vont permettre l'utilisation de leurs sucres tout au long de la journée sans que le corps ait le temps de les transformer pour les stocker.

COMMENT ON LES CONSOMME ? À condition de bien les choisir, d'en manger en quantité raisonnable et de ne pas les noyer sous de l'huile, de la sauce ou du fromage, les céréales sont de vraies alliées pour tenir toute la journée sans grignoter. Misez sur le riz brun ou sauvage pour changer du riz blanc, plus pauvre côté nutritionnel. Toujours pour alterner avec les pâtes tout en évitant les sensations de faim, vous pouvez opter pour de la semoule ou du boulgour de blé.

CONSEILS

1 Pour éviter les substances toxiques, mais aussi pour éviter d'amoindrir toutes les qualités nutritionnelles d'un super-aliment, optez pour une cuisson douce à basse température! Vous conserverez le goût et le moelleux des aliments, leurs vitamines et leurs minéraux, tout en vous débarrassant des pesticides, des nitrates et des additifs alimentaires. Je préconise les cuissons à la vapeur douce, à l'étouffée (parfois plus savoureuse qu'à la vapeur...), au four à basse température ou en papillote (sans papier d'aluminium !).
La cuisson que vous devez réserver à certaines soirées d'été, voire fuir complètement ?
Le barbecue ! C'est sans aucun doute le pire mode de cuisson qui existe pour la santé, car il génère, entre autres, des substances cancérigènes...

2 Avez-vous déjà testé la cuisson à la vapeur douce avec le vitaliseur de Marion ? Il permet d'obtenir une cuisson parfaite à la vapeur douce, 95 °C au cœur de l'aliment. Cet outil magique maintient la température de la vapeur constante en la régulant, cuit les aliments sans les dessécher et garde une grande partie des éléments nutritifs, même les plus fragiles, comme la vitamine C.

ET LE SANS-GLUTEN ?

Cela n'a pas dû vous échapper... Au supermarché, au resto, la mention « *gluten free* » ou « sans gluten » s'affiche un peu partout ! Mais qu'est-ce que le gluten exactement ? C'est un terme générique qui désigne des protéines que l'on retrouve dans certaines céréales, comme le blé, le seigle, l'avoine, l'orge, le Kamut®, l'épeautre... Il est donc présent dans le pain, les pâtisseries, les biscuits, les gâteaux, les pâtes et les pizzas, mais également dans certains assaisonnements, dans des épaississants et diverses préparations. Si l'intolérance au gluten touche seulement 1 % de la population, nombre de personnes, et vous en faites peut-être partie, se sentent mieux (meilleure digestion et meilleur transit, plus de tonus) lorsqu'elles réduisent leurs apports en gluten. Il n'est pas conseillé de commencer un régime *no gluten* sans avis médical (encore moins si vous êtes enceinte !), mais n'hésitez pas à en discuter avec votre médecin, notamment si vous avez des troubles digestifs ou inflammatoires lorsque vous en consommez trop. Il pourra vous conseiller de diminuer votre consommation de pain blanc et de pâtes, et éventuellement vous prescrire des examens complémentaires.

LES GRAINES, DES SUPER-ALIMENTS

INTÉRÊT NUTRITIONNEL Riches en vitamines, en minéraux et en fibres, le quinoa, le sarrasin, ou blé noir (sans gluten, celui-ci !), ou encore le millet augmentent eux aussi la satiété, sans pour autant peser sur la balance. À l'instar des pâtes et du riz, ce sont de vrais carburants ! Les graines sont idéales pendant la grossesse, vu que les futures mamans ont souvent faim durant la journée.

COMMENT ON LES CONSOMME ? Vous pouvez déguster le quinoa chaud ou froid, par exemple en salade, agrémenté de crudités et d'avocat. Il est excellent en risotto, et se marie très bien avec le poisson et la volaille. On connaît le sarrasin sous forme de galettes (les fameuses galettes bretonnes), mais on l'utilise aussi beaucoup pour remplacer la farine de blé dans les crumbles, les gaufres, les madeleines, les cakes… Le millet, moins connu, se déguste comme le quinoa. Je l'aime tout particulièrement en mode vegan, avec une ratatouille, ou cuisiné en curry végétarien.

LES LÉGUMES

INTÉRÊT NUTRITIONNEL Les légumes permettent de faire le plein de vitamines, de calcium, de minéraux, de fibres… Extra pour vaincre la fatigue, chouchouter son transit et, bien évidemment, permettre au fœtus de grandir correctement ! Par exemple, la vitamine B9, qu'on trouve dans l'épinard ou la salade, permet la synthèse de l'ADN, la division cellulaire et le développement du métabolisme cérébral. La vitamine A, présente notamment dans la carotte, agit quant à elle sur le développement pulmonaire du fœtus.

COMMENT ON LES CONSOMME ? Crus, en salade, à l'apéro en bâtonnets ou en jus le matin, mélangés à des fruits, ou cuits, poêlés, au four, à la vapeur, en potage, les légumes se cuisinent de mille façons. Achetez-les frais (le must !), surgelés ou en conserve, vous avez l'embarras du choix ! Optez de préférence pour du frais, du bio, et n'oubliez pas de bien les rincer avant de les cuisiner. Plus ils sont colorés (rouges, orange, vert foncé), plus leurs bienfaits sont nombreux.

CONSEILS

1 Pour être sûre de manger suffisamment de légumes, vous devez pouvoir les apprêter à l'avance ! Lavez, épluchez et coupez une bonne quantité de légumes la veille par exemple ; ainsi, au moment de préparer le repas le lendemain, vous n'aurez plus qu'à les faire cuire.

2 Utilisez des légumes surgelés, qui ne demandent qu'à être cuits ou réchauffés, et laissez-vous séduire par les légumes prélavés et prédécoupés : ça a changé ma vie, surtout depuis que je suis maman !

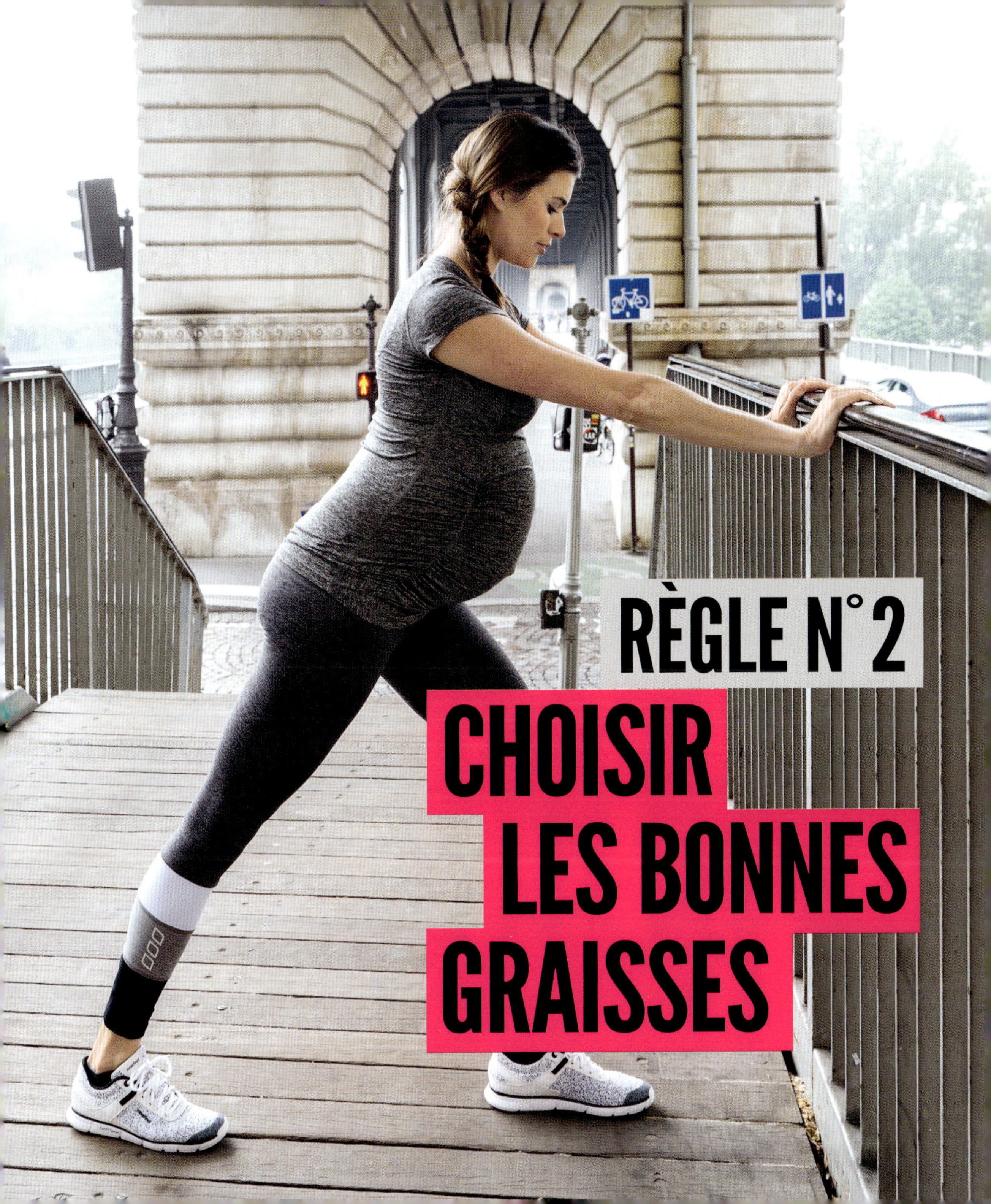

RÈGLE N° 2

CHOISIR LES BONNES GRAISSES

On a toutes de mauvaises habitudes alimentaires. Même les plus healthy d'entre nous. Parfois, sans s'en rendre compte... Nos petites manies nous conduisent à des choix déraisonnables, par réflexe ou par paresse, mais surtout par méconnaissance des dangers que certains aliments peuvent engendrer. Parmi les graisses, toutes ne sont pas logées à la même enseigne ! Certaines sont absolument indispensables à la santé, quand d'autres ont des effets délétères... Suivez le guide !

Vous ne le savez peut-être pas, mais le gras se divise en trois catégories.

• Les **acides gras saturés** se trouvent dans la viande de porc, de bœuf, de mouton, mais aussi dans la junk food et la plupart des plats cuisinés. Mangés en excès, ces constituants des lipides, pro-inflammatoires (notamment dans les adipocytes, cellules de stockage de la graisse), favorisent les pathologies cardio-vasculaires, le diabète, le surpoids et l'augmentation du mauvais cholestérol.

• Les **acides gras mono-insaturés,** indispensables à la santé, se trouvent dans les huiles végétales, comme les huiles d'olive, de colza et de noisette, ou encore dans l'avocat...

• Les **acides gras polyinsaturés,** les célèbres acides gras essentiels (oméga-3), aident à la formation du cerveau du bébé, à garder la forme, à avoir une belle peau, à prévenir des vergetures et même à mieux récupérer après la naissance. On dit notamment des oméga-3 qu'ils sont anti-blues... C'est donc une aberration de les négliger.

BIEN LES RÉPARTIR

Pour une santé au top et un poids nickel, il faut veiller à une bonne répartition des différentes sortes de graisse et miser sur des produits de qualité. Vous allez devoir modérer vos apports en **graisses saturées** et réserver le beurre aux tartines du matin, le fromage (pasteurisé !), au déjeuner, et les viandes grasses, aux jours de fête... Quitte à opter pour des graisses saturées, autant privilégier celles qui sont les meilleures pour la ligne et la santé lorsqu'elles sont mangées raisonnablement, comme l'huile de coco ou le chocolat noir.

FAITES LA FÊTE À L'AVOCAT

Pour ce qui est des **oméga-9,** ces acides gras mono-insaturés également connus sous l'appellation « acides oléiques », soyez sûres d'en consommer assez. L'organisme peut en fabriquer à partir des gras saturés et il les puise aussi directement dans plusieurs aliments, comme les olives, l'huile d'olive, les noix de cajou ou encore l'avocat. Ils sont excellents pour le cœur et réduisent les risques de diabète de type 2.

CIBLEZ LES OMÉGA-3

Les acides gras essentiels, comme les **oméga-3**, sont indispensables au bon fonctionnement de l'organisme ! Étant donné que nous ne les synthétisons pas, ils doivent impérativement être apportés par l'alimentation. C'est ce type de gras qui regorge de bienfaits pour la maman et le bébé. On en trouve dans l'huile de lin, l'huile de chanvre, l'huile de colza et les poissons sauvages « gras », comme le thon, la sardine, le maquereau, le saumon. Consommez-les de préférence bio, pour éviter toute pollution, notamment celle au mercure.

HARO SUR LES OMÉGA-6

Quant aux **oméga-6,** certes ils joucnt un vrai rôle pour la qualité de la peau, mais ils sont tellement consommés dans notre alimentation moderne (graines, huile végétale de tournesol, céréales, viande, œufs, produits industriels…) qu'il ne faut pas en abuser ! Cet excès d'oméga-6 peut nuire à l'utilisation optimale des oméga-3 par l'organisme, fragiliser le cœur et favoriser les troubles allergiques et inflammatoires.

CONSEILS

1 Pour être certaine d'avoir le must des acides gras essentiels (surtout des oméga-3 et des oméga-9) dans votre alimentation, variez les huiles sur vos salades ! Huile d'olive, de noisette, de lin, de colza, de cameline…, elles seront idéales pour votre santé, mais aussi pour réveiller vos papilles.

2 Choisissez des huiles de première pression à froid et conservez-les au frigo, sauf l'huile d'olive, moins fragile, que vous pouvez garder dans un placard.

3 Pour ne pas avoir la main trop lourde, optez pour des sprays, très pratiques pour contrôler l'assaisonnement.

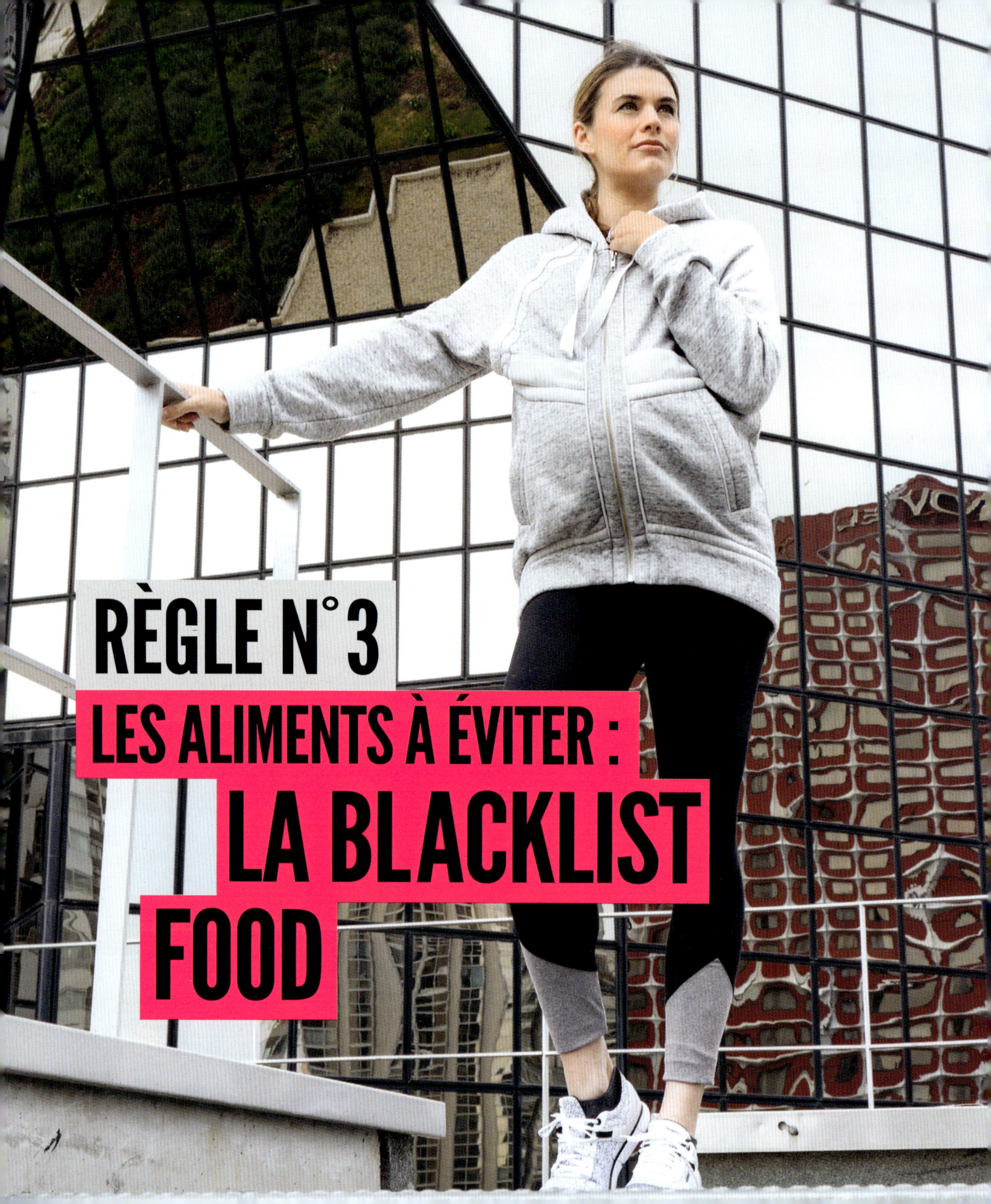

RÈGLE N°3
LES ALIMENTS À ÉVITER : LA BLACKLIST FOOD

Si l'on veut faire attention à sa santé, en particulier lorsqu'on attend un bébé et qu'on veut garder une silhouette fit, on ne peut pas se jeter sur n'importe quel aliment qui nous ferait les yeux doux… En effet, certains sont à éviter à tout prix !

Tous les aliments ne se valent pas ! Eh non, ce serait trop beau qu'une pizza débordant de graisses saturées soit aussi peu calorique, équilibrée et bénéfique à la santé qu'un buddha bowl végétarien contenant un max de légumes. Dans ma blacklist, certains aliments vous seront familiers (la junk food !), quand d'autres passent en général inaperçus (produits du quotidien : biscuits industriels, plats cuisinés…), leurs effets néfastes étant insoupçonnés. Décoder les étiquettes doit devenir votre nouveau réflexe !

BYE-BYE ACIDES GRAS TRANS !

Peu connus en France, ces acides gras sont devenus la bête noire des Américains, qui veulent les bannir des produits alimentaires tant ils sont jugés nocifs pour la santé.

Les acides gras trans ont deux origines : naturelle, quand ils sont produits par les ruminants à partir des acides gras insaturés (on les retrouve naturellement dans les laitages), et industrielle, quand ils sont produits par l'industrie agroalimentaire pour obtenir une texture particulière et un allongement de la durée de conservation. Sans surprise, c'est bien ceux qui sont fabriqués industriellement qui sont accusés de tous les maux ! Les consommer en excès augmenterait le risque de développer une maladie cardio-vasculaire, du diabète, un cancer du sein… Un vrai poison pour votre santé et celle de votre bébé.

CONSEIL

Réduisez donc les viennoiseries, les pâtisseries industrielles, les barres chocolatées et les plats préparés ! Pour dénicher les acides gras trans, repérez les étiquettes avec mention « huiles (ou graisses) partiellement hydrogénées ».

HARO SUR LA JUNK FOOD

Si vous êtes accro aux burgers de fast-food et aux frites qui baignent dans l'huile, il est temps de leur dire au revoir une bonne fois pour toutes ! Bourrée de mauvais gras et de sucres, la junk food est votre pire ennemie côté silhouette, cheveux et peau (avec le combo gagnant : peau grasse + imperfections).

FAITES L'IMPASSE SUR LA MALBOUFFE beaucoup trop grasse, trop salée, sans aucun intérêt nutritionnel, qui ne vous apporte rien de bon ! Si vous êtes une adepte des fast-foods, optez pour les miniportions (frites, potatoes, burger…) ou, mieux encore, leur version healthy, végétarienne et faite maison (par exemple, frites de légumes rôties au four, burger vegan avec une galette de quinoa…).

LES HUILES VÉGÉTALES TRANSFORMÉES

Encore un terme à décoder sur les étiquettes. La consommation d'huiles végétales transformées doit être limitée, car elles ont tendance à obstruer les vaisseaux sanguins. Pas l'idéal, surtout pour les futures mamans. On les retrouve dans certaines viennoiseries (il va falloir diminuer le nombre de croissants !), dans des biscuits, des frites, des chips… D'une manière générale, mieux vaut éviter les produits comportant les mentions « huile végétale hydrogénée » ou « MGV » (matières grasses végétales).

Bannissez de vos placards **les huiles de palme** (celle-ci est par ailleurs accusée d'être responsable de déforestation !), **de tournesol, de maïs, d'arachide et de pépin de raisin,** trop riches en acides gras saturés et en oméga-6, et donc tout simplement nocives pour la santé et la silhouette.

CONSEILS

1. Privilégiez les petits producteurs, les artisans de quartier, les magasins bio (il est possible de commander en ligne !), les paniers paysans livrés à domicile… Choisir de bons produits passe avant tout par sa manière de faire les courses.

2. Pour que votre frigo regorge de fruits et de légumes, de produits frais et variés, faites vos courses régulièrement. Vous renouvellerez vos menus et gaspillerez moins.

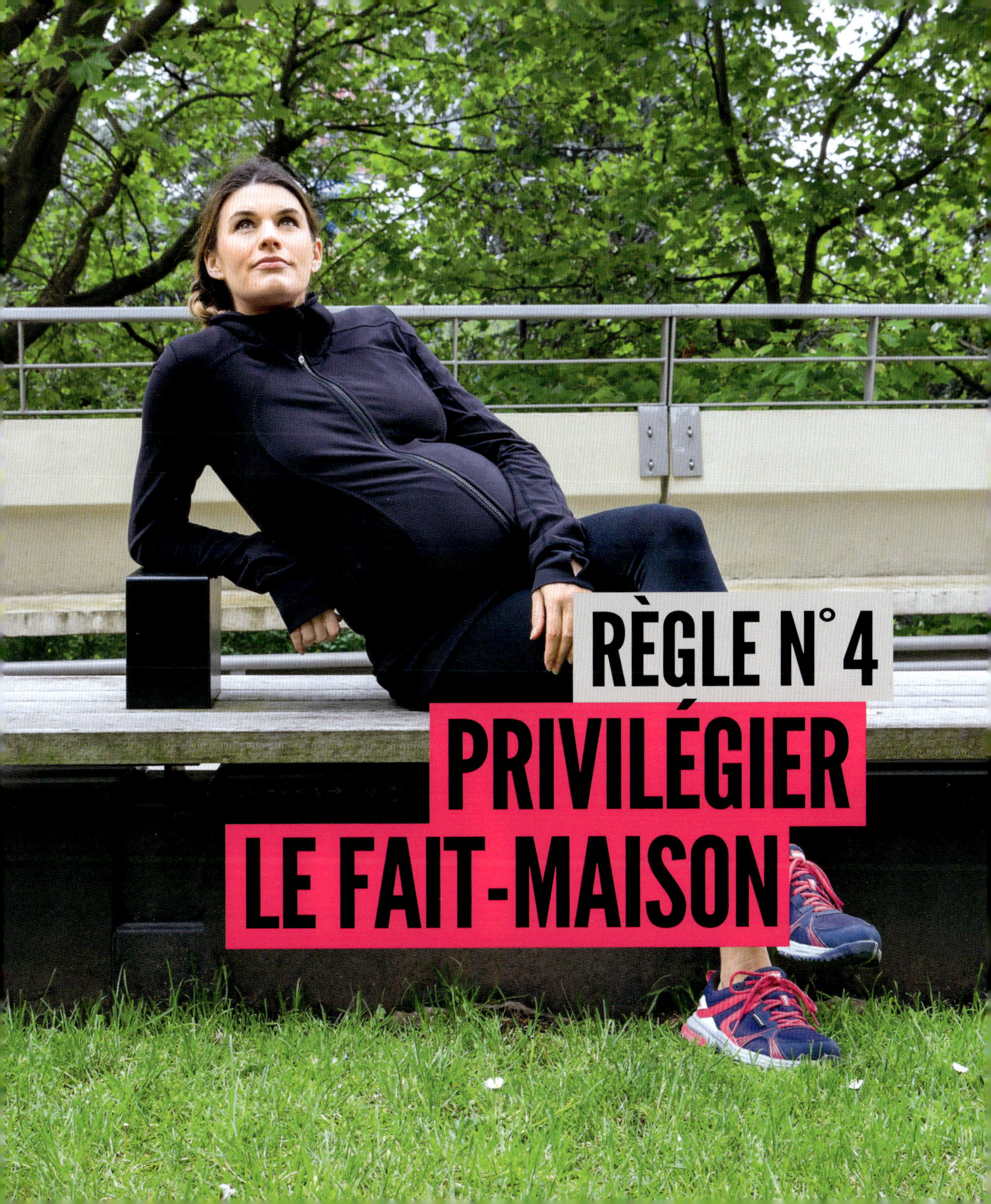

RÈGLE N° 4
PRIVILÉGIER LE FAIT-MAISON

Je ne le répéterai jamais assez : pour garder la forme et un poids raisonnable, même pendant la grossesse, il faut éviter à tout prix les produits industriels transformés ou cuisinés, même si c'est tentant lorsqu'on manque de temps… Les raisons de préférer le fait-maison sont si nombreuses qu'il ne faut pas hésiter !

Les plats industriels cuisinés, souvent chimiques, sans saveur, trop salés (bourré de sodium), trop gras, remplis d'additifs (colorants, conservateurs, arômes ajoutés…), sont clairement nocifs pour la santé. Ils favorisent la rétention d'eau, l'hypertension, le mauvais cholestérol, le diabète et les maladies cardio-vasculaires.

L'avantage du fait-maison est de pouvoir tout contrôler : les ingrédients, leur origine, les doses de sel, de gras et de sucre. Vous pourrez personnaliser vos plats avec vos assaisonnements préférés et retrouver la vraie saveur des produits. Laissez parler votre créativité ! Avec un soupçon d'expérience, une pincée de confiance en soi et un brin de créativité, vous réussirez de bons petits plats équilibrés (voir recettes pages 45 à 49).

Pensez à découper et à éplucher vos légumes, cela vous fera gagner un temps fou pour vos préparations maison, que vous pourrez aussi congeler !

CONSEILS

1 La vraie solution pour cuisiner maison, c'est l'organisation ! Lavez et épluchez vos légumes à l'avance. Préparez le week-end vos repas pour la semaine, et n'hésitez pas à les congeler.

2 Par la même occasion, repensez votre cuisine et investissez dans de bons ustensiles, surtout ceux qui vont vous changer la vie : économe pour éplucher les légumes, mandoline, poêle antiadhésive et autocuiseur pour cuisiner dans des conditions optimales, robot cuiseur pour gagner un max de temps…

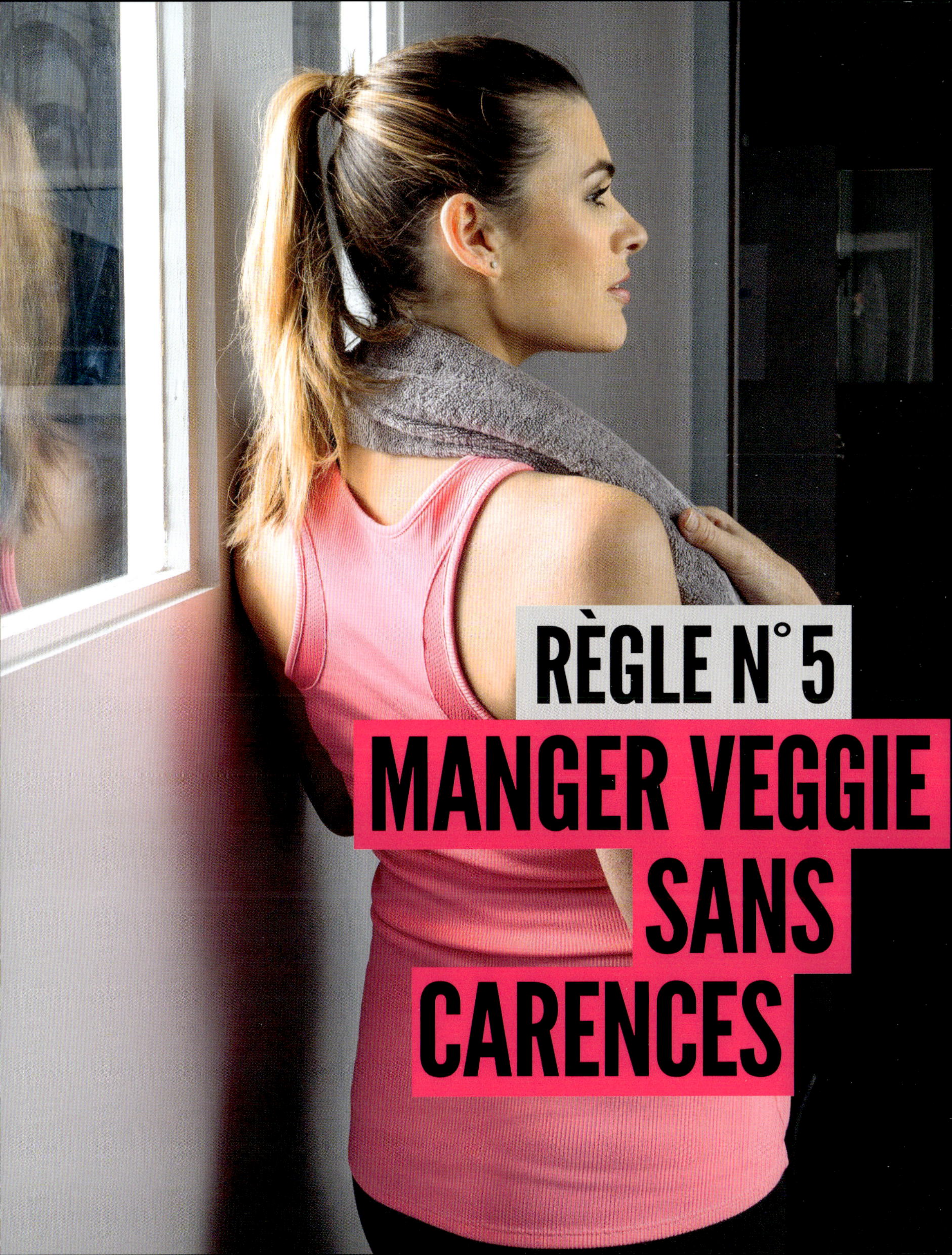

RÈGLE N° 5

MANGER VEGGIE SANS CARENCES

Lorsqu'on connaît mal l'alimentation végétarienne, on a tendance à croire qu'il n'existe que le tofu accompagné de légumes vapeur… Pas du tout ! Au contraire, les menus végétariens sont souvent colorés, gorgés de saveurs, d'épices et d'herbes pour accentuer le goût des aliments. Qu'on se le dise, les veggies ne sont pas au régime !

Cela fait plusieurs années maintenant que j'ai cessé de manger de la viande, et je m'en porte très bien ! Enceinte, je n'étais pas du tout carencée, analyses à l'appui ! Les plats végétariens, avec leurs vitamines, leurs protéines et leurs fibres, peuvent tout à fait convenir à une future maman si celle-ci redouble d'attention sur le contenu de ses assiettes.

L'ASSIETTE IDÉALE

Variée, équilibrée et protéinée, votre assiette doit contenir :

- des **légumineuses** (lentilles, pois chiches, fèves, haricots…), excellentes sources de protéines, d'acide folique (B9), de potassium, de fer, de magnésium, de vitamine B, de zinc et de cuivre ;
- des **céréales** (boulgour, riz…) ou des **super-graines,** comme le quinoa, qui apportent les protéines et les glucides complexes indispensables pour avoir suffisamment d'énergie ;
- des **végétaux,** faibles en graisses saturées, bourrés de fibres et de phytonutriments, parfaits pour la ligne et la santé. Crus (mais bien lavés !), cuits ou en jus, ils sont recommandés aux femmes enceintes qui ont des problèmes de constipation…

CONSEILS

1 Variez vos sources de protéines végétales (seitan, lentilles, tofu et autres légumineuses, quinoa…), et consommez-en au moins deux fois par jour pour éviter les carences.

2 Si l'un de vos repas ne contient pas (ou que peu) de protéines, changez la donne au repas suivant pour équilibrer vos apports nutritionnels.

LE SOJA est un aliment ultra-complet qui évite aux personnes ne mangeant pas (ou que peu) de protéines animales d'être carencées. C'est l'un des seuls aliments d'origine végétale qui contiennent tous les acides aminés essentiels (avec le quinoa, l'amarante et les graines de chia). Riche en fer et peu calorique, le soja est un très bon ami des futures mamans sportives. Les algues marines, riches en oméga-3, sont également de fantastiques alliées.

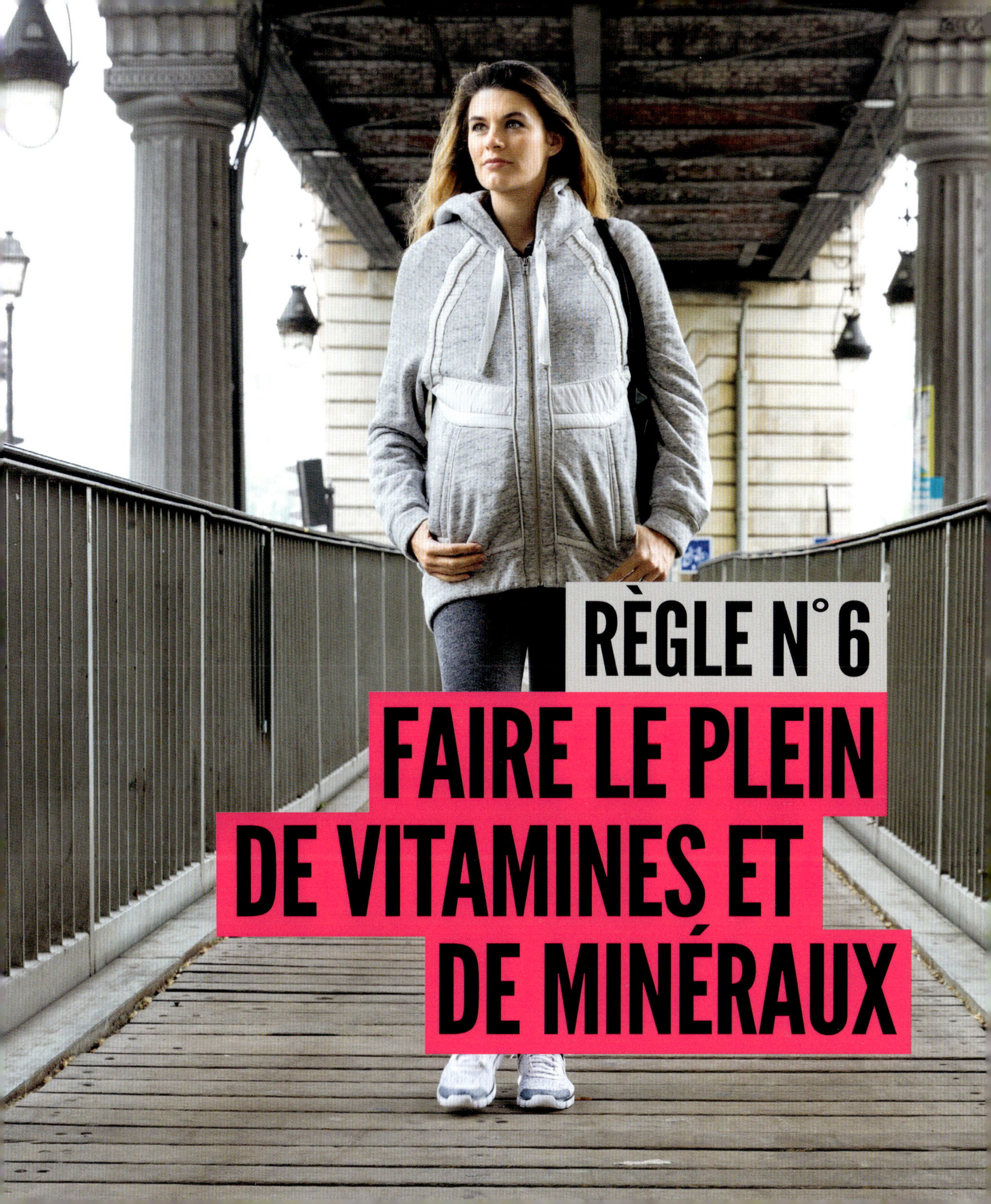

RÈGLE N° 6

FAIRE LE PLEIN DE VITAMINES ET DE MINÉRAUX

Pour être une future maman sereine, en pleine forme et sans carences, les vitamines et les minéraux sont indispensables. Ils le sont pour vous, mais également pour votre bébé ! Les oméga-3, l'acide folique, le fer (avec la spiruline), le magnésium ou encore la vitamine D font partie de ces éléments essentiels que j'ai pu prendre pendant mes deux grossesses. Végétarienne à mes heures, avec une peau sèche et un sommeil léger, j'ai plus que largement bénéficié de ces nutriments !

Au cours de la grossesse, l'organisme travaille à plein régime ! Ses besoins en vitamines et en oligo-éléments augmentent notamment au cours des deux derniers trimestres. Ils interviennent presque partout : apport d'énergie, activité hormonale, formation du squelette, développement des muscles, bon fonctionnement du système nerveux, prévention des risques d'hypertension artérielle et, paraît-il, du fameux baby-blues… Ils sont indispensables au bon déroulement de la grossesse.

En principe, une alimentation saine et équilibrée suffit à couvrir la plupart de ces besoins. Pourtant, malgré un régime varié, nombre de futures mamans manquent de certains micronutriments. Pour éviter les carences, il faut optimiser son alimentation, voire recourir à une supplémentation. Il est déconseillé de choisir ses compléments alimentaires toute seule ! Ne vous ruez pas dans votre pharmacie sans avoir l'accord de votre médecin, car des apports excessifs peuvent être toxiques, aussi bien pour vous que pour votre bébé.

LE PROBLÈME DU FER

Bien souvent, les femmes enceintes ont des apports insuffisants en fer (en particulier les futures mamans vegan), facteur de risque d'une anémie. Notez que le fer a un rôle déterminant, pour la maman et pour le bébé. Quand on est enceinte, il faut pouvoir faire face à l'augmentation du volume sanguin, ainsi qu'au développement des tissus du fœtus et du placenta. De plus, si vous êtes sportive, sachez que les efforts peuvent également favoriser la chute du taux de globules rouges ! Veillez donc à consommer assez d'aliments contenant du fer.

DANS QUELS ALIMENTS ON LE TROUVE ?

On trouve du fer dans la viande (fer héminique, mieux absorbé que le fer des végétaux), dans certaines céréales (quinoa et flocons d'avoine, notamment), dans les farines complètes, les légumineuses, comme les lentilles et le tofu, les oléagineuses et les graines (noix, pignons de pin, pistaches, graines de tournesol ou de sésame, noix de cajou, amandes, noisettes, noix du Brésil), dans les épices…

SUPPLÉMENT OU PAS ?

Comme pour les autres oligoéléments, évitez toute supplémentation en fer sans en avoir parlé à votre médecin ! En effet, le fer peut être nocif pour l'organisme s'il est pris en excès. Pro-oxydant, il catalyse la formation de radicaux libres, en particulier en présence de vitamine C. En gros, il transforme la vitamine C, véritable antioxydant protecteur, en pro-oxydant agressif. Avalé sans précaution, il peut aussi bloquer l'absorption du zinc, essentiel à la croissance du fœtus, être pro-inflammatoire et facteur de prolifération des bactéries et des virus. Autant dire que vous ne devez pas prendre de supplémentation en fer si vous n'en manquez pas.

MIEUX QUE LES COMPLÉMENTS SYNTHÉTIQUES, qui sont en général mal tolérés car pro-oxydants, je conseille des sources alimentaires comme la spiruline, une microalgue « magique » qui contient fer, vitamines et oligoéléments. En gros, 5 g de spiruline, en poudre ou en gélules (environ 10), apporte 30 mg de fer, la totalité des apports journaliers conseillés durant votre grossesse !

LA VITAMINE C

Pour celles qui se sentent fatiguées et qui ont besoin d'un petit coup de boost, ne zappez pas la vitamine C, en particulier en hiver et aux changements de saison. De plus, elle augmente la production de collagène, indispensable à l'élaboration du placenta et des membranes fœtales. On recommande un apport quotidien de 60 mg pour un adulte et de 80 mg chez la femme enceinte !

LE MAGNÉSIUM

Toujours pour lutter contre la fatigue, misez sur le magnésium ! Véritable antistress naturel, c'est LE minéral des femmes enceintes, en particulier pour son rôle bénéfique sur l'équilibre psychique et émotionnel. Mais pas que ! Ses autres vertus sont nombreuses : il participe au métabolisme des lipides, à la synthèse des protéines, à la transmission de l'influx nerveux et à l'activité de certaines hormones, comme l'insuline. Il active plus de trois cents enzymes, stimule l'immunité et agit sur le transit. De plus, il joue un rôle dans la dégradation du glucose, la régulation cardiaque, la fixation du calcium sur les os et même au niveau des contractions musculaires.

QUELS ALIMENTS PRIVILÉGIER ?

Même faible, une carence en magnésium peut perturber une grossesse, aussi il est recommandé à la future maman de consommer, au troisième trimestre en particulier, 400 mg de magnésium par jour. Notez que, si vous faites partie des futures mamans nauséeuses, les vomissements aggravent les déficits en minéraux…

Pour pallier le manque de magnésium, faites le plein de céréales complètes, de bananes, de fruits oléagineux (amandes, noix, noisettes…), de légumes secs ou encore d'avocats. Pensez aussi aux eaux minérales riches en magnésium (type Hépar).

ET EN COMPLÉMENT…

Si votre déficit en magnésium est important, tentez les gélules ou les ampoules de magnésium marin. Le citrate de magnésium est la forme la plus biodisponible (bien assimilée par l'organisme) et la mieux tolérée. Autrement, le nigari, un cristal naturel marin de chlorure de magnésium qui se consomme dilué dans de l'eau (ou dans du jus de fruit, car très mauvais), et le plasma marin Quinton isotonique, un sérum à base d'eau de mer hautement concentrée en minéraux, proche de notre plasma sanguin, sont très efficaces pour reminéraliser l'organisme.

LA VITAMINE D

Cette vitamine assez rare provient d'une part de l'exposition à la lumière, et d'autre part de certains aliments, comme les coquillages ou les poissons gras (en particulier l'huile issue de leur foie, comme la célèbre et plutôt infâme huile de foie de morue). Comme les trois quarts de la population française, les futures mamans sont souvent carencées en vitamine D, et ce même si elles habitent dans le Sud ! Pendant la grossesse, cette insuffisance en vitamine D a tendance à augmenter… La vitamine D est essentielle à l'absorption intestinale du calcium et du phosphore, elle réduit le diabète gestationnel et booste le système immunitaire du futur bébé, avec un effet protecteur contre les allergies et l'asthme, tout en diminuant les risques de prématurité.

SOUS QUELLE FORME ?

Une dose unique d'une ampoule de vitamine D vous sera conseillée au début du sixième ou du septième mois, période pendant laquelle le bébé grandit le plus et fabrique son ossature. Cela ne remplace cependant pas la vitamine D fabriquée par la peau sous l'effet du soleil. Aux beaux jours, ne boudez pas ce plaisir et, armée d'un chapeau et d'une crème solaire, exposez-vous au soleil (avec modération).

LA VITAMINE B12

Les futures mamans ayant un régime végétarien ou végétalien strict peuvent aussi être carencées en vitamine B12. Parlez-en à votre médecin si c'est votre cas. Cette vitamine se trouve facilement en complément alimentaire.

LES AUTRES VITAMINES DU GROUPE B

On l'ignore souvent, mais d'autres vitamines, comme la vitamine B9 (acide folique) et la vitamine A, sont très importantes durant la grossesse. La vitamine B9 permet la synthèse de l'ADN, la division cellulaire et le développement du métabolisme cérébral, et la vitamine A agit sur le développement pulmonaire du fœtus. Si vous êtes fâchée avec les carottes et les légumes verts (épinards, salade), qui en contiennent beaucoup, parlez-en à votre médecin.

Si vous êtes nauséeuse les premiers mois, essayez

les compléments naturels en vitamine B6 (de 10 à 30 mg par jour) et en zinc. Cela vous aidera à surmonter ce démarrage un peu compliqué, dû à l'hypoglycémie et au chamboulement hormonal !

CARENCES EN ACIDE FOLIQUE

Pour prévenir les risques de carence en acide folique, ou vitamine B9, chez la femme enceinte, une supplémentation est systématiquement prescrite au cours de la grossesse. Parlez-en à votre médecin.

LES OMÉGA-3

Pendant la grossesse, votre consommation en oméga-3 doit être supérieure à votre consommation habituelle. Si vous avez un doute, évoquez le problème avec votre médecin, car une supplémentation peut être un bon choix pour pallier les carences. En effet, notre organisme ne sait ni fabriquer ni stocker ces acides gras essentiels.

CONSEILS

1 Privilégiez avant tout les aliments naturels avant de tenter les compléments alimentaires.

2 Attention à l'automédication, au surdosage et à l'effet cocktail ! Pour éviter de faire n'importe quoi et d'ingérer des compléments alimentaires déconseillés pendant la grossesse (effets indésirables pour le futur bébé et pour vous), prenez uniquement ce qui est utile et prescrit par votre médecin. Ni plus ni moins.

RÈGLE N°7
S'HYDRATER À FOND

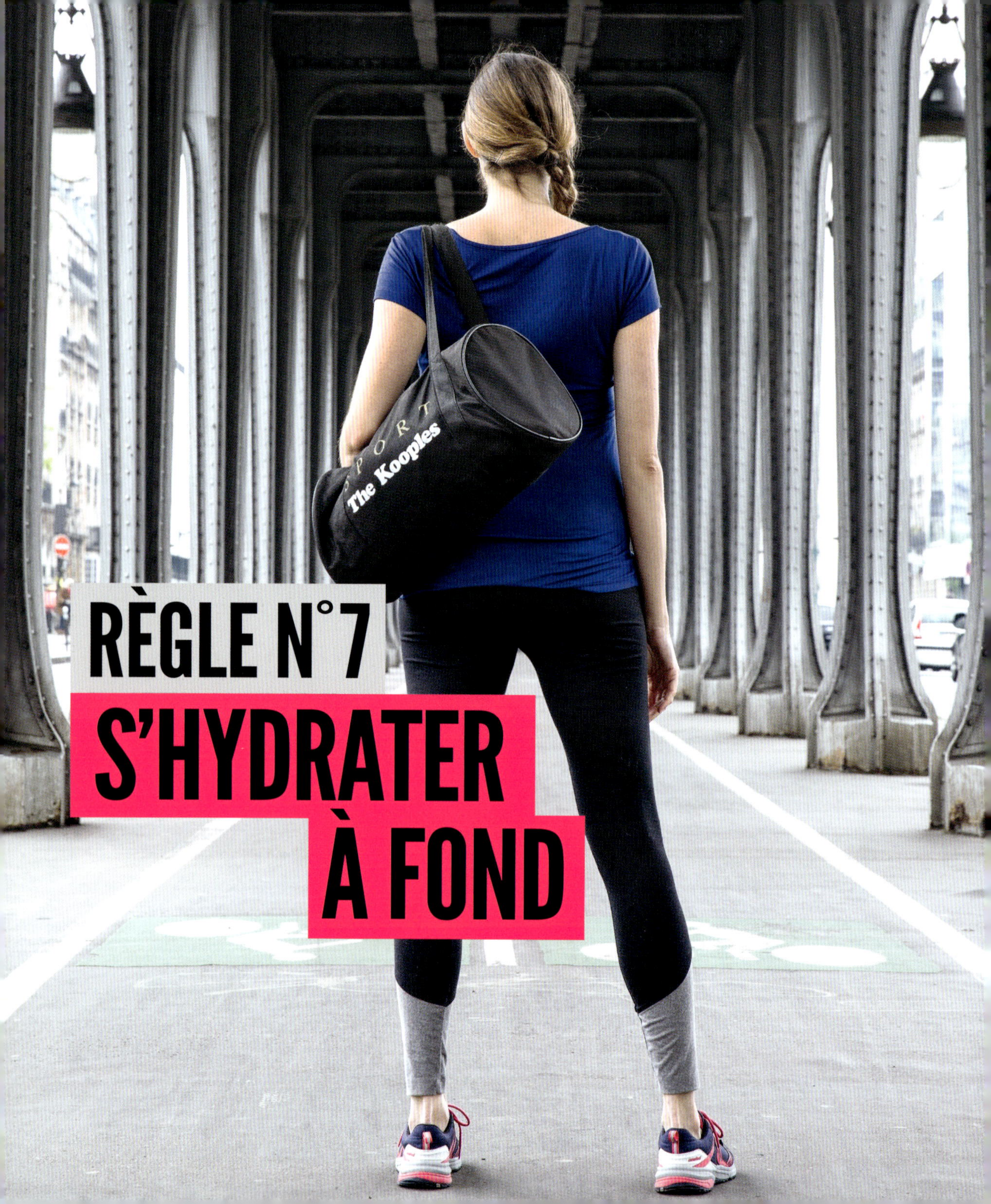

On dit qu'une femme enceinte ne doit pas manger pour deux ; en revanche, n'hésitez pas à boire pour deux ! L'eau permet de véhiculer les nutriments, les vitamines et les minéraux indispensables à la croissance du futur bébé, et votre hydratation a une influence sur le volume de liquide amniotique. Avec la grossesse, le volume d'eau contenu dans votre organisme augmente d'environ 7 litres, d'où l'importance de boire suffisamment.

Le but est de ne jamais ressentir la soif. Gardez une bouteille d'eau avec vous, dans votre sac, sur votre bureau, à côté de votre lit… L'idéal est de boire un verre toutes les heures : cela vous aidera à mieux gérer les nausées et la mauvaise digestion. Au minimum, buvez 1,5 litre par jour. Eau à gogo pour les futures mamans… et peu importe laquelle tant que vous faites bien couler l'eau du robinet avant de vous servir pour éviter celle qui a stagné dans les canalisations et que vous choisissez des eaux plates, les pétillantes étant en général trop riches en sodium (sel).

TISANES ET INFUSIONS...

Vous pouvez également faire le plein de tisanes (vu que le thé est déconseillé !) et d'infusions de rooibos, un arbuste d'Afrique du Sud dont les feuilles sont dépourvues de théine, faibles en tanins et riches en antioxydants.

CONSEILS

1 Si vous n'êtes pas fan de l'eau, rendez-la plus sexy ! Selon vos goûts, ajoutez des herbes aromatiques (menthe, basilic…), des fleurs (lavande, rose…), des écorces (cannelle…), des épices (vanille…), des fruits (fraise, pêche, citron, ananas, mangue, framboise, myrtille) ou, bien sûr, du concombre (pour une detox water…).

2 Essayez ma recette préférée, très utile pour couper la faim et éliminer les nausées : citron + gingembre + menthe.

POUR LES FUTURES MAMANS AU TRANSIT DIFFICILE, testez les tisanes de mauve et de racine de pissenlit. Pour celles qui souffrent de nausées le premier trimestre, pensez aux tisanes mélisse-citron-gingembre, très efficaces contre les haut-le-cœur.

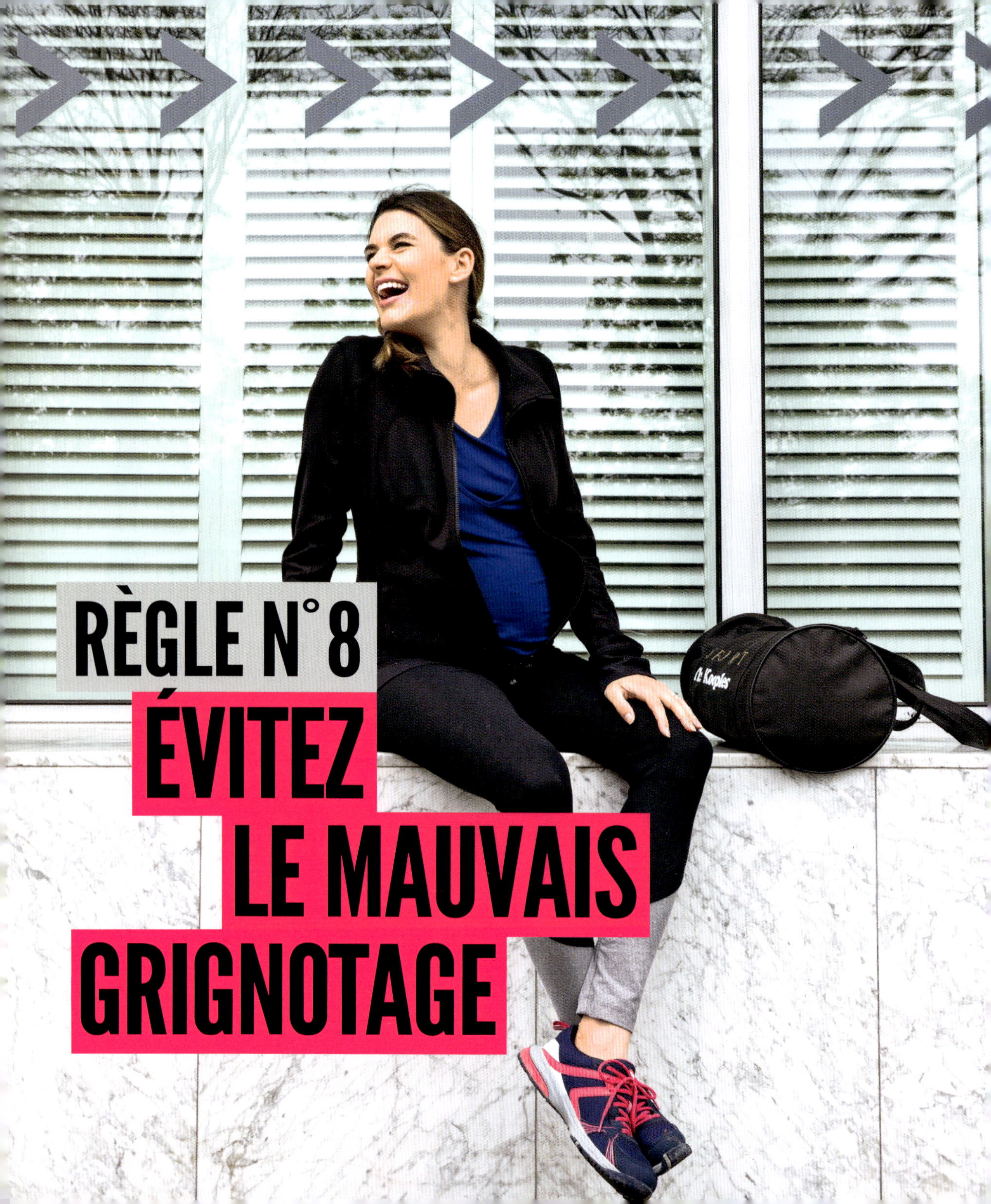

RÈGLE N° 8
ÉVITEZ LE MAUVAIS GRIGNOTAGE

Quand j'étais enceinte, mes lubies alimentaires survenaient presque toujours en fin de matinée, et il m'arrivait parfois de déjeuner bien avant midi pour satisfaire mon ventre affamé. Ce n'est pas grave ! Le but est de contrôler ses envies sans se frustrer.

C'est un fait, une femme enceinte a souvent faim, quand elle n'a pas faim tout le temps... Elle a ce qu'on appelle des fringales, qui se traduisent par le besoin et l'envie presque incontrôlable de manger. Et ce n'est pas pour dévorer une assiette de légumes verts, mais plutôt pour se ruer sur un paquet de biscuits...

FRACTIONNER SES REPAS

Pour éviter de grignoter n'importe quoi, il faut veiller à bien répartir ses apports alimentaires en faisant trois repas équilibrés et rassasiants (sans excès !), ou quatre repas plus petits.

PRIVILÉGIER LES ALIMENTS RASSASIANTS

Le mieux est de privilégier à chaque repas des aliments susceptibles de caler un gros appétit, comme les céréales complètes, le riz, les pâtes, les pommes de terre, les légumes et les fruits secs, les légumes riches en fibres et les bananes (idéales au goûter). Ainsi, on garantit un effet prolongé sur la satiété et on permet d'atténuer les fluctuations de l'insuline, qui déclenche de fortes envies de gâteaux !

EN CAS DE FRINGALE...

Optez pour des snacks healthy, comme du chocolat noir à 70 % de cacao, une petite poignée de fruits secs (amandes, noisettes, noix du Brésil, noix de cajou...), de super-fruits (baies de goji, cranberries, physalis, papaye, mangue...), une banane, une pomme, un yaourt ou encore une compote (faite maison si possible).

CONSEILS

1. **En cas de fringale, sortez prendre l'air, marchez dehors quelques minutes, juste pour vous changer les idées.**
2. **Parfois, on pense avoir faim alors qu'en réalité on s'ennuie ou on est contrariée. Dans ce cas, profitez-en pour appeler vos copines ou prendre des nouvelles de votre famille. Vous verrez, en un rien de temps, la fringale sera passée !**

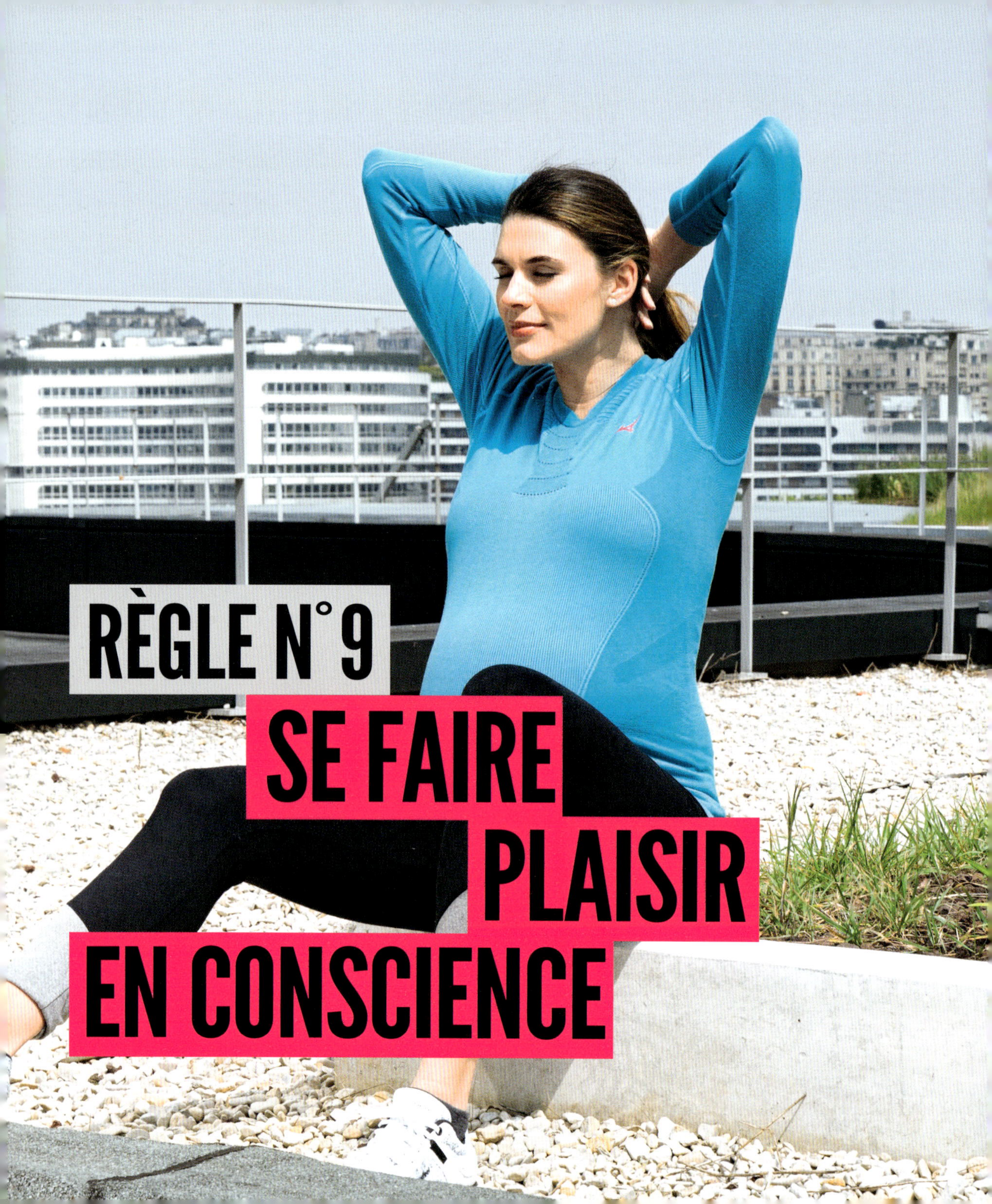

RÈGLE N° 9

SE FAIRE PLAISIR EN CONSCIENCE

Le plaisir de se mettre à table est parfois gâché par la crainte d'une mauvaise alimentation (danger pour sa santé, prise de poids, problèmes digestifs...), et le phénomène est décuplé lorsqu'on est enceinte ! Dégustez votre repas en prenant le temps de vous poser, d'apprécier chaque bouchée, et vous verrez que l'heure du repas rimera avec plaisir !

En mode speed devant l'ordi, collée à son Smartphone ou en regardant la télé par flemme de cuisiner, on ne prend pas assez le temps d'écouter sa faim et de se focaliser sur son repas. Pourtant, il est primordial de visualiser ce qu'on ingurgite, de décoder les étiquettes, de prendre conscience de ce qu'il y a dans son assiette.

MANGER EN CONSCIENCE

Déjà, il s'agit de mastiquer avant d'avaler et de manger dans le calme et non sur le pouce. Et si, un jour, vous cédez à une pulsion sucrée, installez-vous confortablement et dégustez en pleine conscience. Éveillez tous vos sens, en particulier le goût, l'odorat, et savourez chaque bouchée. Faites des pauses après chacune d'elles, et respirez ! Vous ne faites pas la course. Profitez !

Pour vous aider dans le décodage des étiquettes, voici un petit repère des additifs à éviter, faciles à identifier avec la lettre « E » suivie de trois chiffres… **E 100 : colorants.** Fuyez les colorants rouge et jaune. **E 200 : conservateurs.** Limitez les nitrites et les sulfites. **E 600 : exhausteurs de goût.** Évitez les additifs E 620 à E 640, en particulier le glutamate. **E 800 : arômes. E 900 : édulcorants,** utilisés pour remplacer le sucre (aspartame, acésulfame K, sucralose, cyclamate, maltitol, xylitol, lactitol…). Préférez un sucre naturel, comme le miel, car les édulcorants artificiels au pouvoir sucrant entretiennent l'addiction au sucre et ne sont pas tous sans danger. Notez que le seul édulcorant dont l'innocuité est totale est l'extrait de stévia, une plante d'Amérique du Sud.

CONSEILS

1 Manger en conscience, c'est avant tout manger lorsqu'on a vraiment faim, et pas seulement parce que c'est l'heure ! Pour cela, il faut apprendre à reconnaître la faim, la vraie. Les gargouillis du ventre, par exemple, sont les premiers signes physiques…

2 De la même manière, on s'arrête de manger quand on n'a plus faim, et on ne considère pas qu'il est impératif de terminer son assiette. C'est l'idée de l'*intuitive eating.* L'impression de perte de saveur peut être un autre signal d'arrêt…

RÈGLE N° 10

CUISINER : MES RECETTES PHARE

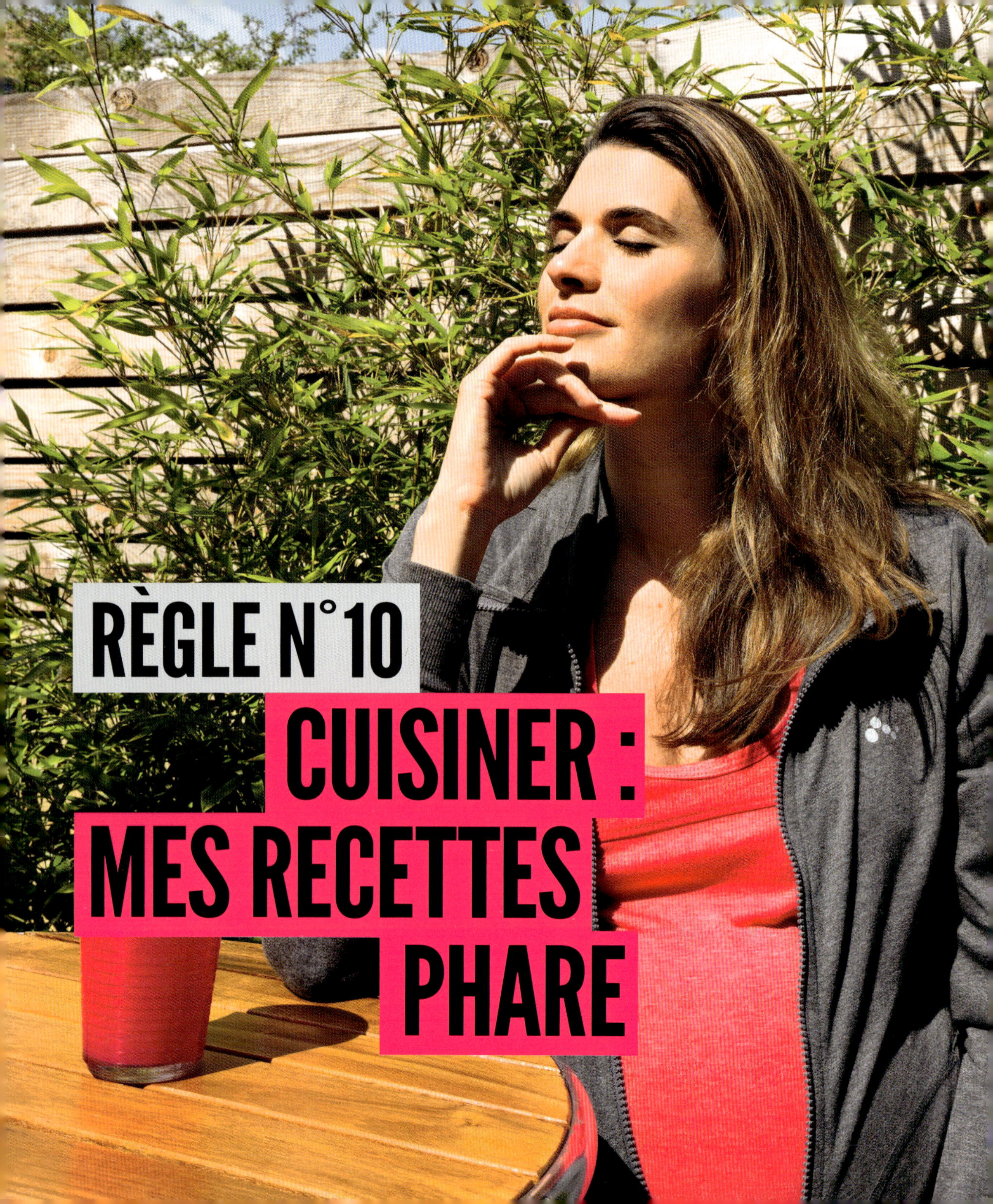

Du petit déjeuner ultra-vitaminé au brunch de sportive en passant par le dîner idéal pour convaincre mes amis qu'être veggie ne rime pas avec ennui, voici mes recettes coups de cœur, ces recettes que j'ai l'habitude de cuisiner rapidement pour moi, ou de façon plus élaborée pour mes proches.

Testées et approuvées, ces recettes sont gourmandes, healthy, idéales pour donner de l'énergie, limiter les fringales et apporter à votre bébé tous les bienfaits d'une alimentation équilibrée et saine. Pour ces recettes, on privilégie bien sûr les aliments frais, de qualité et estampillés bio.

PETIT DÉJ' DE FIT-GIRL

LE GREEN BOWL

C'est un smoothie onctueux que l'on ne boit pas dans un verre, mais qu'on déguste à la petite cuillère dans un bol (d'où son nom) avec toutes sortes de toppings qui croustillent ou qui fondent sous la langue. Ce concept s'adapte à volonté selon vos goûts et ce que vous avez dans le frigo, en variant les superfoods (baies de goji, fruits rouges frais ou séchés, graines, noix, granola…).

INGRÉDIENTS POUR UN SMOOTHIE

POUR LE SMOOTHIE

2 dattes moelleuses
1 petite banane
1 petite pomme
20 g de feuilles d'épinard et/ou de kale
15 cl de lait végétal

POUR LE TOPPING

2 c. à s. de yaourt de soja (nature ou à la vanille)
1 c. à s. de baies séchées (cranberries, goji…)
ou 2 c. à s. de fruits frais de saison
1 c. à s. d'oléagineuses concassées (noisettes, amandes…) et/ou 1 c. à s. de granola

PRÉPARATION Dénoyautez et hachez les dattes. Pelez les fruits et coupez-les en petits morceaux. Nettoyez et émincez les feuilles d'épinard. Mettre les ingrédients et le lait végétal dans le bol d'un blender, puis mixez. Versez le mélange onctueux dans un bol assez large et peu profond. Décorez la surface du smoothie : yaourt d'un côté, baies, fruits frais, oléagineuses, graines et granola de l'autre.

PAUSE HEALTHY

L'AVOCADO TOAST ET SON VELOUTÉ

L'*avocado toast* est la star des endroits branchés de Paris à NY ! Le gros avantage de cette recette, c'est qu'elle est ultra-facile et rapide à faire.

INGRÉDIENTS POUR 2 TOASTS

1 avocat bien mûr
2 tranches de pain complet ou aux graines
¼ de grenade et/ou 3 ou 4 radis
2 c. à c. de jus de citron
1 c. à c. d'huile d'olive
1 c. à c. de graines de sésame grillées
1 c. à c. de piment en poudre ou en sauce (pour les plus téméraires)
Un peu de poivre

PRÉPARATION Videz le quart de grenade et coupez les radis en fines lamelles. Coupez l'avocat en morceaux, mélangez-les au jus de citron et à l'huile d'olive, et poivrez. Toastez légèrement le pain et répartissez dessus les morceaux d'avocat. Écrasez-les à la fourchette, puis parsemez le tout de graines de sésame, de piment…

LE BRUNCH PARFAIT

ŒUFS COCOTTE AUX ÉPINARDS ET AUX CHAMPIGNONS

Les œufs cocotte sont personnalisables à l'infini selon les goûts de chacune et ce que vous avez dans votre frigo. La seule règle : aimer les œufs et bien les cuire !

INGRÉDIENTS POUR 2 OU 4 PERSONNES, SELON L'APPÉTIT

2 gousses d'ail
2 grosses poignées de feuilles d'épinard fraîches (environ 250 g)
1 poignée de champignons (champignons de Paris ou girolles)
100 g de feta
4 œufs (ou plus selon la faim !)
2 c. à s. de pignons de pin
Huile d'olive
Persil
Gomasio (sel et graines de sésame)
Poivre

PRÉPARATION Préchauffez le four à 200 °C (th. 6-7). Pelez et émincez l'ail, puis faites-le suer avec un peu d'huile d'olive dans une poêle sur feu moyen. Ajoutez les épinards et les champignons. Graissez légèrement des ramequins ou des petites cassolettes, répartissez-y la moitié de la feta, puis le mélange de champignons et d'épinards, et enfin le reste de feta.

Cassez 1 ou 2 œufs dans chaque ramequin. Salez avec le gomasio, poivrez et ajoutez des pignons de pin. Enfournez pour 12 à 15 minutes. Parsemez de persil et servez.

POUR UNE RECETTE UN PEU MOINS RICHE, remplacez le fromage par de la crème légère (soja, par exemple) et ajoutez d'autres légumes.

L'APÉRO DÎNATOIRE LIGHT

BRICK AUX COURGETTES, AU CHÈVRE FRAIS ET À LA MENTHE

INGRÉDIENTS POUR 4 PERSONNES

600 g de courgettes bio
1 bûche de fromage de chèvre frais
6 feuilles de brick
36 feuilles de menthe
Huile d'olive
Sel et poivre

PRÉPARATION Lavez les courgettes, coupez-les en morceaux et faites-les cuire pendant 10 minutes dans une poêle avec un filet d'huile d'olive. Détaillez la bûche de chèvre en rondelles fines. Coupez les feuilles de brick en deux, mettez au centre de chaque demi-sphère 1 grosse cuillerée de courgettes cuites, 2 fines rondelles de chèvre et 3 feuilles de menthe fraîche. Salez, poivrez et pliez de façon à obtenir un triangle (suivez les instructions indiquées sur l'emballage des bricks). Disposez les bricks dans un plat à four, nappez-les d'un filet d'huile d'olive et faites cuire dans le four préchauffé à 190 °C (th. 6-7) pendant 15 minutes.

LE DÎNER LIGH ET STYLÉ

LE RISOTTO REVISITÉ

Un délicieux risotto aux crevettes et aux pointes d'asperge, parfumé au citron vert et à l'aneth…

INGRÉDIENTS POUR 2 PERSONNES

120 g de riz rond ou de riz à risotto
4 à 6 asperges
1 échalote
½ citron vert
½ cube de bouillon de légumes
1 brin d'aneth
Huile d'olive
Sel aux aromates et poivre

PRÉPARATION Portez 1 litre d'eau à ébullition, puis ajoutez le demi-cube de bouillon de légumes et réservez au chaud. Épluchez et ciselez l'échalote. Nettoyez les asperges et coupez-les en petits morceaux. Versez 1 c. à s. d'huile d'olive dans une sauteuse et faites-y suer l'échalote et les asperges. Au bout de quelques minutes, ajoutez le riz. Dès qu'il devient translucide, remuez rapidement à l'aide d'une cuillère en bois. Ajoutez un peu de bouillon chaud et faites cuire sur feu doux en remuant très régulièrement. Quand il est complètement absorbé, ajoutez-en encore un peu. Procédez de cette façon, petit à petit, jusqu'à ce que le riz soit cuit et crémeux, ce qui doit prendre environ 20 minutes. Ajoutez alors le jus du demi-citron vert et une pincée d'aneth ciselé. Retirez la sauteuse du feu, couvrez et réservez pendant 2 minutes. Assaisonnez de sel aux aromates si nécessaire (le bouillon est déjà salé !) et de poivre, selon votre goût.

CONSEILS

1 Pour faire le plein d'oméga-3, vous pouvez accompagner ce risotto de pavés de saumon cuits à la vapeur ou en papillote.

2 Pour les papillotes, n'utilisez pas de papier d'aluminium, trop toxique, mais du papier sulfurisé. Les papillotes en silicone, réutilisables, sont très pratiques : elles n'accrochent pas et elles gardent bien la marinade…

LE DÎNER VEGGIE

LE CURRY DE LÉGUMES ET DE QUINOA

Un curry végétarien succulent avec son quinoa cuit dans la sauce au lait de coco. Chaque bouchée a le goût de coriandre, de gingembre, de curcuma, de piment et d'ail… Une valeur sûre, qui fait voyager et qui en jette lors d'un dîner !

INGRÉDIENTS POUR 6 PERSONNES

3 gousses d'ail écrasées
3 c. à c. de curcuma en poudre
1 c. à c. de coriandre en poudre
1 c. à c. de flocons de piment
1 c. à c. de gingembre en poudre
3 brins de coriandre fraîche
1 c. à c. de purée de tomates
40 cl de lait de coco en boîte
400 g de tomates concassées
250 g de pommes de terre
250 g de patates douces
180 g de quinoa
150 g de lentilles vertes
400 g de pois chiches en conserve, égouttés et rincés
150 g d'épinards
Sel et poivre

PRÉPARATION Mettez les pommes de terre et les patates douces dans une casserole d'eau froide, portez à ébullition et laissez cuire pendant 25 minutes environ, jusqu'à ce que la lame d'un couteau s'enfonce sans peine dans leur chair. Égouttez-les délicatement. Mettez les pommes de terre, les patates douces, les lentilles, l'ail, la purée de tomates et les tomates concassées dans un faitout. Ajoutez le curcuma, le gingembre, le piment et le lait de coco. Portez sur feu moyen et laissez mijoter pendant quelques minutes en mélangeant régulièrement, puis ajoutez le quinoa et environ deux fois son volume d'eau froide. Réduisez le feu, couvrez la casserole et laissez cuire pendant 30 minutes, en remuant toutes les 5 minutes pour s'assurer que rien n'accroche au fond du faitout. Ajoutez les pois chiches et la coriandre ciselée à mi-cuisson. Environ 8 minutes avant la fin du temps de cuisson, ajoutez les épinards et remuez jusqu'à ce qu'ils soient fondants. Retirez la casserole du feu lorsque le quinoa est cuit et gonflé. C'est prêt !

VOUS POUVEZ CUSTOMISER CETTE RECETTE comme bon vous semble en fonction des légumes de saison, de ce que vous avez dans votre frigo, dans vos placards…

LE GÂTEAU SAIN ET FACILE

LE CAKE ONE CUP

C'est la recette de gâteau healthy de ma maman, pour le petit déj' ou le goûter. C'est hyper-facile à faire lorsqu'on manque de temps, et toujours réussi.

INGRÉDIENTS

Un mug (30 cl environ) de lait végétal (amande, soja vanille, noisette…)
Un mug de farine végétale ou de mix complète
Un mug de fruits secs et de muesli
Un mug de pommes coupées en petits morceaux

PRÉPARATION Préchauffez le four à 180 °C (th. 6). Mélangez le contenu des mugs dans un grand saladier, remuez et versez la préparation dans un moule à cake. Enfournez pour 30 minutes, en surveillant la cuisson vers la fin : le gâteau ne doit pas sécher, mais rester moelleux.

POUR UN RENDU PLUS ACIDULÉ, remplacez les pommes par des fruits rouges.

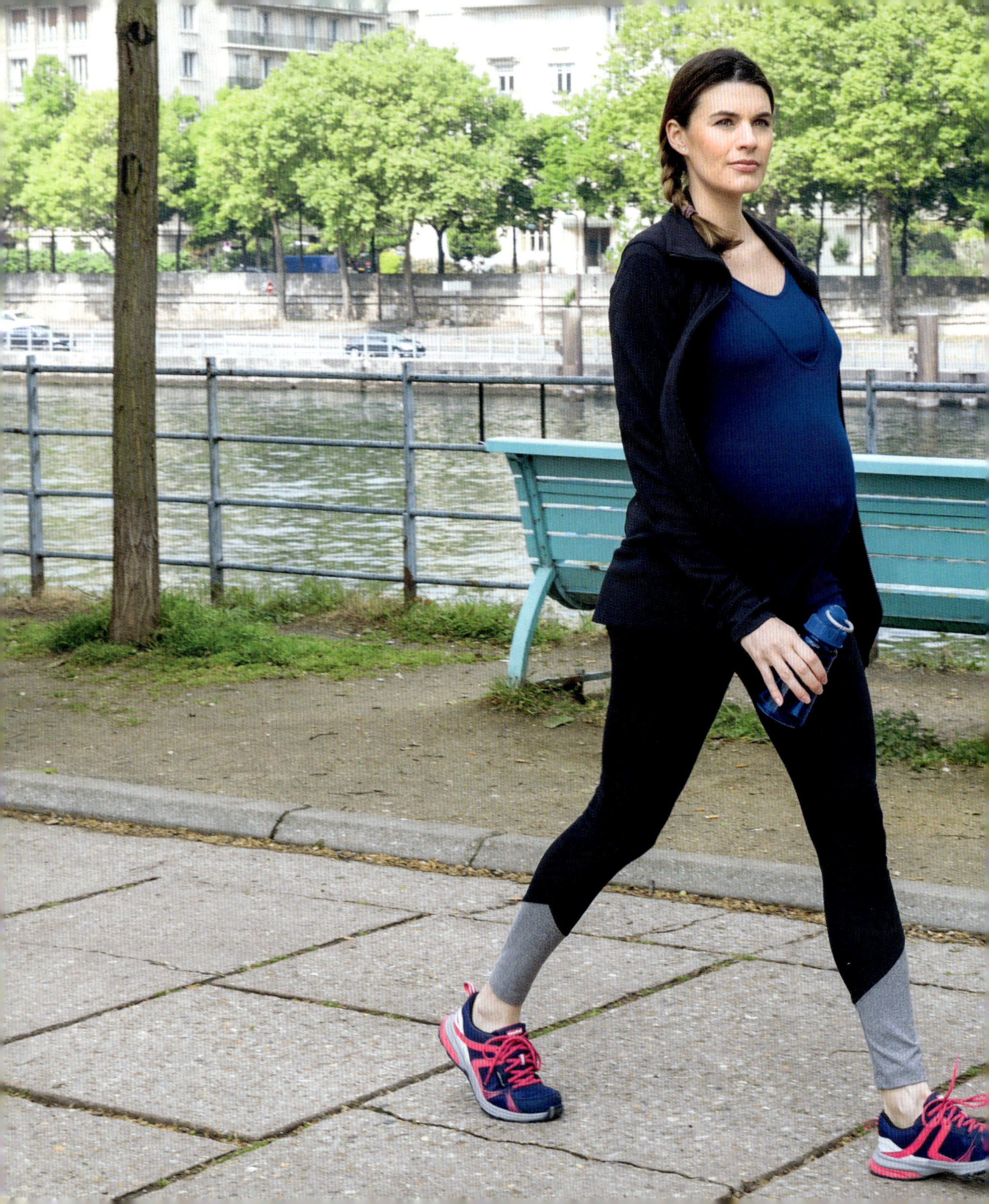

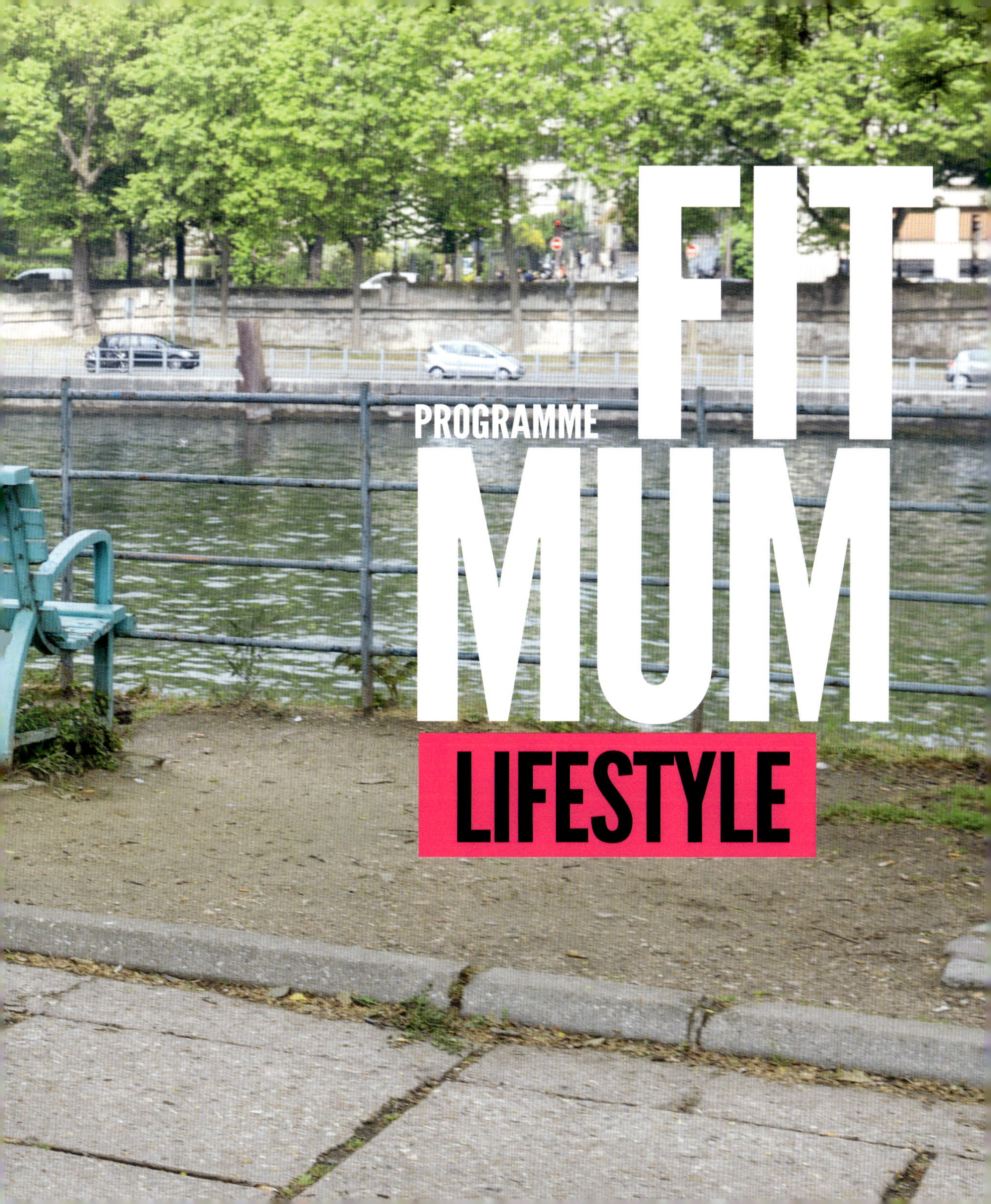

PROGRAMME FIT MUM LIFESTYLE

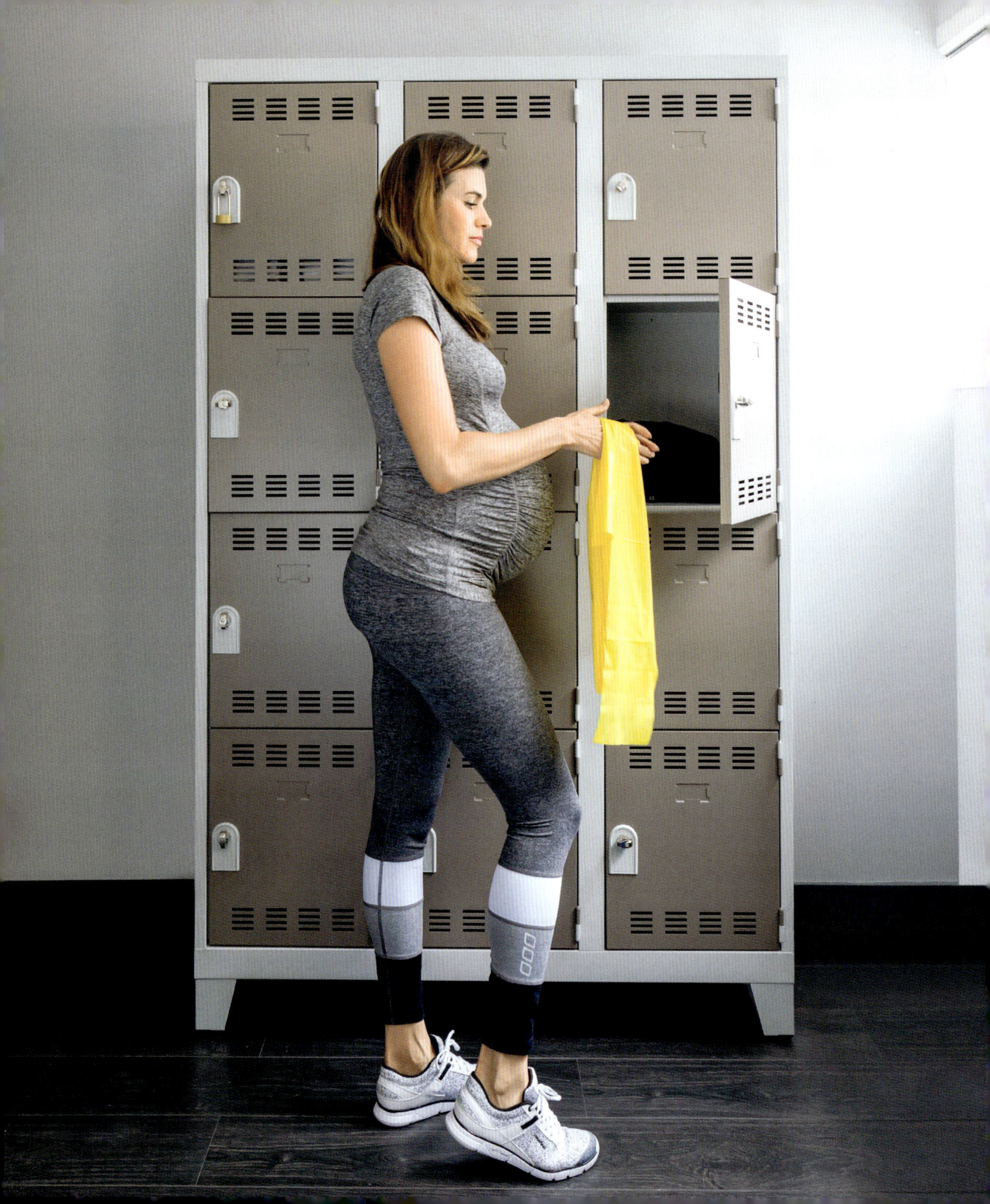

Vous pouvez éprouver le besoin d'un petit coup de pouce pour vous prendre en main, vous chouchouter, bref, devenir la fit-mum que vous rêvez d'être. Je suis là pour vous accompagner dans cette démarche. Du dressing à la salle de bains, retrouvez mes indispensables shoppings et ma trousse beauté fétiche pour un glow jusqu'au neuvième mois.

MON DRESSING DE FIT-GIRL

Pour être une fit-mum, l'habit fait le moine ! Pour faire du sport, il est indispensable d'avoir la tenue adéquate, les bonnes baskets et les sous-vêtements adaptés. Enceinte, vous ne dérogez pas à la règle. Vous ne rentrez plus dans vos affaires ? Ce n'est pas une raison pour faire la grève du sport, pas plus que celle du look ! Avec mes astuces de fit-girl, plus question de faire du yoga en pyjama. Même si votre baby bump se voit à peine (attendez donc le 3e trimestre…), adieu les brassières ultra-échancrées et les leggings serrés à la taille, vous les reverrez d'ici à quelques mois… En attendant, vous allez devoir investir un petit peu pour vous équiper. Ne vous inquiétez pas, je ne vais pas vous demander de recréer une salle de sport chez vous, mais d'investir dans trois accessoires qui vont vous être très utiles pour continuer à être dynamique pendant votre grossesse.

MA TROUSSE DE BEAUTÉ

À peine la grossesse entamée, on a toutes peur des vergetures, entre autres dommages collatéraux ! Même si le capital génétique compte pour beaucoup, je vous donne tous mes beauty tips pour hydrater votre peau et prévenir les petites zébrures, mais aussi booster votre glow et cacher vos petites imperfections.

MES COUPS DE CŒUR

C'est le bon moment pour vous chouchouter et vous faire plaisir, surtout si vous pouvez profiter à fond de votre congé de maternité… Ateliers bien-être, meilleures adresses, sites et applis phare, voici mes coups de cœur, ceux qui m'ont accompagnée pendant toute ma grossesse.

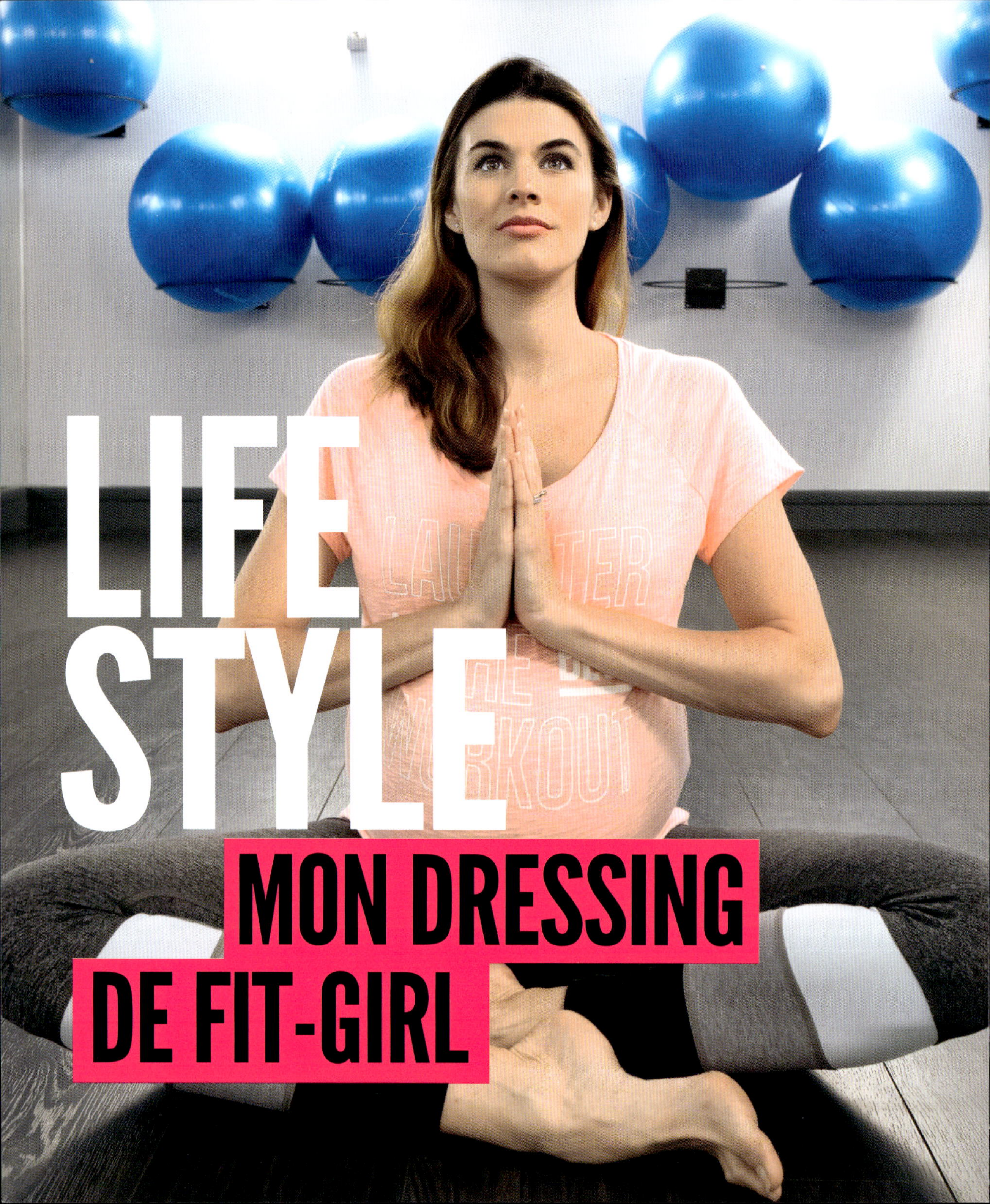

LIFE STYLE

MON DRESSING DE FIT-GIRL

Désormais, vos tee-shirts XXL sont uniquement réservés au dodo ! Du soutien-gorge parfait au legging ajusté en passant par le top idéalement pensé pour mettre en valeur vos nouvelles formes, tenez-vous prête à faire du sport avec style...

UN MAINTIEN SANS FAILLE

Le dressing de fit-girl commence par de bons sous-vêtements, en particulier lorsqu'on attend un bébé. Si vous avez envie de garder une jolie poitrine après la grossesse et de ne pas être gênée dans vos mouvements, investissez dans un soutien-gorge de sport à votre taille. Brassière ou soutien-gorge, essayez-le avant de l'acheter (si possible prenez-le en deux différentes tailles ou optez pour un modèle évolutif, qui vous ira du début et à la fin de votre grossesse). Faites-vous conseiller par une vendeuse car, pour ce genre de produits, mieux vaut éviter les achats en ligne, sauf si vous connaissez déjà votre taille et le modèle.

Choisissez un tissu confortable, respirant, et surtout avec un maintien irréprochable. Ma marque favorite est Anita, très expérimentée dans ce domaine (depuis plus d'un siècle), dans les gammes Maternity ou Active. Leurs soutiens-gorge de sport sont capables d'absorber jusqu'à 80 % des vibrations auxquelles est soumise la poitrine. Grâce à leur coupe fonctionnelle, ils tiennent toujours leurs promesses, et peu importent le volume de la poitrine (de la taille A jusqu'aux grands bonnets) et la discipline pratiquée. Leurs modèles évoluent avec la poitrine et soulagent les épaules et la nuque grâce à des bretelles molletonnées.

UN LEGGING CONFORT ET AJUSTÉ

Si, dans votre dressing de sportive, vous avez des leggings taille basse, bonne nouvelle, vous allez peut-être pouvoir les réutiliser pendant votre grossesse.

Le legging idéal pendant la grossesse ne doit pas remonter au-dessus du ventre, et en aucun cas ne doit le comprimer. Vous devez être à l'aise avec, dans tous les mouvements (fitness, yoga...) et ne pas devoir le réajuster sans cesse.

Si ce n'est pas le cas, optez pour un legging de sport spécial grossesse. Il en existe de plus en plus dans les boutiques pour futures mamans (Envie de Fraises, Séraphine, Mamalicious ou encore H&M maternité) et en ligne (Verbaudet, Asos...). Ma gamme favorite est Beyond the Bump, de Beyond Yoga, une marque US à shopper en ligne. La gamme « femme enceinte » est canon ! Stylée et très adaptée, tant au fitness qu'aux activités plus douces comme le yoga. Profitez des ventes privées ! Si vous n'avez vraiment pas envie d'investir dans un legging fitness pour futures mamans, choisissez un modèle fluide avec une ceinture large, à taille haute, que vous pourrez rabattre sur le ventre. Il y en a à tous les prix, et toutes les marques de sport en proposent (Reebok, Decathlon, Marika...).

Sur les photos des trainings (chapitre 5), je porte le kit sport Séraphine, un ensemble féminin et confortable, idéal pour pratiquer du fitness, du pilates et du yoga pendant la grossesse.

UN TOP AMPLE OU ADAPTÉ

Lorsqu'on fait du sport, on doit miser sur des matières confortables et adaptées aux activités qu'on pratique, en particulier pour les hauts (tee-shirt, débardeurs...). Quand on est enceinte, c'est la même chose : mieux vaut éviter les grands tee-shirts, certes confortables mais pas du tout techniques. Vous devez plutôt miser sur des tissus légers, qui vous permettent de rester au sec non-stop, et extensibles (cela va de soi avec votre ventre !).

Si vous souhaitez porter d'autres vêtements pour le yoga ou le pilates, préférez des tissus doux, agréables et si possible naturels, comme le coton bio ou le bambou.

Si vous faites partie de celles qui continuent les activités outdoor (comme la marche rapide ou la marche nordique, autorisées sans problème pendant la grossesse), privilégiez les matières naturelles, comme la laine mérinos, une super-matière thermorégulatrice (respirante en été et isolante en hiver).

LA RÈGLE : CHOISIR UN MODÈLE DE QUALITÉ NON COMPRIMANT

L'essentiel est de ne pas comprimer son abdomen dans des tissus ultra-gainants. Un top peut être moulant (plus pratique qu'un haut trop ample, gênant dans certaines pratiques), mais stretch ! Si vous le pouvez, optez pour un top conçu pour votre ventre avec un maintien supplémentaire et une coupe confortable.

CONSEILS

1 N'ayez pas peur d'acheter des vêtements d'occasion ! Ils sont généralement en bon état, et n'ont souvent pas été portés longtemps.

2 Faites aussi fonctionner le réseau de vos copines sportives. Elles seront ravies de vous dépanner.

DE BONNES BASKETS

Inutile de porter vos baskets pour le running ou d'investir dans une nouvelle paire avec amorti des chocs, elles ne vous seront pas indispensables pour marcher et faire du fitness. En revanche, ce n'est pas parce que vous êtes enceinte que vous devez tout le temps pratiquer pieds nus.

Pour le yoga ou le pilates, vous pouvez rester pieds nus ou bien porter des chaussettes antidérapantes, à orteils séparés pour la bonne tenue des postures. Pour les entraînements fitness ou la marche active, en revanche, hors de question de négliger vos pieds. Même si vous n'allez ni sauter ni courir, vous devez être bien chaussée. Choisissez des baskets à votre pointure (pendant la grossesse, vous pouvez gonfler et prendre une taille, voire deux !) et misez sur un bon maintien et une vraie flexibilité.

Les Newfeel de Decathlon pour la marche sont parfaites et très accessibles côté prix. Pour la pratique du fitness, vous avez l'embarras du choix. Mes favorites restent les Ultra, signées Reebok, qui permettent une liberté de mouvement et une stabilité sans pareilles.

STYLE

MES ACCESSOIRES

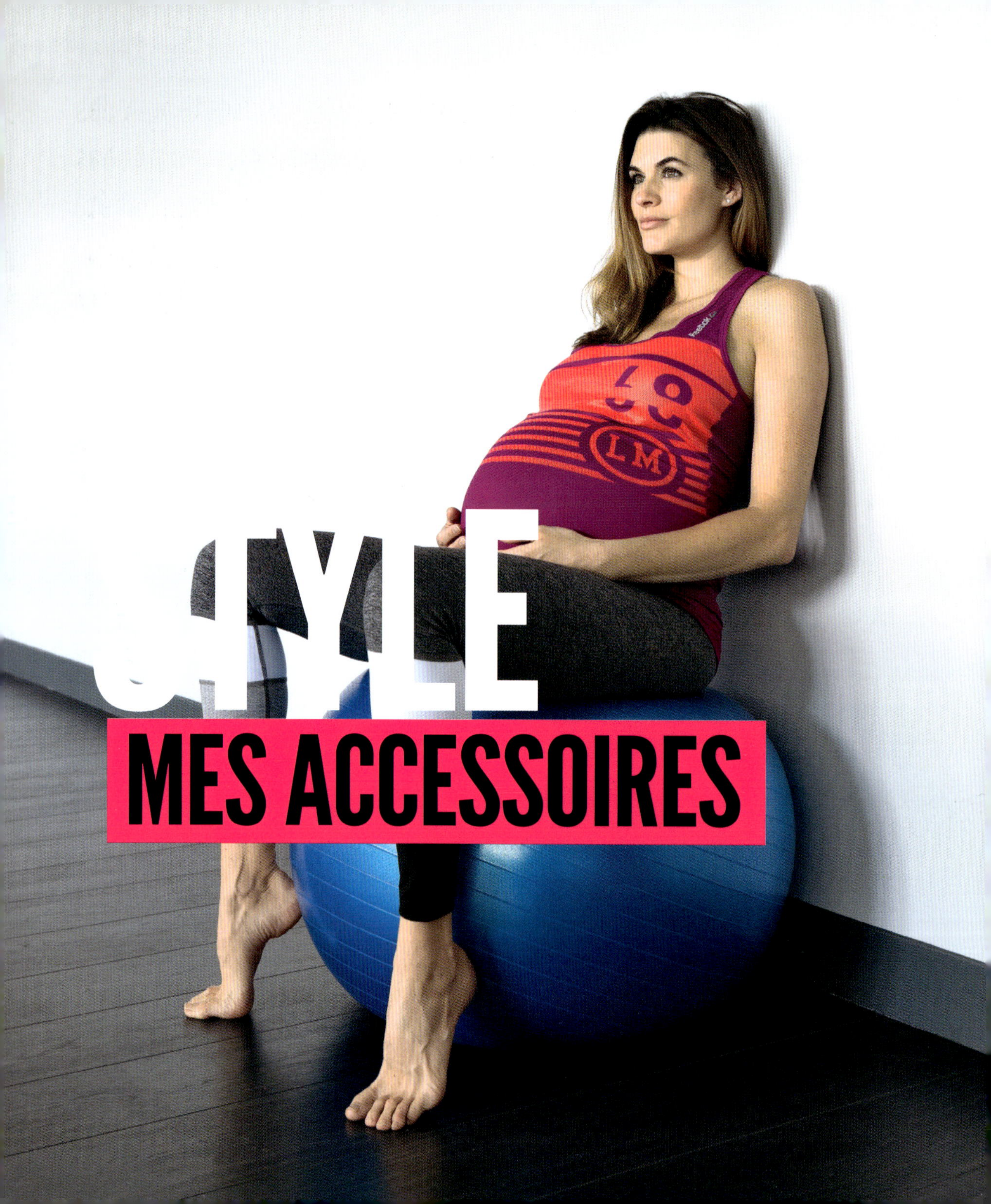

J'ai beau vivre mes grossesses sans encombre, j'ai toujours opté pour des accessoires alliés histoire de me faciliter la vie. Même s'ils ne sont pas forcément indispensables pour toutes les futures mamans, ils m'ont été essentiels pour profiter pleinement de cette parenthèse extraordinaire. Swiss ball, coussin ou ceinture de grossesse, j'ai tout testé ! Voici la liste de mes objets préférés pour améliorer le quotidien des mum-to-be.

LE COUSSIN DE MATERNITÉ OU D'ALLAITEMENT

Ce « polochon » magique va certainement devenir votre nouveau best friend, surtout si vous n'arrivez pas à dormir correctement à cause de votre ventre et/ou souffrez de jambes lourdes, de sciatique ou de lombalgie au cours de votre grossesse. Il vous accompagnera aussi pendant les cours de préparation à la naissance et à la maternité. Vous ne pourrez rapidement plus vous en passer.

Le coussin de maternité n'est pas seulement un « achat de grossesse », c'est un objet polyvalent ! Si vous allaitez ou donnez le biberon, vous trouverez les meilleures positions avec ce coussin, et n'aurez jamais de crampes ou mal au dos.

Avant d'acheter votre premier coussin de maternité en promo sur la Toile ou de récupérer le vieux coussin de votre cousine, vérifiez certains points, qui font toute la différence.

• Premièrement, la qualité du remplissage. Eh oui, les coussins de grossesse sont remplis de microbilles. Préférez celles en polystyrène ou en écographite, l'équivalent écologique, qui donnent des coussins légers, confortables et faciles à entretenir. Maman bio ? Optez pour l'épeautre ou le liège.

• Concernant sa taille, le coussin doit être suffisamment long pour passer entre vos jambes et permettre à votre tête de se poser dessus lorsque vous dormez. Quant à la forme, elle ne doit pas être trop incurvée pour permettre une utilisation optimale.

• Vérifiez que le coussin ne contient pas de microbilles

MES COUSSINS PRÉFÉRÉS **Le coussin Corpomed de Physiomat ou celui à shopper sur lesbabilleuses.com, conçu en partenariat avec des sages-femmes. Très astucieux, il existe aussi le coussin Mum & b de Babymoov®. Plus petit et compact, il permet une utilisation nomade. Je l'utilisais notamment en voyage et, aujourd'hui, il ne me quitte plus pour dormir ou lire confortablement dans mon lit.**

ignifugées et autres phtalates (perturbateurs endocriniens).

• Choisissez-le déhoussable et lavable en machine à 60 °C.

Pour celles qui ont besoin d'un accessoire moins volumineux, j'ai testé la ceinture de sommeil, une ceinture ergonomique qui soutient le ventre de la future maman et lui permet d'avoir une position confortable lorsqu'elle est allongée sur le côté. C'est plutôt efficace et pratique. En position latérale, le creux entre le ventre et le matelas est comblé.

LE SWISS BALL, UN BALLON MAGIQUE

Encore un objet « tout en un » ! Un accessoire polyvalent qui, si vous ne l'avez pas encore, changera le cours de votre grossesse. Très ludique, ce ballon géant permet de réaliser une multitude d'exercices doux, inspirés de nombreuses disciplines (pilates, yoga, fitness). Instable, il est parfait pour améliorer la mobilité, la posture et l'équilibre, et pour tonifier le centre du corps, les muscles profonds qui se situent entre les côtes et le bassin, autour de la colonne vertébrale (abdominaux, plancher pelvien et muscles du dos).

En dehors de la grossesse, je l'avais déjà testé en club de sport, mais je connaissais moins ses atouts pour femme enceinte. Pourtant, ce ballon devrait être remboursé par la Sécurité sociale ! Il soulage et prévient les douleurs dorsales, favorise la détente, prépare les muscles du périnée et le corps tout entier à l'accouchement (il facilite même le positionnement du bébé pour la naissance et permet un travail plus rapide), il prépare le plancher pelvien à la prise de poids et augmente la conscience corporelle… et on en a bien besoin, avec ce corps en transformation !

Vous en trouverez sûrement à votre disposition en maternité. J'ai pu accoucher rapidement de mon deuxième enfant, sans péridurale, en partie grâce à ce ballon !

Après la naissance de votre bébé, il vous aidera à récupérer votre ligne, votre posture et bien sûr le tonus de votre périnée. Depuis mon accouchement, je l'utilise plusieurs fois par mois pour pimenter mes entraînements.

LA CEINTURE DE GROSSESSE

Nous ne sommes pas toutes égales face à la douleur, et cela se voit particulièrement pendant la grossesse. Nous n'avons pas toutes les mêmes ressentis ni les mêmes maux. Plus ou moins intenses selon les mum-to-be, les douleurs du dos par exemple peuvent être très gênantes au quotidien et empêcher la pratique sportive.

Bien que mes grossesses aient été faciles, j'ai ressenti quelques tiraillements dans l'aine, une sensation de pesanteur au niveau du plancher pelvien et quelques douleurs dans le bas du dos. J'avais un ventre énorme au troisième trimestre. Vu que je marchais longtemps et souvent, la ceinture de grossesse m'a été bien utile !

Elle le sera aussi pour vous si vous souffrez :
- de douleurs dans le bas du dos ;
- de problèmes circulatoires ;
- de douleurs pelviennes et ligamentaires ;
- de sensations de pesanteur ;
- d'envies d'uriner fréquentes et d'incontinence urinaire ;
- de contractions utérines précoces.

La ceinture permettra de pallier certains maux en agissant directement sur le centre de gravité, les appuis, la stabilité, le renforcement profond de la sangle abdominale et du dos, la tonification périnéale ou la circulation sanguine.

Pour un résultat efficace, le positionnement de la ceinture est très important. Il ne faut pas la placer au niveau des lombaires, mais sur le bassin, au niveau des sacro-iliaques en arrière (articulations situées au niveau du bassin qui relient les os iliaques et le sacrum). Pratique, elle peut se poser directement sur les vêtements et existe en deux tailles (mince ou pulpeuse).

Attention ! La ceinture de grossesse se porte debout ; elle doit être retirée lors des stations assises prolongées.

Tout comme le coussin de grossesse, cet accessoire peut être utilisé après l'accouchement. Il facilite les suites de couches et est utile en cas de césarienne, pour soulager la tension de la cicatrice.

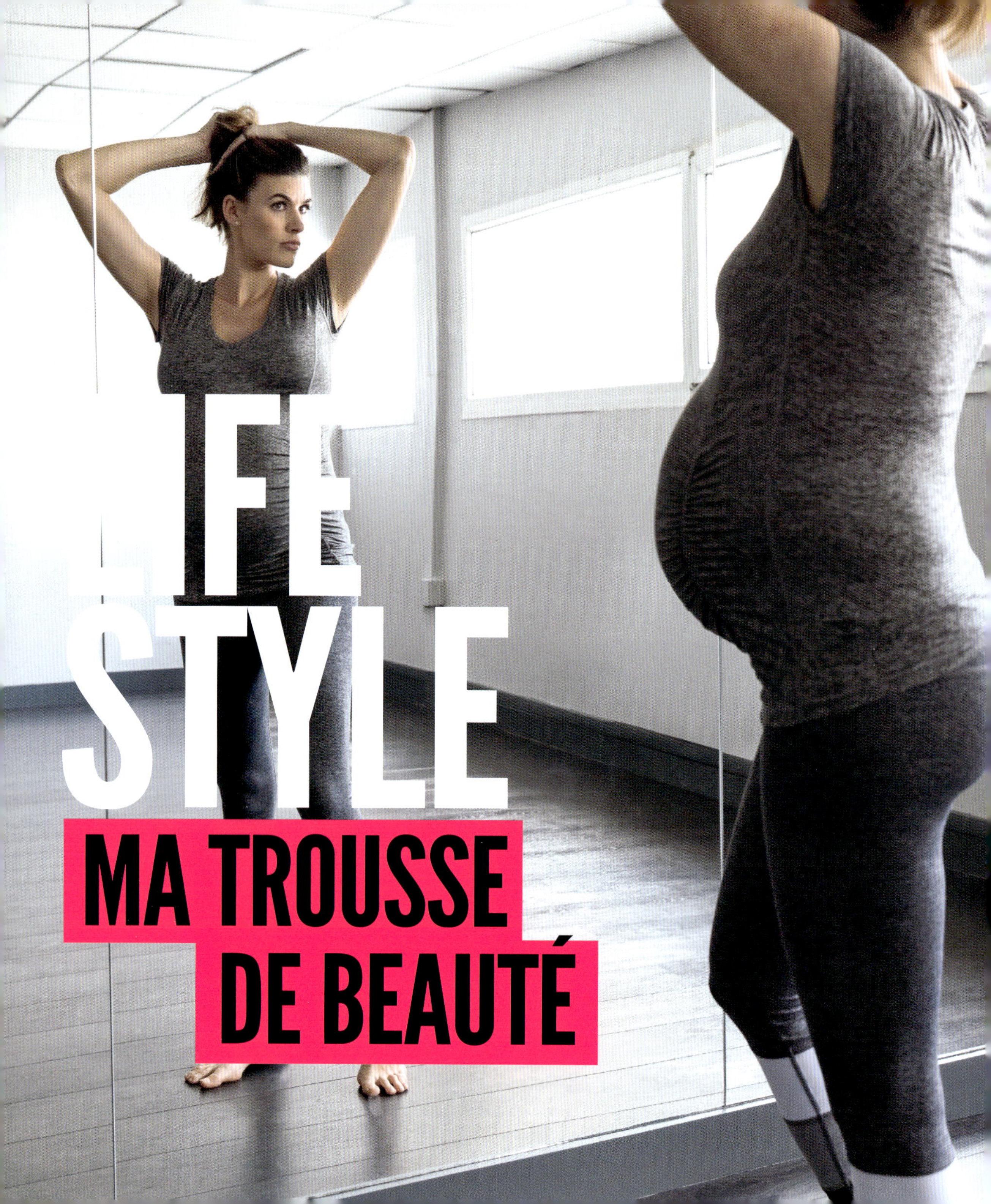

LIFE STYLE

MA TROUSSE DE BEAUTÉ

Tout comme pour la prise de poids et les désagréments de toutes sortes, nous ne sommes pas toutes logées à la même enseigne côté peau ou cheveux pendant la grossesse. Quand certaines ont le fameux glow, cette aura qui émane de leur visage, d'autres cumulent les boutons et l'excès de sébum. De mon côté, j'ai connu les deux. C'est d'ailleurs ce qui arrive à presque toutes les futures mamans.

La qualité de la peau et des cheveux évolue pendant la grossesse, et on peut passer par tous les stades sous l'effet des hormones. Quel que soit le cas, pour éviter les vergetures et les imperfections, c'est le moment de chouchouter sa peau !

CORPS 100 % HYDRATÉ

Ventre, cuisses, fesses, poitrine…, aucune partie de votre corps ne doit être délaissée. Armez-vous des meilleurs produits pour prévenir vergetures et tiraillements, et pour vous hydrater.

Les vergetures sont dues à une altération des fibres de collagène et d'élastine du derme. On identifie facilement ces zébrures rouge violacé, qui s'estompent avec le temps (heureusement !). Quand on est enceinte, elles peuvent apparaître sur les parties du corps soumises à rude épreuve (le ventre, les fesses, les seins et les cuisses), la peau étant étirée trop rapidement et brutalement à mesure que la future maman grossit. Souvent symétriques, elles sont plus ou moins creusées ou étendues. Si ce n'est pas une fatalité, mieux vaut être réaliste : 90 % des femmes développent des vergetures pendant la grossesse… Une peau correctement hydratée et un corps en bonne santé permettent de diminuer l'intensité des dommages. Enfin, il faut veiller à avoir une alimentation saine, variée et riche en acides gras essentiels (vive le saumon et l'avocat !). Dès le premier trimestre, misez sur des crèmes anti-vergetures de bonne qualité, dont les composants nourrissent la peau et favorisent la régénération du collagène.

CONSEILS

1 Avant l'application, gommez votre peau, sèche ou légèrement humide, avec un gant de crin (sauf sur le ventre) ou à l'aide d'un exfoliant mécanique à grains.

2 Le mieux est de vous masser le ventre délicatement (sans pétrissage !), dans le sens des aiguilles d'une montre, pour favoriser le flux sanguin, qui apporte nutriments et oxygène à l'épiderme.

ON MISE SUR LE NATUREL

Pour vous badigeonner et éviter ainsi sécheresse cutanée, démangeaisons et vergetures, privilégiez les cosmétiques bio ou naturels. Certaines substances chimiques employées dans les produits de beauté peuvent être nocives pour le bébé. Par conséquent, n'utilisez aucun produit avec des parabènes, des phtalates ou des nanoparticules.

Les huiles essentielles sont également déconseillées, surtout pures, mais aussi dans les produits de beauté. Une trentaine d'huiles essentielles sont autorisées – sous condition – pendant la grossesse, mais demandez toujours conseil à votre médecin avant de les utiliser.

En revanche, ne vous privez pas des huiles végétales (argan, jojoba, amande douce, calophyllum, abricot…). Ce sont des corps gras extraits d'une plante oléagineuse, dont les graines, les noix ou les fruits contiennent des lipides (du gras !). Les macérâts huileux (*Aloe vera* par exemple) et les beurres végétaux (karité) font aussi partie des « huiles végétales ».

Les soins qui m'ont fait du bien : les huiles végétales bio d'argan et d'amande douce, l'huile de massage vergetures de Weleda, les soins bio Omum, ceux de la marque Daylily Paris (pré- et post-grossesse). Ma seule entorse non naturelle : les produits au cacao de Palmer's : je raffole de leur parfum (sans parabènes ni phtalates) !

MA ROUTINE DE SOIN

Adopter une routine de soin quotidienne pour votre visage permet de garder le contrôle sur votre peau, et ainsi de régler des problèmes comme la sécheresse cutanée, l'excès de sébum ou l'apparition de petits boutons. Le principe d'une routine : répéter chaque jour les mêmes gestes, pour permettre à la peau de se régénérer correctement.

NETTOYAGE DOUX

Enceinte, je nettoyais ma peau à l'huile de jojoba (dont le pH se rapproche le plus de celui de la peau), extra pour prévenir la déshydratation, réguler la production de sébum et revitaliser l'épiderme. Cette huile est géniale pour dissoudre le maquillage et les impuretés. Après « l'huile démaquillante », vous pouvez utiliser du savon d'Alep pour le nettoyage ou, plus doux, de lait d'ânesse bio. Terminez le nettoyage avec un coton imbibé d'eau micellaire et un pschitt d'eau thermale.

Si vous n'êtes pas fan du double nettoyage, si vous n'habitez pas en ville (bref, loin de la pollution) ou si vous vous maquillez peu, faites l'impasse sur l'huile et le savon, et passez directement à la dernière étape (eau micellaire et eau thermale).

HYDRATATION ET PROTECTION

Après avoir appliqué un sérum hydratant bio sur tout le visage, le cou et le décolleté (matin et/ou soir), booster d'hydratation et concentré en actifs, ne zappez pas la crème hydratante. Le matin, une bonne crème de jour adaptée à votre type de peau, avec de préférence un indice de protection SPF 30 *a minima,* voire 50 si vous habitez dans une région ensoleillée. Mais attention, si la crème hydratante avec indice protège du vieillissement cutané et des taches de soleil, elle ne permet pas une exposition prolongée, à moins d'être appliquée toutes les 2 heures (comme pour une crème solaire classique)…

Préférez une crème solaire *pregnant friendly* SPF 50, qui prévient le masque de grossesse, ou mélasma, une hyperpigmentation liée à l'imprégnation hormonale de la grossesse et localisée sur le front, les pommettes, autour des yeux et au-dessus des lèvres.

Le soir, de l'*Aloe vera* sur la peau en guise de masque de nuit, et le tour est joué ! Grâce à cette plante aux vertus étonnantes, la peau est réhydratée et repulpée. Elle convient à tous les types de peaux, même les plus sensibles et les plus grasses. Et si vous avez des cicatrices, des microkystes ou des taches, elle les traitera efficacement et en douceur grâce à sa richesse en acides aminés, en minéraux et en vitamines.

UNE BRUME HYDRATANTE SOLAIRE

Pour ma deuxième grossesse (mais également pendant tout l'été qui a suivi mon accouchement), j'avais toujours une brume hydratante solaire SPF 30 dans mon sac, ainsi qu'une poudre avec protection pour les retouches. J'ai échappé ainsi au masque de grossesse…

CONSEILS

1 Attention ! Dès que vous êtes enceinte, arrêtez tous les produits anti-acné ou anti-âge qui contiennent du rétinol ou de la vitamine A acide. Les composants de ces produits pourraient entraîner des malformations fœtales. Ce risque n'est pas encore formellement prouvé, mais on évite ces produits par précaution !

2 Si vous avez de l'acné, n'utilisez surtout pas n'importe quel produit ! La plupart des remèdes pour lutter contre l'acné sont contre-indiqués pendant la grossesse, notamment en raison de la présence de rétinoïde, d'isotrétinoïne ou de tétracycline, des éléments dangereux pour le développement du fœtus. Appliqué en grande quantité, l'acide salicylique peut aussi s'avérer nocif pour le futur bébé.

HALTE AUX IMPERFECTIONS

Pour lutter contre les boutons, j'utilise le miel de manuka, que j'applique localement ou en masque une fois par semaine sur les zones à traiter. Mon autre astuce : un jour par semaine, après avoir gommé ma peau à l'aide d'un exfoliant doux (mécanique avec des micrograins, car les gommages enzymatiques aux acides de fruits sont déconseillés pendant la grossesse !), j'opte pour un masque rééquilibrant à l'argile jaune sur la zone T et les petites imperfections.

Investissez dans des produits bio, des crèmes et du make-up non comédogènes. Évitez les gommages et les nettoyages trop agressifs, qui pourraient créer des inflammations cutanées. Les femmes ayant une peau grasse ou à imperfections ont tendance à croire qu'elles n'ont pas besoin de l'hydrater. Fausse bonne idée ! Ce geste permettra de réguler le sébum, et donc de réduire points noirs et boutons.

ADIEU AUX CERNES

Le sommeil des femmes enceintes a tendance à être perturbé, et ça se ressent autour des yeux… De vilains cernes bleuâtres viennent troubler notre joli regard. Le must : adopter quotidiennement un soin régénérant contour des yeux avec des pigments correcteurs. Conservez-le au réfrigérateur et appliquez-le de préférence le matin, toujours par touches, en réalisant des pressions légères drainantes sur le contour des yeux.

GESTES BEAUTÉ À ÉVITER

1 La plupart des vernis à ongles contiennent des perturbateurs endocriniens. Tournez-vous vers des vernis constitués d'ingrédients naturels, sans parabènes, sans formaldéhyde, sans toluène…

2 Tout au long de votre grossesse, vous serez potentiellement sujette à l'insuffisance veineuse, c'est pourquoi l'épilation à la cire chaude n'est pas conseillée. Optez plutôt pour les bandes de cire froide ou pour l'épilateur.

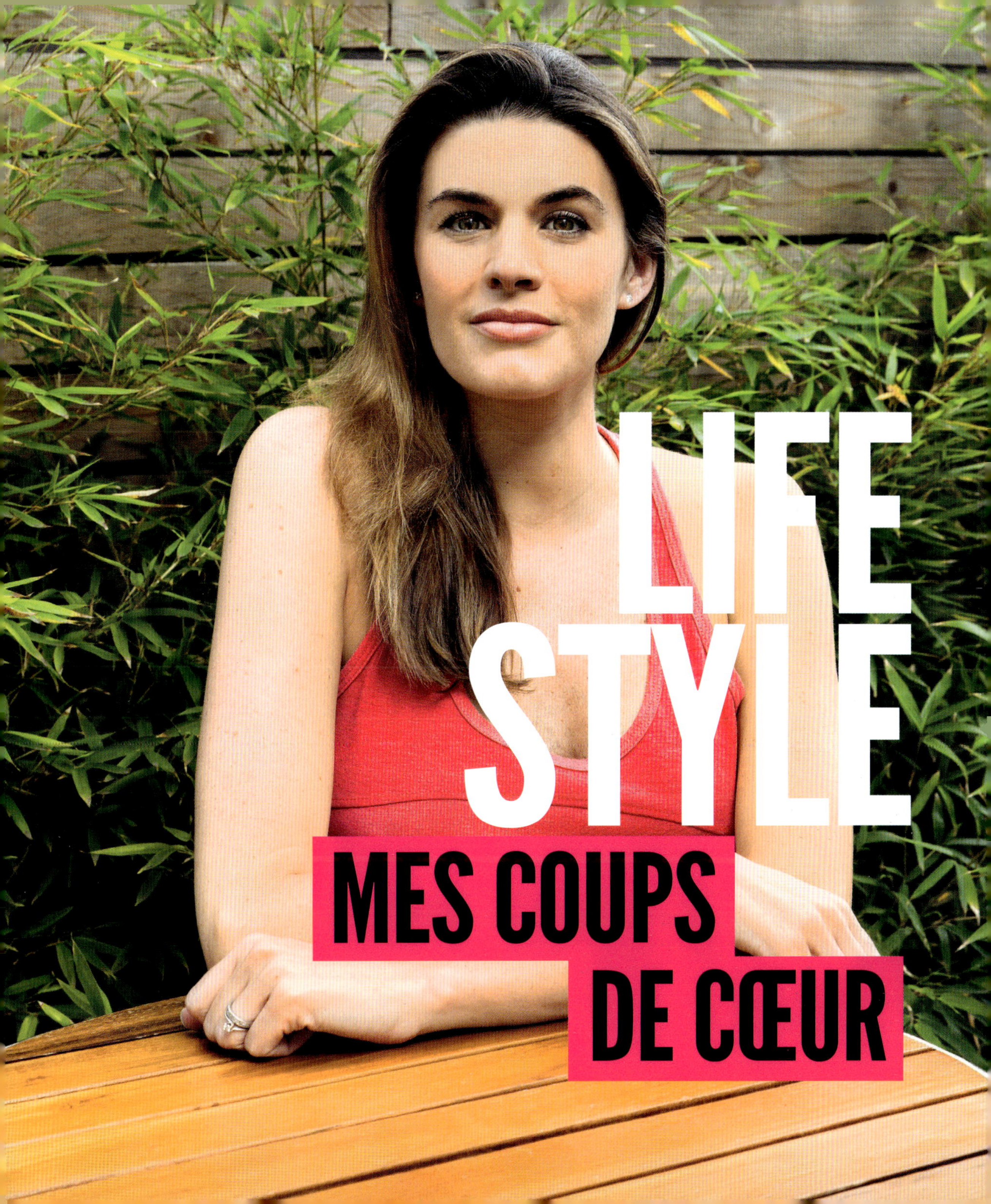

LIFE STYLE

MES COUPS DE CŒUR

Enceinte, j'ai adoré glaner un maximum d'infos sur le bien-être pendant la grossesse (celui de la maman, mais également celui du bébé) et sur le bon déroulement de ces neuf mois particuliers dans la vie d'une femme. J'ai surfé sur de nombreux sites et téléchargé un bon nombre d'applis... De quoi partager avec vous mes coups de cœur, ceux qui peuvent vraiment améliorer votre quotidien de future maman.

LES SITES UTILES

AUTOUR DU BÉBÉ

Une boutique en ligne de produits de puériculture, avec en bonus la simulation d'une chambre en 3D, pour créer entièrement ou s'inspirer. Une manière simple et ludique pour créer un univers à son enfant en fonction de ses envies et de son espace.

www.autourdebebe.com

POIS PLUME

Pour la déco de la future chambre de votre bébé, les jouets, le linge de lit, les vêtements… Leur sélection est fantastique ! Si vous êtes Parisienne ou de passage à Paris, rendez-vous également dans leur boutique, dans le 9e arrondissement, c'est un plaisir pour les yeux. C'est bien simple, j'ai envie de tout acheter à chaque fois que j'y vais !

www.poisplume.com

MES ENVIES

Pour celles et ceux qui ne veulent pas se limiter à une seule boutique pour leur liste de naissance, Mes Envies propose une liste de naissance multimarques, un outil pour lister ses souhaits gratuitement et facilement. Vous créez votre liste en chinant un peu partout sur la Toile ou même dans vos magasins préférés, puis vos proches choisissent d'acheter le cadeau sur le e-shop correspondant au produit, d'aller en boutique pour l'offrir en mains propres ou de verser une somme directement sur le compte bancaire des jeunes parents.

www.mesenvies.fr

JOONE ET LILLYDOO

Des couches saines dépourvues de toutes substances dangereuses pour votre bébé, stylées, ultra-confort et made in France. Elles sont eco-friendly et livrées chez vous tous les mois ! Seul bémol : elles sont un peu chères…

www.joone.fr et www.lillydoo.com

MES APPLIS CHOUCHOUS

WEMOMS

Retrouvez, sur cette application dédiée aux parents, les réponses à toutes vos questions autour de la grossesse et de la maternité. Conception, grossesse, sommeil, alimentation, santé, vie perso... Pour chaque question, trouvez un conseil en moins de 5 minutes, de jour comme de nuit !

MA GROSSESSE AUJOURD'HUI DE BABYCENTER

La meilleure appli pendant la grossesse ! Des conseils d'experts, des articles, des trucs et des astuces au quotidien, un suivi de grossesse semaine après semaine, avec des vidéos, des outils pratiques (chrono des contractions, idées de prénoms), des check-lists. Ce que je préfère : l'évolution du bébé avec des images fœtales détaillées et des petites comparaisons rigolotes avec des légumes ou des fruits. Et le bonus, une fois par semaine, des selfies de son ventre qui permettent de créer un diaporama souvenir de ses mois de grossesse.

BAMBINAPP (FAIRE-PART DE NAISSANCE)

Pour éviter d'envoyer votre faire-part à l'arrache alors que votre bébé a déjà 6 mois, utilisez cette appli ultra-ludique pour annoncer joliment la naissance de votre enfant depuis votre Smartphone ! Soyez une maman connectée en créant et en envoyant votre faire-part de naissance personnalisé.

COCOON LIFE GROSSESSE

Pour sauvegarder tous les enregistrements que vous prenez du cœur de votre bébé... Une fois enregistrés, ils pourront être écoutés à l'infini et partagés avec vos amis et tous les membres de votre famille... Souvenirs et émotions garantis ! Pour utiliser cette appli, il vous faut un doppler fœtal, qui fonctionne comme ceux des pros, par émission et réception d'ultrasons.

POPMYDAY

Besoin d'une manucure ? Envie d'un massage ou d'une nouvelle coupe de cheveux ? L'appli Popmyday permet de réserver des services beauté et de bien-être à domicile (Paris et proche couronne). Si vous habitez en province, vous allez devoir patienter encore un peu...

MES ATELIERS FAVORIS

LES ÉVÉNEMENTS FIT POUSSETTE ET FIT MUM

Le webzine féminin d'échanges de trucs et astuces Trucs De Nana propose des Fit Poussette à Paris et en province pour permettre aux futures mamans d'allier balade dynamique avec poussette, exercices sportifs en milieu urbain et échanges conviviaux entre mamans avec cadeaux à la clé. En partenariat avec le site Mum-to-be party, Trucs De Nana propose également des Fit Mum dédiés aux jeunes et aux futures mamans, avec des séances de sport

adaptées (pilates prénatal, yoga…), encadrées par des professionnels et suivies de pauses fooding, de découvertes et de surprises !
www.trucsdenana.com

LES RENCONTRES MUM-TO-BE

Le site Mum-to-be party propose des rencontres bien-être exclusives à Paris et en province, pour les jeunes et les futures mamans (et même parfois pour les papas). L'occasion pour les mum-to-be de profiter d'un moment de détente et de partage sur la grossesse autour d'ateliers : éveil, allaitement, beauté, shopping list ou encore garde d'enfants…
www.mumtobeparty.com

LE CHANT PRÉNATAL

In utero, un bébé est sensible aux sons et à la voix de ses parents. Grâce au chant prénatal, on se relaxe, on passe à un bon moment entre futures mamans, on tisse des liens avec son enfant et on se prépare à l'accouchement. Cette technique est en effet directement utilisée pendant le travail et au moment de l'accouchement. Les vibrations sonores (les sons graves en particulier) donnent de la force, aident à soulager la douleur et ouvrent le passage au bébé. Et, au moment de l'accouchement, le chant permet à la maman de trouver son souffle lors des contractions.

DES ATELIERS DE PORTAGE

Pour apprendre à nouer son écharpe comme une pro et porter son bébé sans stress, avant d'accoucher. On trouve partout des cours collectifs ou individuels, dans des centres de PMI (protection maternelle et infantile), des lieux dédiés ou à votre domicile, même si vous habitez en province. J'aime ceux proposés par Jeportemonbebe.com et par Portersonenfant.fr.

DES SÉANCES DE SOPHRO

La sophrologie pour femmes enceintes permet de vivre sereinement la grossesse et de bien se préparer pour l'accouchement. Les séances sont individuelles ou collectives, en cabinet ou à domicile. Les étapes importantes sont : la respiration, la détente musculaire et la visualisation. La sophro booste aussi la confiance en soi et apprend à contrôler ses émotions, à vaincre ses peurs, à gérer les contractions, la douleur, les nausées ou encore les insomnies…

CONSEIL

Pendant ou après la grossesse, si « vous ne savez pas à qui parler ni comment en parler », n'hésitez pas à composer le numéro d'Allô Parents Bébé : 0 800 00 3456. Des professionnels de la petite enfance sont à votre écoute du lundi au vendredi, de 10 heures à 20 heures, peu importent la question que vous avez envie (ou besoin !) de poser et les doutes que vous avez.

Dans le même esprit que les PMI, si vous avez des doutes ou des appréhensions, passez la porte d'une maison ouverte d'après une idée de Françoise Dolto (www.lamaisonverte.asso.fr) ou d'une association dédiée aux jeunes et aux futurs parents. Renseignez-vous auprès de votre mairie ou sur la Toile, il en existe de plus en plus, partout en France. J'aime beaucoup l'initiative locale de l'asso AN3.org, en région parisienne, qui propose des ateliers divers, avant et après la naissance du bébé.

MON PROGRAMME « OBJECTIF SUPER NANA »

C'est un concept de life coaching innovant sur Facebook Messenger, une nouvelle façon de faire du sport, de changer ses mauvaises habitudes pour se sentir mieux dans sa tête et dans son corps. Les futures mamans ne sont pas exclues du programme, bien au contraire ! Avec Objectif Super Nana, les femmes enceintes peuvent aussi garder la forme et conserver une silhouette fit grâce à des entraînements et à des conseils adaptés. On y retrouve des trainings vidéo inspirés du fitness, du pilates et du yoga, des méditations audio, des recettes healthy, des astuces nutri, des défis psycho… Pour tester la semaine gratuite, recherchez « Objectif Super Nana » dans l'appli Messenger.

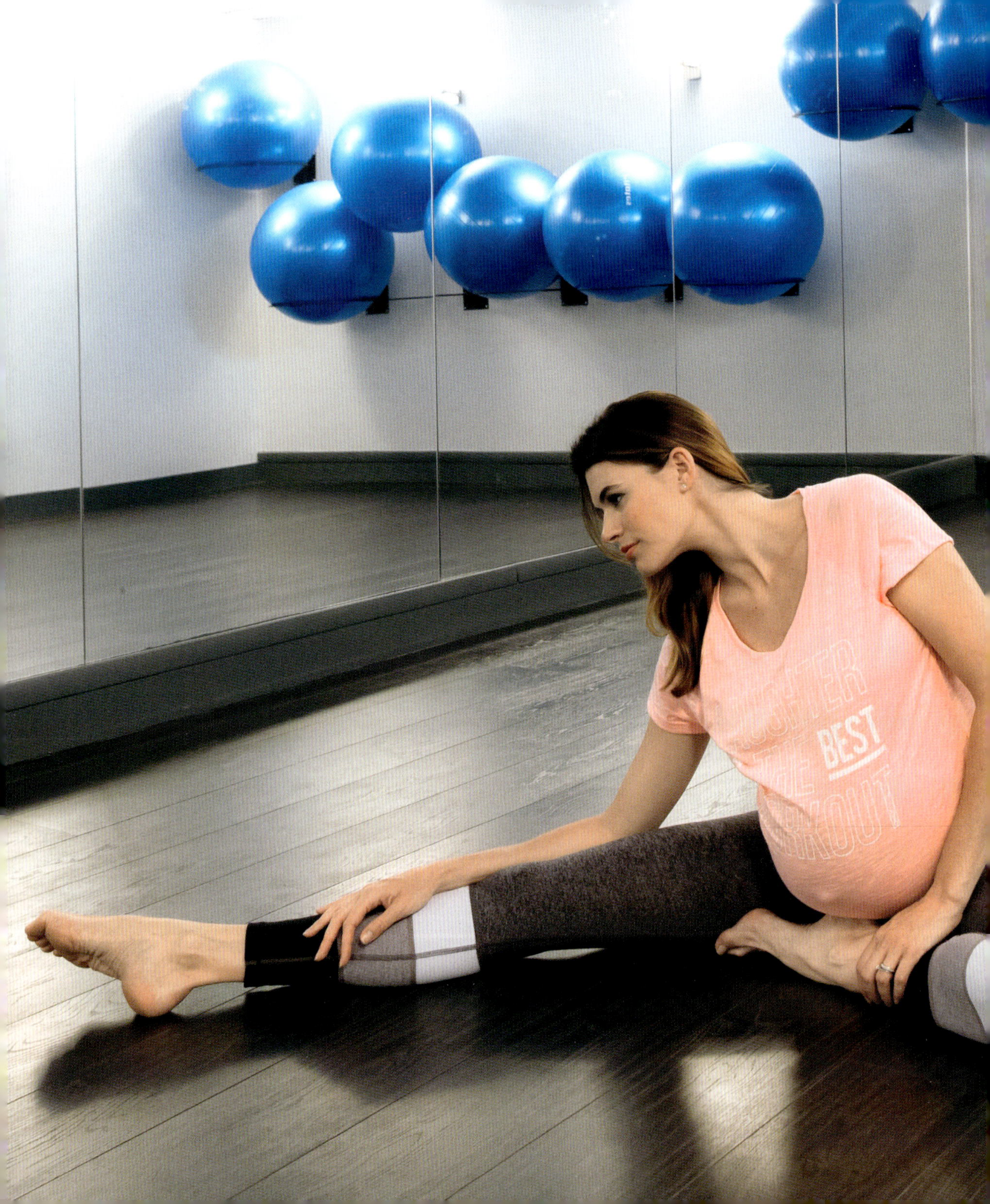
BEST

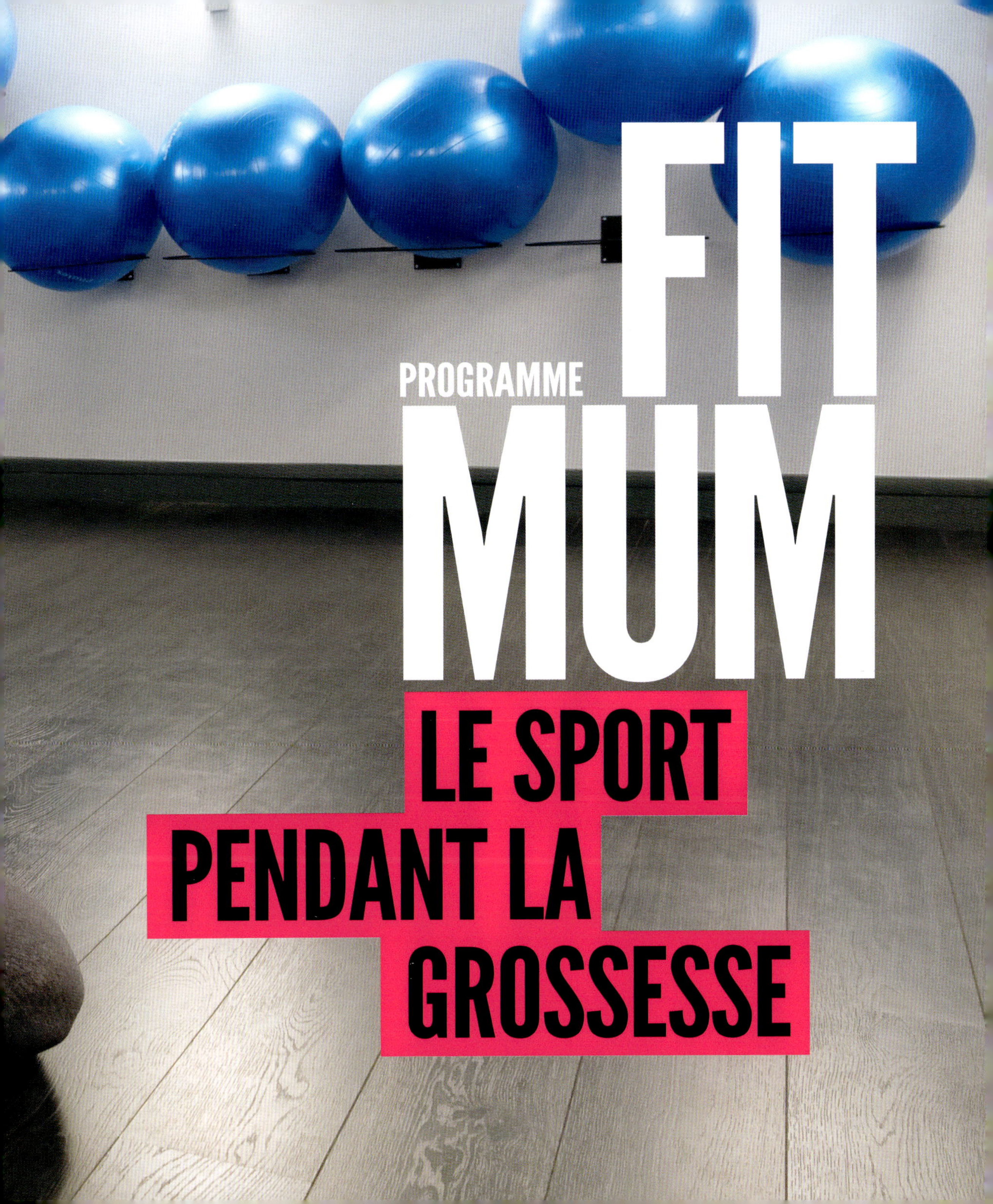

PROGRAMME

FIT MUM

LE SPORT PENDANT LA GROSSESSE

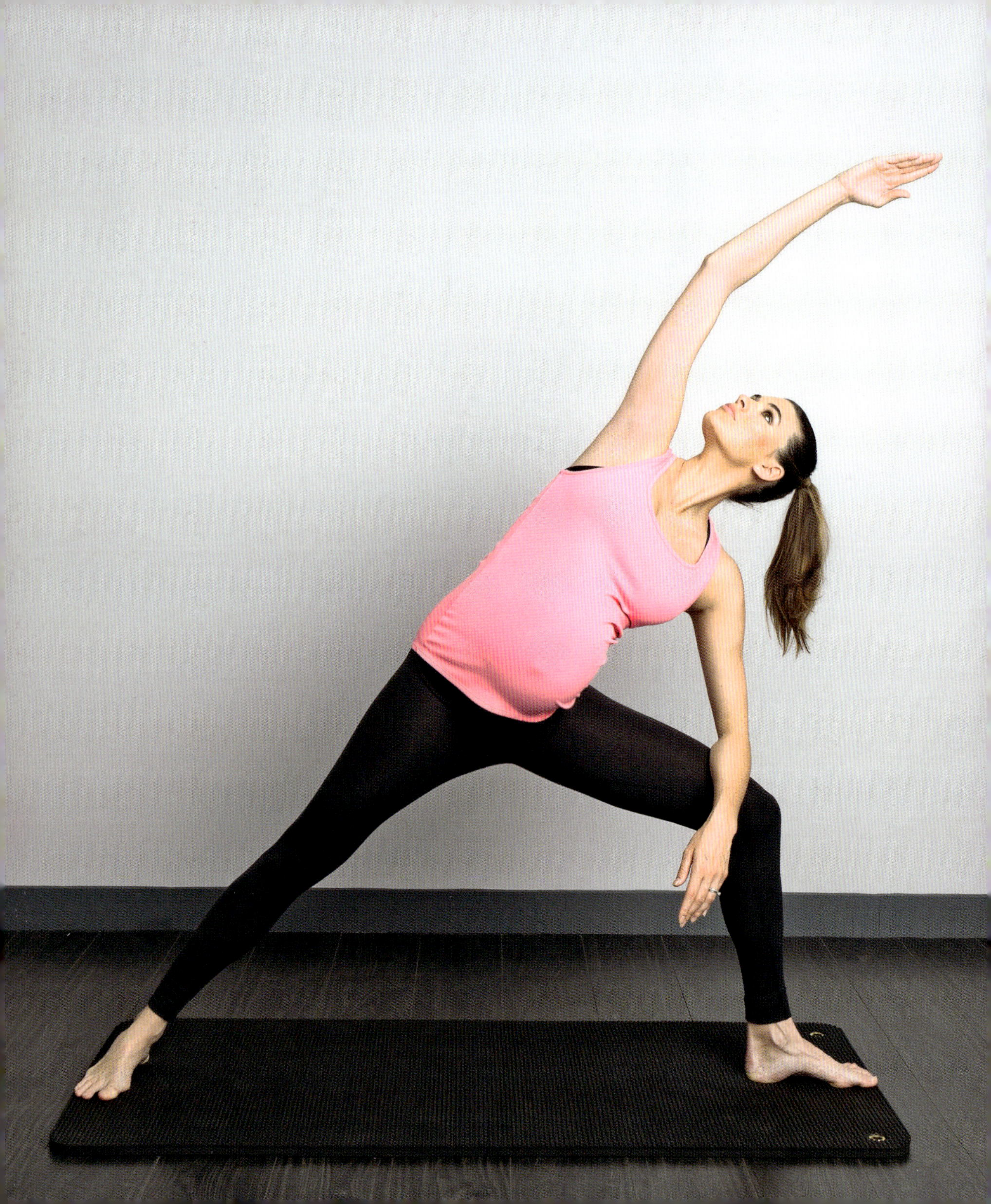

Vous entendrez tout et son contraire sur le sport pendant la grossesse ! La vieille école qui vous conseillera de rester tranquille chez vous (la même qui vous dit de manger pour deux) et celle qui vous incite à continuer la course jusqu'au troisième trimestre ! Comme pour beaucoup de choses, il faut faire le tri parmi toutes ces recommandations. Souvent, le bon sens est le meilleur chemin.

Pour celles qui appréhendent de faire du sport pendant leur grossesse, ce petit guide leur permettra de choisir les bonnes activités et de se faire du bien sans prendre de risques inutiles. Je vous fais part de ma propre expérience de future maman sportive, d'avis d'experts et autres conseils avisés pour bouger en toute sécurité grâce à des exercices adaptés et à une respiration contrôlée.

LES SPORTS RECOMMANDÉS ET CEUX À FUIR

Si vous pensiez devoir mettre en stand-by le fitness ou les activités un peu cardio, vous vous trompez. Si, au contraire, vous comptiez continuer la pratique de toutes vos activités sportives avec la même intensité, vous avez tout faux ! Pour choisir les activités que vous allez pratiquer enceinte, faites un compromis entre vos besoins bien-être et vos envies de future maman, en prenant toujours en compte votre nouvel état et la sécurité de votre bébé.

MON EXPÉRIENCE

Lors de ma première grossesse, j'ai pratiqué le yoga et le fitness jusqu'aux derniers jours avant la naissance. Pour ma deuxième, j'ai eu une envie de bouger encore plus forte ! Bye-bye le running, mais j'ai découvert avec passion le pilates prénatal et j'ai dansé jusqu'à la fin de ma grossesse. Mon but : me faire plaisir sans jamais me mettre en difficulté.

MES CONSEILS POUR ÊTRE UNE FIT-MUM

S'entraîner pendant la grossesse n'est pas une chose à prendre à la légère, et ce même si vous êtes très en forme. Une fit-mum épanouie et en bonne santé sait adapter sa routine sportive à sa grossesse. Pour pallier les changements et vous faire du bien, vous allez apprendre à connaître votre nouveau corps, ses forces et ses faiblesses.

QUEL SPORT ! POUR UNE FEMME ENCEINTE ?

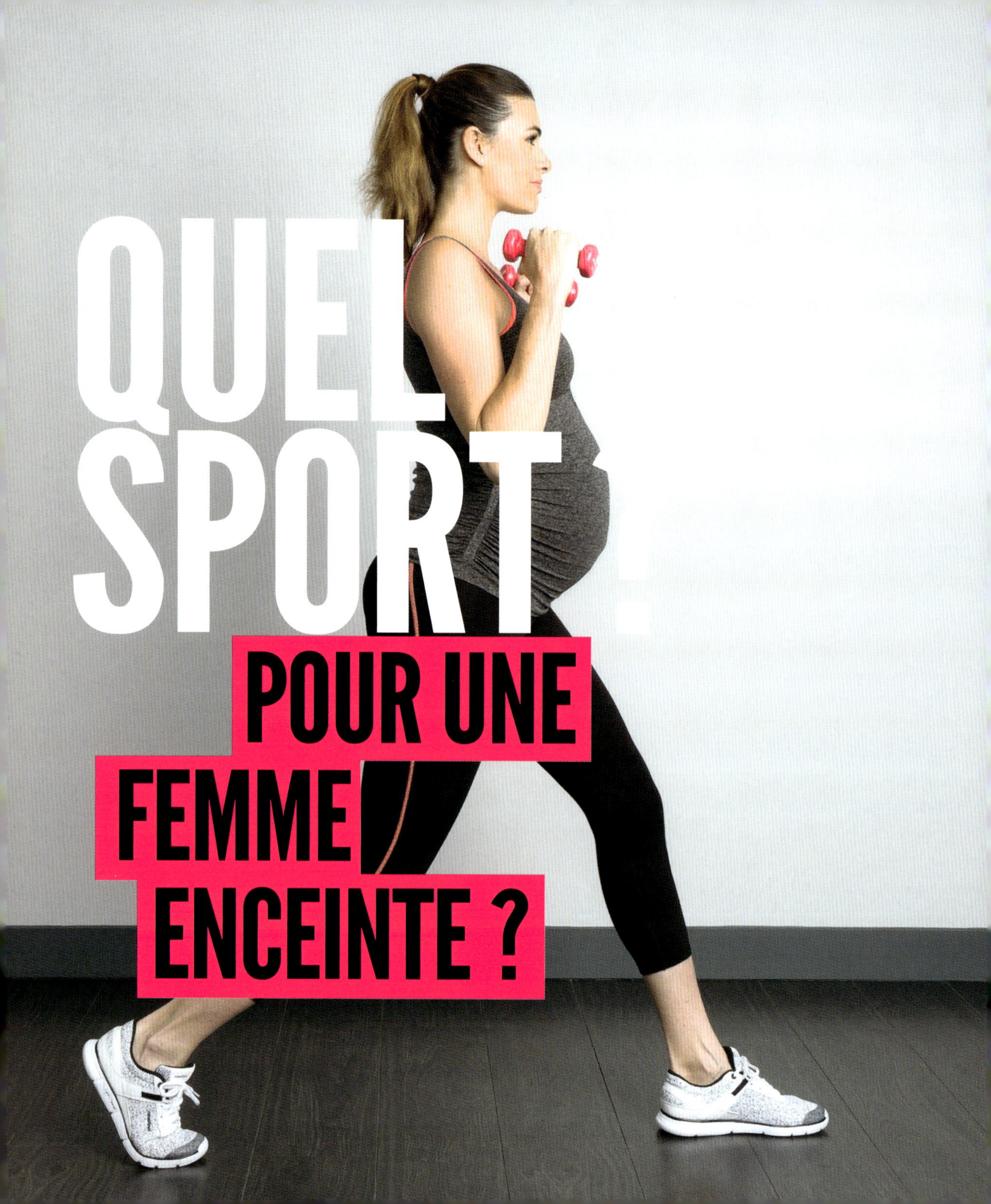

Pratiquer une activité sportive devrait être recommandé par les médecins à toutes les femmes qui vivent une grossesse sans risque ! Alors que la sédentarité est nuisible, les bienfaits du sport pendant la grossesse sont multiples : entretien de la musculature abdominale et périnéale, contrôle du poids, amélioration du retour veineux, prévention du risque de diabète gestationnel, meilleure humeur… sans parler de l'impact positif sur le bébé, qui profite des endorphines (hormones du bien-être) de la maman.

En revanche, la grossesse ne permet pas la pratique de tous les sports. Il faut tenir compte des changements que subit le corps, et préserver le bébé de toute activité dangereuse pour sa santé.

LES SPORTS INTERDITS

La grossesse est une parenthèse dans la vie, une période magique où le corps se transforme pendant neuf mois pour créer l'être qui désormais est le plus précieux à vos yeux. Vous avez beau aimer le sport, ne jouez pas à Superwoman et ne faites pas n'importe quoi ! Vous allez avoir bien besoin de votre corps et de votre vitalité pendant et après l'accouchement.

Évitez tous les sports qui peuvent mettre en danger votre santé et celle de votre bébé. Risque de coup, de chute, de traumatisme, de mauvaise oxygénation du fœtus… fuyez les disciplines qui vous exposent à tout cela, même si vous êtes une pro.

Petite liste non exhaustive…

- L'apnée ou la plongée sous-marine
- Les sports de combat (boxe, judo, karaté, krav-maga…)
- Le saut à l'élastique, le saut en parachute
- L'équitation
- L'escalade
- Le pole dance, le cirque acrobatique…
- Le ski alpin, le snowboard
- Le ski nautique, le surf, le kitesurf…

Vous avez beau connaître votre corps et votre sport sur le bout des doigts, vous ne pouvez pas tout contrôler. Une chute importante ou un coup mal dirigé, et c'est la catastrophe assurée (risque de fausse couche…).

Le vélo de route ou le VTT ne sont pas interdits, mais, pour des raisons similaires (chute), ils sont fortement déconseillés. Optez plutôt pour le vélo de salle ou l'aquabike.

LA PREMIÈRE QUESTION à laquelle vous allez devoir répondre avant de commencer un sport quand vous êtes enceinte est : « Quel est mon niveau sportif ? » Vous définissez-vous comme une fit-girl ou comme une sportive du dimanche ? Vos séances et vos choix d'activités dépendront de votre niveau de départ. En revanche, la grossesse peut changer la donne ! Selon votre forme, le volume de votre ventre et les désagréments du premier trimestre, il faudra ajuster vos entraînements. Le sport, oui, mais autrement.

LES ACTIVITÉS DÉCONSEILLÉES

Pour Julie Fengler, sage-femme libérale sur Paris et la région parisienne, en dehors des sports dangereux et violents, il n'y a aucune interdiction stricte pour les grossesses physiologiques qui se déroulent sans complication. En revanche, il est important de sensibiliser la future maman aux risques encourus par la pratique d'activités physiques à impacts et à sauts (sautillements inclus), et celles nécessitant un effort cardio soutenu, comme les sports listés ci-dessous.

- La corde à sauter
- Le trampoline
- Le tennis, le squash
- La course à pied (l'athlétisme doit normalement être arrêté au terme du deuxième mois de grossesse, même pour les pros)
- Les cours d'aérobic ou de fitness *high impact* (très cardio, avec beaucoup de sauts, de burpees… type CrossFit®).
- La musculation à outrance (avec notamment une forte sollicitation des abdominaux, dont les fameux grands droits, surnommés « tablette de chocolat »)…

PAS DE SPORT À IMPACTS !

De façon générale, mieux vaut renoncer aux exercices avec impacts de type sauts ou impulsions pour limiter les vibrations et protéger le fœtus. Vous devez aussi éviter les activités physiques qui font pression sur le périnée (abdos, running…) ou qui provoquent une montée cardiaque trop élevée. Le cœur bat déjà bien vite pendant la grossesse, pas besoin de le stimuler à outrance. Répéter régulièrement une activité sportive déconseillée pendant la grossesse peut avoir des conséquences négatives, voire dramatiques : bébé prématuré, mauvaise oxygénation du fœtus avec possibilité de malformations, dilation précoce du col, contractions et nécessité du cerclage (par fil) du col de l'utérus, nécessité d'être alitée, fausse couche (toutefois, la plupart des fausses couches qui arrivent au premier trimestre ne sont pas liées à des facteurs exogènes)…

OBSERVER LES CHANGEMENTS DE SON CORPS

Normalement, si vous êtes une grande sportive, vous savez où se situent vos limites et à quel moment diminuer ou arrêter votre activité de prédilection. Reste que, si vous vous sentez très en forme, vous pouvez négliger les changements que vous subissez pendant la grossesse, surtout s'ils ne se voient pas encore. Pourtant, plein de choses changent, tant physiologiques que psychologiques, et ce sur un laps de temps relativement court. Le centre de gravité se modifie, le poids aussi, ce qui peut troubler l'équilibre postural.

Avec les hormones et l'augmentation du volume sanguin, la température corporelle augmente, or le fœtus n'a pas la même capacité que nous à dissiper la chaleur. Une trop forte élévation de la température peut constituer un risque pour son développement (c'est aussi la raison pour laquelle hammams et saunas sont déconseillés).

ATTENTION AUX FIT-MUMS EXCESSIVES !

Des abdominaux trop sollicités, avec développement trop important des grands droits, peuvent fragiliser le périnée (alors qu'on en a bien besoin !) et avoir des conséquences sur la croissance du fœtus (bébé en sous-poids) et sur la présentation du bébé à l'accouchement. Une pratique sportive excessive peut être irresponsable et dangereuse pour votre bébé. Pendant la grossesse, le ventre doit s'arrondir ; il est impératif de laisser de la place au bébé pour qu'il grandisse dans de bonnes conditions.

CONSEILS

1. **Pour chaque activité, il faut toujours avoir le feu vert de son médecin.**
2. **Si vous allez parfaitement bien, vous pouvez continuer votre pratique sportive, dans la limite du raisonnable. Vous devez vous écouter pour ne pas dépasser vos limites et pour adapter l'intensité de l'activité en fonction de votre forme et de l'état de votre grossesse.**
3. **Pour la pratique d'un cours de sport, même prénatal, demandez toujours un certificat médical à votre médecin ou à votre sage-femme.**

LES ACTIVITÉS RECOMMANDÉES

Pendant la grossesse, il faut favoriser le bien-être et non la performance ! Selon Oriane Hazane, professeur de pilates, formée prénatal (méthode de Gasquet), et fondatrice d'Origyn, un centre dédié au bien-être de la jeune et de la future maman, il est préférable de choisir une activité douce, où la maman et le bébé seront en totale sécurité, axée davantage sur le plaisir et les bienfaits.

Le mieux est d'alterner plusieurs activités pour une efficacité maximale, l'idéal étant de pouvoir combiner un peu de cardio, du renforcement musculaire, des étirements et de la détente !

LA MARCHE

La meilleure activité lorsqu'on est enceinte, le top pour faciliter le retour veineux et limiter la prise de poids. Attention, veillez à marcher avec le bassin positionné dans l'axe, en vous auto-grandissant (allongement axial actif), avec de bonnes baskets et sans porter de charges lourdes afin d'éviter les contractions précoces.

LA NATATION

Idéale pour continuer à faire du sport sans être gênée par le poids du bébé. Excellente pour la circulation du sang et diminuer la peau d'orange. Préférez la nage dorsale.

L'AQUAGYM, L'AQUAYOGA, L'AQUADANCE, L'AQUADYNAMIC...

Toutes ces pratiques aquatiques répondent en grande partie au besoin d'exercice durant la grossesse tout en minimisant les impacts.

LE SHIATSU, LE QI GONG, LE TAÏ CHI, LE BODYBALANCE...

Tous sont parfaits pour travailler la mobilité et bouger en douceur.

LE WATSU

C'est une technique de shiatsu pratiquée dans l'eau chaude avec des étirements et des bercements. Le watsu est particulièrement agréable au cours du troisième trimestre.

LE CARDIO-TRAINING

Le vélo elliptique, le vélo en salle (privilégiez le vélo semi-allongé, plus confortable pour le ventre, ou bien pensez à surélever le guidon du vélo d'indoor cycling pour pouvoir bien placer votre dos), la marche rapide sur tapis... tout cela est parfait pour continuer le cardio !

LA BARRE AU SOL

Durant la grossesse, les articulations et les ligaments sont plus souples et plus faibles que d'habitude en raison de la relaxine, une hormone qui prépare le corps à l'accouchement. Cette souplesse accrue peut vous rendre plus sensible aux blessures ! Faites attention aux assouplissements type grand écart.

LA DANSE

Classique, orientale, africaine, hip-hop, fit ballet... normalement, les bébés adorent les mouvements et la musique ! Adaptez cette discipline à votre état, sans faire de sauts ni de torsions.

LE YOGA

Optez pour le yoga prénatal à partir du deuxième trimestre, surtout si vous êtes débutante. Il favorise la détente musculaire, la sérénité et le travail de la respiration, et il améliore la digestion… Si vous pratiquiez le yoga avant d'être enceinte, préférez un yoga plutôt lent, dans une salle aérée (évitez le bikram et le hot yoga dans une salle surchauffée à 40 °C !).

LE PILATES

Il est parfait pour améliorer la qualité de sa respiration, renforcer en douceur son plancher pelvien et tonifier sa silhouette. Préférez le pilates prénatal dès le deuxième trimestre pour préparer au mieux à l'accouchement et répondre à vos besoins de future maman (lutter contre les maux de la grossesse grâce aux séances sur ballon, ou swiss ball…).

LES COURS DE FITNESS À FAIBLES IMPACTS

Ils contribuent à atténuer les problèmes de retour veineux (jambes lourdes ou varices, par exemple) et ils tonifient la silhouette.

LE RENFORCEMENT MUSCULAIRE

De préférence au poids du corps ou avec du petit matériel (ballon, élastiques…). Cela vous aidera à développer ou à maintenir vos forces au niveau des principaux groupes musculaires (dorsaux, cuisses, fessiers, abdominaux).

Quand on est enceinte, ce n'est pas le moment de commencer une activité cardio ou complexe. En revanche, c'est une période intéressante pour commencer des pratiques douces, telles que le yoga. Si vous aviez l'habitude de pratiquer un sport avant la grossesse et que vous avez l'accord de votre médecin pour le continuer, faites-le, tout en restant à l'écoute de votre corps ! En club, il est recommandé de prévenir le coach que vous êtes enceinte. Il saura vous guider à travers les options, notamment au moment des abdos ou des sauts.

CONSEILS

1 Mieux vaut éviter les entraînements durant les journées chaudes et les séances trop longues.

2 Préférez le port de vêtements confortables et légers lors des séances. Pensez à vous hydrater avant, pendant et après le sport ! N'oubliez pas la bouteille d'eau, et veillez à pratiquer dans une salle ventilée.

3 Attention, ne vous fiez pas au niveau de sudation pour évaluer votre température corporelle, car celle-ci n'est pas toujours accompagnée de transpiration.

QUEL SPORT ?

MON EXPÉRIENCE

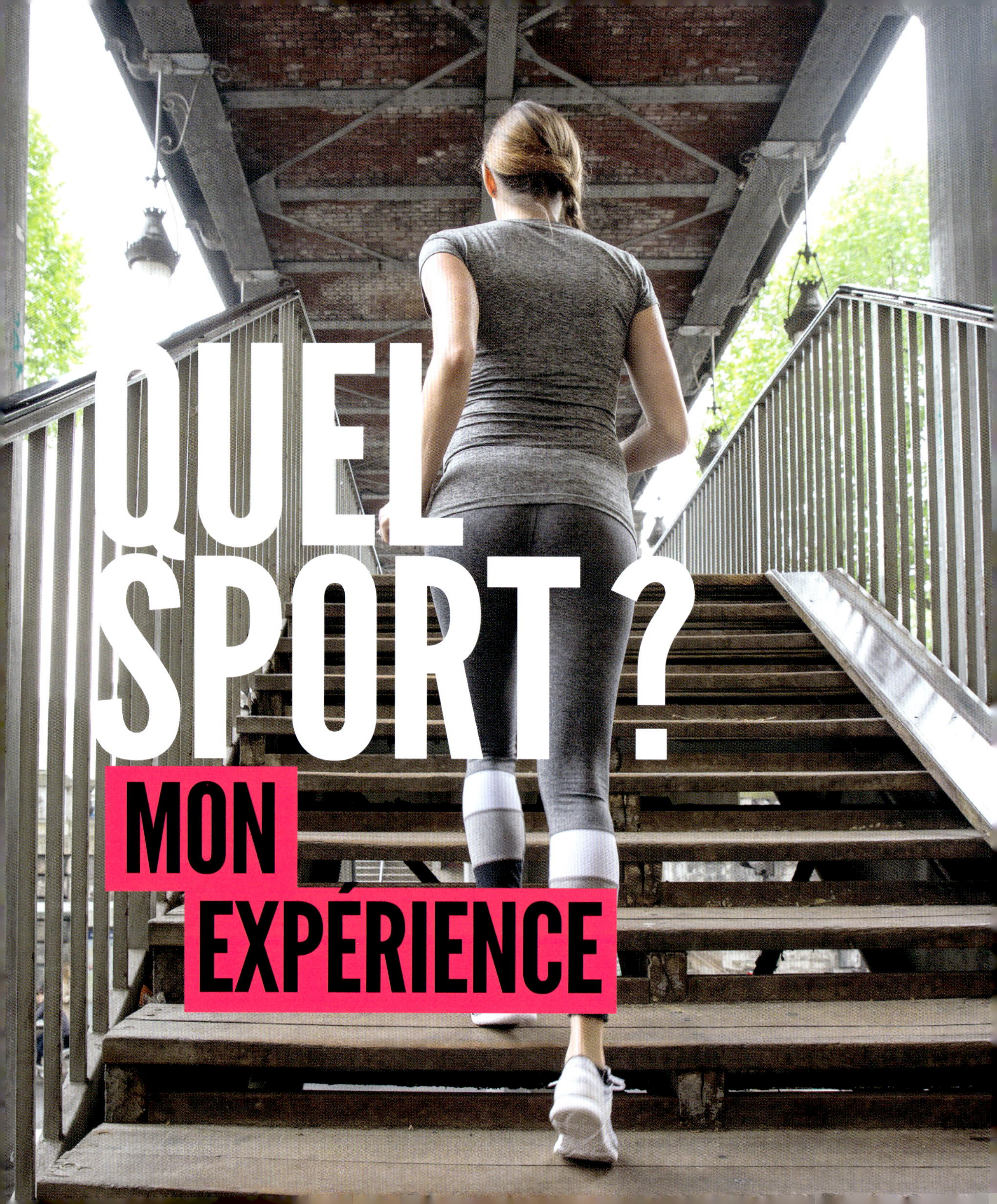

J'ai pratiqué le sport pendant toute ma grossesse et n'ai jamais ressenti l'envie d'arrêter. J'étais pleine d'énergie, j'avais un besoin vital de bouger. Pourtant, dès l'annonce de ma grossesse, j'ai cessé, sans hésitation, les sports à risque, comme le running, et j'ai ralenti la cadence de mes entraînements.

S'il y a bien une période de votre vie où vous devez lâcher prise, être à l'écoute de votre corps, c'est bien pendant la grossesse. Si, comme moi, vous êtes une fit-girl, apprenez à faire du sport autrement : moins dans le défi, mais toujours avec du plaisir. Si vous ne vous considérez pas comme une grande sportive, profitez de ce moment pour prendre soin de vous. Peu importe le sport que vous pratiquez, écoutez vos ressentis et ne vous mettez jamais la pression. Le mot d'ordre pour être une fit-mum épanouie ? Se faire du bien !

LE SPORT, UN VÉRITABLE ALLIÉ

Au début de ma grossesse, j'ai continué le sport sans trop me poser de questions. Je savais que c'était bon pour moi, et donc pour le bien-être de mon bébé. Soyons sincères, c'est aussi un excellent moyen de garder une silhouette fit et d'accepter ses nouvelles formes. Le sport m'a permis de rester tonique, de garder le moral et de contrer tous les petits maux de la grossesse. Un rebooster d'énergie et de smile !

Ce n'est certainement pas la première raison pour laquelle j'ai fait du sport, mais cela m'a vraiment aidée pour mon accouchement naturel (sans péridurale). L'accouchement demande un effort important nécessitant une bonne condition physique. Je n'aurais sûrement pas été aussi préparée si j'avais été sédentaire… Faire du sport quand on est enceinte permet aussi de récupérer plus facilement sa ligne et sa capacité à refaire de l'exercice.

J'ai toujours été directe avec mon obstétricien, je ne lui ai jamais caché que je faisais du sport plusieurs fois par semaine. Confiez-vous au professionnel qui suit votre grossesse. Avant de pratiquer, vérifiez avec lui l'état de votre col, de votre périnée, les contractions… pour éviter les bêtises et les mauvaises décisions.

MES ACTIVITÉS PHARE

Si, au début de la grossesse, je ne ressentais pas forcément le besoin de me détendre et de pratiquer pour me sentir mieux dans mon nouveau corps, j'ai très vite changé de cap et de manière de m'entraîner.

LE PILATES

Avant la grossesse, je faisais très peu de pilates (depuis, je suis devenue accro !), j'ai donc opté, dès le deuxième mois, pour la version prénatale (plus accessible et plus adaptée que la version classique, avec une relaxation en fin de séance). J'ai beaucoup appris avec cette méthode. Le pilates est idéal pour travailler l'alignement, l'engagement du périnée et des transverses, renforcer ses muscles en profondeur et améliorer sa souplesse tout en préservant les articulations.

Le pilates prénatal s'adapte en douceur aux bouleversements de la grossesse et aide à soulager certains désagréments (mal de dos, sciatique...). C'est une excellente préparation mentale et physique pour l'accouchement ! C'est un sport doux, efficace et pas du tout ennuyeux. Pour preuve : les mannequins en raffolent pour entretenir leur silhouette fit !

LE YOGA

Je pratiquais régulièrement le yoga avant de tomber enceinte. J'ai (presque) tout testé : bikram ou hot yoga (dans une salle chauffée à 40 °C), hatha yoga (ancestral), yoga ashtanga (dynamique, lié au souffle), yoga vinyasa (fluide et créatif)... J'aime le yoga et j'adhère à tous les types.

À partir du deuxième trimestre, j'ai choisi volontairement d'alterner mes pratiques, entre un yoga prénatal classique en studio, plus « spirituel », donnant une grande place à la détente, et la méthode Bernadette de Gasquet, enseignée par une sage-femme, adaptée aux étapes de la grossesse, avec un focus sur la respiration, l'intégration du périnée, les mouvements hypopressifs (travail des obliques et des transverses avec la respiration), les choses à éviter...

Ces deux types de yoga prénatal ont été très complémentaires et m'ont permis d'assouplir mon bassin, de maîtriser mon périnée, de garder une bonne posture, d'améliorer mon tonus musculaire et de calmer mes angoisses et certains petits maux.

CONSEILS

1 Si vous souhaitez continuer votre pratique du yoga, si vous avez un bon nombre de séances à votre actif, si vous êtes en pleine forme et si vous n'avez aucune contre-indication, allez-y !

2 Prévenez simplement votre médecin et précisez à votre coach que vous êtes enceinte.

LE FITNESS

Autant j'ai mis le holà sur les entraînements à haute intensité (type Grit, CrossFit®, BodyAttack...), autant j'ai continué le fitness modéré à la maison. Celui que vous allez retrouver dans mes trainings mêle cardio et renfo tout en étant adapté à la grossesse. Le fitness est un vrai allié pour garder la forme et une belle silhouette tonique, même avec un gros ventre. Il faut juste savoir manier cette discipline avec précaution, en limitant les charges trop lourdes et les mauvaises postures...

LA DANSE (BARRE AU SOL, FIT'BALLET)

Je suis une passionnée de danse classique depuis l'enfance. Enceinte, j'ai continué cette discipline et ses variantes comme la barre au sol et le Fit'Ballet (imaginé par Octavie Escure, inspirée du ballet, de la barre au sol et du yoga). J'ai juste transformé ma manière de pratiquer, en évitant les sauts, les torsions et les assouplissements trop intenses, surtout à partir du deuxième trimestre.

NO RUNNING !

J'étais une runneuse avant de tomber enceinte, mais je ne trouve aucun plaisir à courir avec un ventre proéminent. Il pèse lourd et déplace le centre de gravité vers l'avant, le souffle est souvent coupé… Selon moi, il n'est pas sage de continuer la course quand on est enceinte, sauf si on a déjà un certain niveau d'entraînement (sorties régulières au moins deux fois par semaine) et que le running est une passion. En revanche, la grossesse n'est vraiment pas le bon moment pour commencer la course à pied !

CONSEILS

1 Si vous pratiquez une activité un peu cardio, équipez-vous d'un cardiofréquencemètre, utile car l'augmentation de la température corporelle s'accompagne d'une augmentation de la fréquence cardiaque, particulièrement lors d'exercices prolongés. Vous pourrez avoir des données précises avec cet appareil. Avec un cardiofréquencemètre, vous apprendrez à doser vos efforts !

2 En parallèle de vos entraînements fétiches, pensez à la marche et à la gym intégrative, la gym que vous pratiquez sans vous en rendre compte, celle que vous intégrez dans votre quotidien. Par exemple, faites la posture de la chaise, ni vue ni connue, dans l'ascenseur, des squats en vous brossant les dents, des exercices de contraction des fessiers au bureau…

MES CONSEILS POUR ÊTRE UNE FIT-MUM

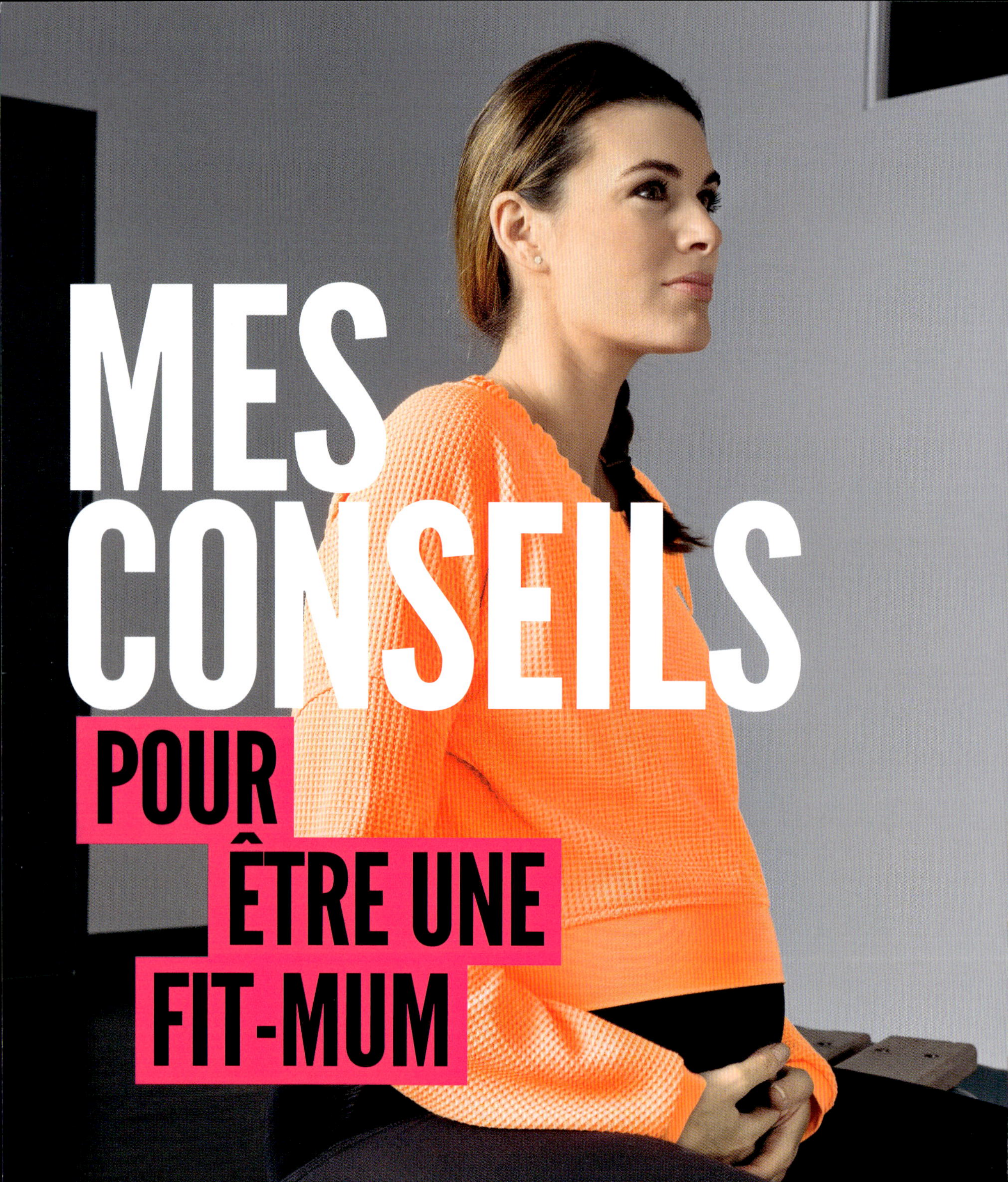

Lorsqu'on est enceinte, on ne se lance pas n'importe comment dans le sport ! J'avais beau être très sportive avant mes grossesses, j'ai toujours veillé à adapter mes entraînements à mon état et à mes nouvelles faiblesses. À chaque fois, j'ai appris à mieux respirer, à prendre conscience de mon corps et à écouter mes ressentis. Fit, oui, mais pas à tout prix.

Ce n'est pas parce que vous êtes enceinte que vous devez faire passer le sport après les potes et les virées shopping… La clé pour être une fit-mum, c'est d'être assidue dans ses entraînements. Pour avoir des résultats sur votre silhouette et votre bien-être, il va falloir l'intégrer dans votre agenda de busy mum ! Être une fit-mum, c'est aussi savoir pourquoi miser sur tel ou tel mouvement. Dans quel but ? Pourquoi mettre le focus sur le bassin ? Sur le périnée ? Il va falloir identifier les maux pour mieux les soulager, mais aussi comprendre l'importance de la respiration et des pauses pendant le sport.

TENIR UN PLANNING

Pendant ces neuf mois, vous allez jongler entre tous les rendez-vous chez le médecin et vos activités quotidiennes : votre agenda va se remplir à vitesse grand V, mais ce n'est pas une raison pour évincer le sport de votre planning.

Pour ne pas procrastiner, créez-vous un planning sportif. Vous indiquez vos séances chez le kiné dans votre calendrier ? Faites de même pour vos séances de sport. Celles en studio, mais également celles que vous avez prévu de faire à la maison. N'hésitez pas à créer des alertes sur votre téléphone si cela vous aide à ne pas les louper.

Si vous vous y mettez tout juste, prévoyez une séance de sport une ou deux fois par semaine, c'est bien pour un début ! Fit-girl avant la grossesse, comptez trois fois par semaine, voire plus si vous vous sentez d'attaque. Mais soyez réaliste ! Ne vous fixez pas un entraînement par jour, ni des séances à l'opposé de chez vous. Cela n'a aucun sens ! Il vaut mieux privilégier une activité à proximité de chez vous (ou carrément à domicile) pour gagner du temps, ou dans un endroit facilement accessible, à des horaires convenables (le sport à 21 heures, on oublie !) et avec des jours de repos, pour être assidue tout au long de votre grossesse.

ALTERNER LES ENTRAÎNEMENTS

En dehors de la grossesse, je prônais déjà les multiactivités, pour avoir une silhouette fit et harmonieuse, un corps souple et en bonne santé, un moral reboosté… Varier les activités permet de multiplier les plaisirs, les intensités et de décupler les bienfaits du sport, de se créer un planning sportif idéal selon son humeur et ses envies. Le but est d'allier des activités douces d'étirements et de détente, comme le yoga, et du renforcement musculaire, avec du pilates et du fitness.

Choisir des disciplines complémentaires joue un vrai rôle dans le bien-être de la future maman, qui sera plus détendue, plus tonique, qui aura moins de tensions dans le dos, moins de problèmes digestifs, un périnée plus fort et des hanches plus souples.

L'IMPORTANCE DE BIEN RESPIRER

Bien respirer permet une bonne oxygénation de l'organisme, tant pour la future maman que pour le bébé. Notez qu'un bébé bien oxygéné est un bébé qui grandit bien et qui supporte mieux les contractions. L'utérus a, lui aussi, besoin d'oxygène pour se contracter de manière efficace ! Enfin, la respiration permet de se recentrer sur l'instant présent, l'une des meilleures façons de vivre pleinement ces neuf mois, de se concentrer sur son bébé et d'apprécier ses nouvelles formes.

S'oxygéner correctement est donc impératif pendant le sport, raison pour laquelle les sports trop cardio sont interdits. Les disciplines comme le pilates ou le yoga, en revanche, sont conseillées puisqu'elles permettent un focus sur la respiration. On y travaille la fameuse respiration abdominale ou diaphragmatique (respiration lente et profonde, où l'on inspire en gonflant le ventre et où on libère le diaphragme) et le « périnée expire », moment où l'on contracte le périnée sur l'expiration.

En parallèle des cours de sport, n'hésitez pas à faire des exercices de respiration à la maison pour vous détendre, faire disparaître la sensation d'essoufflement (l'utérus pousse le diaphragme vers le haut, ce qui comprime les poumons) et préparer à l'accouchement.

ÉCOUTER SON CORPS ET SES BESOINS

Je ne répéterai jamais assez cette grande règle pour faire du sport sans danger pendant la grossesse : il est impératif de savoir s'écouter ! Mieux appréhender son « nouveau » corps et ses besoins avant de se jeter tête baissée dans un entraînement.

Soyez attentive aux messages que votre corps vous envoie et apprenez à les décrypter afin de vivre une grossesse sans stress et des séances sportives en toute sécurité. La maternité est une période privilégiée pour se recentrer sur soi, être attentive à chaque sensation, s'autocorriger au besoin ou lever le pied si le corps le demande. Pour cela, le pilates et le yoga sont des disciplines parfaites durant ces neuf mois.

L'ACTIVITÉ SPORTIVE, BIEN QUE PHYSIQUE, DOIT TOUJOURS ÊTRE AGRÉABLE. Si vous ressentez des tiraillements dans le bas du ventre, des douleurs ligamentaires ou des contractions précoces, faites une pause, confiez-vous à votre médecin et tentez de repérer si ces maux reviennent lorsque vous pratiquez une activité ou un mouvement en particulier.

ÉVITER LES DÉFIS

Pendant la grossesse, ce n'est pas le moment de se challenger ! Participer à une course ou à une séance de CrossFit® alors que vous commencez la musculation, par exemple, ce n'est vraiment pas l'idée du siècle.

Et même si, avant la grossesse, vous faisiez partie des ultra-fit-girls car vous choisissiez toujours les options les plus difficiles proposées par les profs, maintenant que vous êtes enceinte, il va falloir orienter autrement vos entraînements. Les jours où vous avez mal au dos, où vous vous sentez fatiguée, faites-le savoir à votre coach et n'hésitez pas à opter pour les options plus faciles, et surtout adaptées à votre état. Tant pis si ça fait moins travailler, vous vous rattraperez au prochain entraînement, ou après votre grossesse…

TOUT DOUX, LES ABDOS

Vous êtes nombreuses à vous poser la question : « Peut-on faire des abdos quand on est enceinte ou est-ce de la folie ? » La réponse est oui, vous le pouvez, mais certainement pas pour vous dessiner des tablettes de chocolat. Faites-le plutôt dans un but préventif, pour ne pas laisser les muscles et la peau se distendre, pour éviter les maux de dos, favoriser une bonne posture, vous assurer un bon équilibre, faciliter l'accouchement (les poussées seront plus efficaces !) et retrouver votre ligne plus rapidement.

CIBLER LE TRANSVERSE

Afin d'éviter le diastasis post-accouchement (l'écartement trop prononcé des abdominaux) et une pression abusive sur le périnée, laissez tranquilles les grands droits (les abdos « superficiels », du pubis au sternum, qui aident à se plier en deux et facilitent l'expiration). Concentrez-vous plutôt sur le transverse, le muscle le plus important de la sangle abdominale, qui sert de gaine, ainsi que sur les obliques, situés de chaque côté des grands droits de l'abdomen.

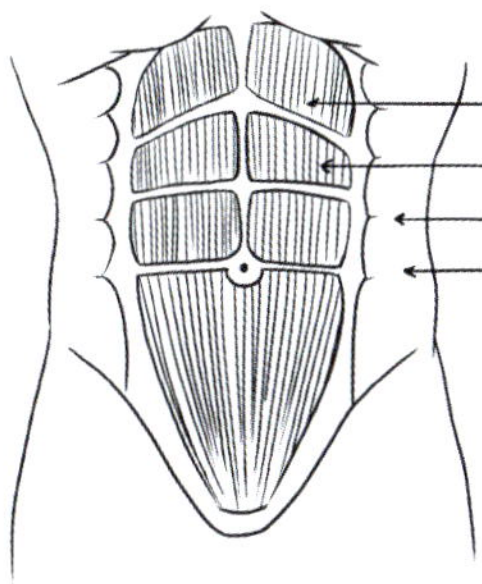

LE DIASTASIS DES GRANDS DROITS **Durant la grossesse, les muscles et les tissus sont étirés au fur et à mesure que le bébé grossit. Les grands droits sont étirés en moyenne de 15 cm en longueur pour un bébé unique, bien plus en cas de grossesse multiple. Trop étirée, la ligne blanche qui sépare les grands droits peut se déchirer partiellement. Si le diastasis des grands droits se résorbe spontanément chez la plupart des femmes après l'accouchement, il peut dans certains cas persister et provoquer différents troubles : un ventre proéminent et flasque, le développement d'une hernie ombilicale, des douleurs à l'effort, une faible protection des organes, des maux de dos…**

LES BONS MOUVEMENTS

Pour cela, il va falloir cibler les bons mouvements, travailler les muscles profonds grâce à des exercices de gainage correctement effectués, sans pousser le ventre en avant, et bannir les exercices d'abdos de type pédalage ou crunchs, comme les relevés de buste ou de bassin (surtout à partir du quatrième mois de grossesse).

Pour les mêmes raisons, il est fortement déconseillé de passer directement de la position couchée sur le dos à la position assise. Il faut veiller à prendre appui sur le côté (avec sa main).

Une sangle abdominale tonique agit comme une véritable gaine de soutien naturelle pour le ventre : porté plus haut, il pèse beaucoup moins sur le dos et limite les douleurs lombaires. Le pilates est la technique principale qui vous aidera à prendre conscience des muscles abdominaux qu'il faut solliciter : ceux du centre, du *core,* du *powerhouse,* les fameux muscles profonds, responsables de la posture.

PRÉVENIR ET CONTRER LES MAUX DE LA GROSSESSE

Nausées, sciatique, lombalgie, brûlures d'estomac ou constipation, ces petits désagréments, parfois des douleurs difficiles à gérer, accompagnent souvent la grossesse. Dans certains cas, le sport peut aider à les prévenir et à lutter contre eux. Certains étirements soulagent en cas de sciatique douloureuse (voir les trainings contre les bobos, page 134 et 152), d'autres améliorent le transit et aident à l'ouverture de la cage thoracique pour éviter les blocages respiratoires. Le yoga et le pilates sont vraiment les solutions naturelles à préconiser en cas de bobos pendant la grossesse.

MISER SUR LA SOUPLESSE ET L'OUVERTURE DES HANCHES

Pour favoriser le passage du bébé, les articulations du dos, des hanches et du bassin doivent être capables de bien s'ouvrir, mais il arrive que le corps manque de souplesse et connaisse des blocages qui peuvent nuire au bon déroulement de l'accouchement.

Certaines postures de yoga et de pilates peuvent être d'une grande aide pour améliorer la souplesse. Si c'est votre cas, faites du ballon, marchez, refaites chez vous les positions de yoga ciblées sur l'ouverture des hanches (voir mes trainings yoga). Le fait de bouger, en règle générale, vous fera le plus grand bien !

Si vous avez vraiment des tensions importantes au niveau du bassin et des hanches, pensez à en discuter avec votre médecin et à consulter un ostéopathe.

PRENDRE SOIN DE SON PÉRINÉE

Le périnée est souvent méconnu du grand public, et nombreuses sont les femmes qui en entendent parler pour la première fois lors de la grossesse. Celui qu'on appelle aussi « plancher pelvien » est un ensemble de muscles qui s'attachent en losange au niveau du pubis et jusqu'au coccyx et au sacrum. Il soutient nos voies urinaires et génitales, fait partie du système digestif et amortit les pressions abdominales. C'est une zone ultra-fragile, dont on s'occupe assez peu en général… Or, chez la femme, il est mis à rude épreuve pendant la grossesse et l'accouchement, à cause de la pression de l'utérus et du bébé.

Pour les femmes dont le périnée manque de tonus, il est essentiel de stimuler ce muscle en le contractant (comme pour se retenir d'uriner, d'aller à selle), sans pousser n'importe comment ni en le serrant à tout-va. Durant mes trainings pilates et yoga, vous apprendrez à contracter correctement le périnée sur l'expiration.

Selon l'état de votre périnée après l'accouchement, il sera peut-être nécessaire d'effectuer une rééducation post-partum afin de le tonifier à nouveau et d'éviter les fuites urinaires, entre autres.

CONSEIL

Attention ! Si vous faites partie des femmes ayant un périnée hyper-tonique, vous ne devrez pas le tonifier davantage, mais au contraire l'assouplir pour faciliter votre accouchement. Des massages avec des huiles « spécial périnée » ainsi que la méthode EPI-NO (qui permet de préparer le périnée en vue de l'accouchement) aideront à l'assouplissement. En cas de doute, n'hésitez jamais à demander conseil à votre gynécologue.

LE REPOS ENTRE LES SÉANCES

Pour permettre à votre corps de se recharger en énergie, reposez-vous entre deux séances ! C'est primordial pour éviter les blessures, les fatigues extrêmes, les grosses contractures musculaires et la perte de poids. Une athlète qui prépare une épreuve doit s'accorder des breaks pour être plus efficace, une fitmum a donc le devoir de s'octroyer des *day off*, des jours sans sport.

Pendant une séance en club ou même à la maison, accordez-vous une pause si vous en ressentez le besoin ! Asseyez-vous si nécessaire, aérez-vous… Vous n'êtes pas en compétition. Le moindre signe de fatigue, une mauvaise respiration, une bouffée de chaleur, tout cela n'est pas anodin. Écoutez-vous et reposez-vous !

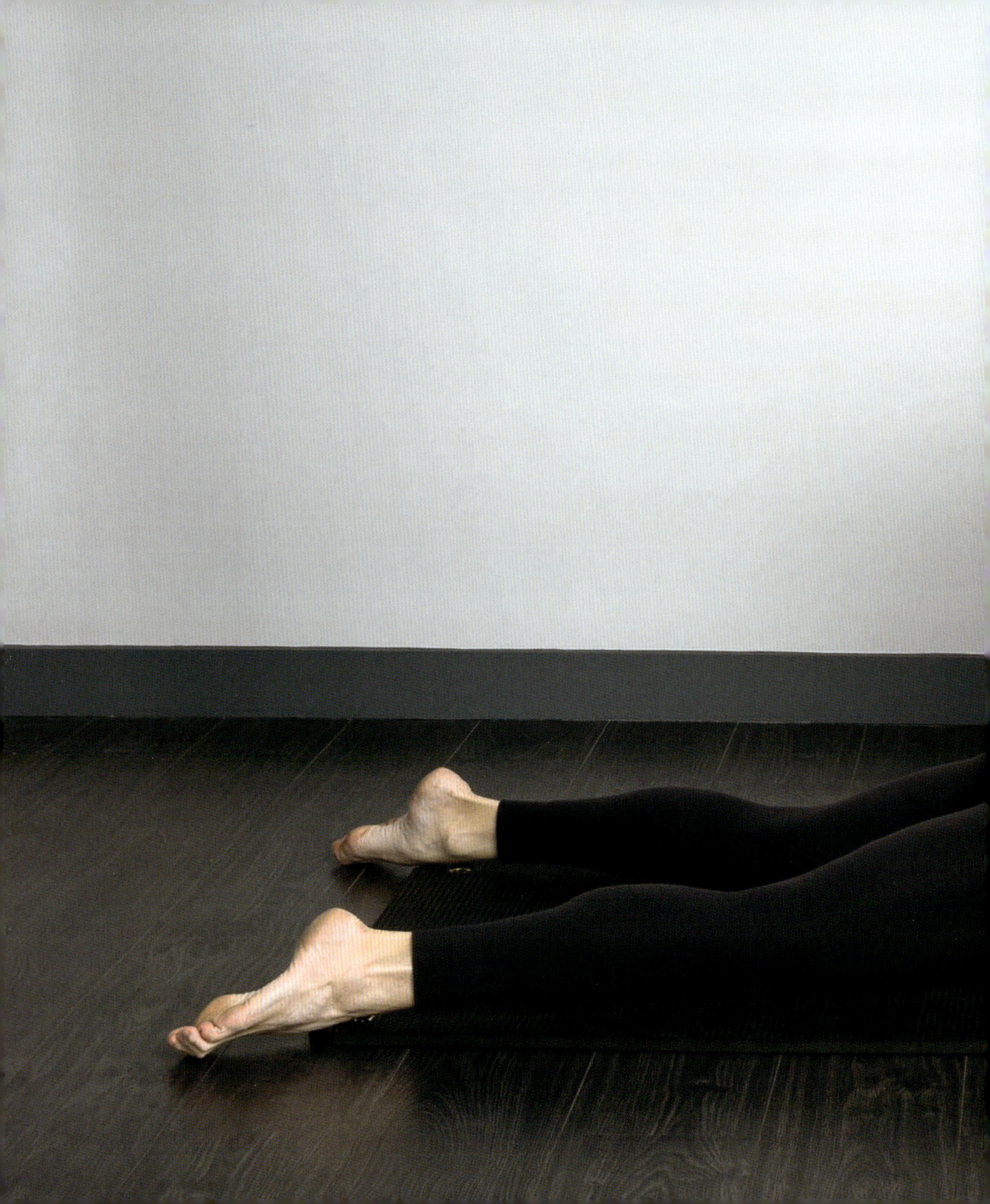

FIT MUM PROGRAMME

FITNESS YOGA PILATES

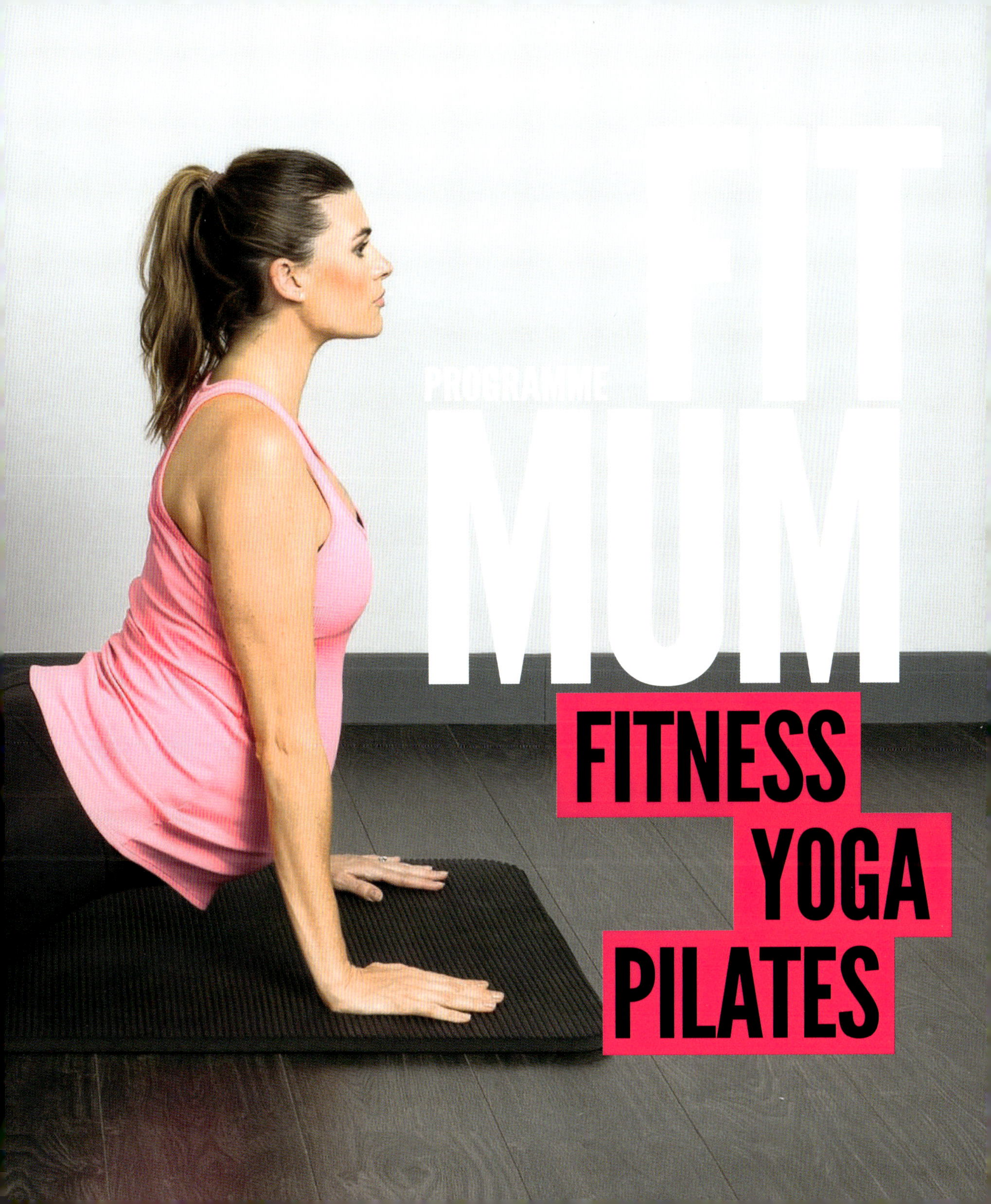

Quand on est enceinte, on peut faire du sport, continuer à se sculpter, à transpirer, à bouger ! Pendant mes grossesses, j'ai suivi des séances de fitness, de pilates et de yoga, complètes et variées. Tellement utiles pour conserver une silhouette fit, faire travailler mon cœur, détendre mes muscles et booster mon mental ! Je m'entraînais tous les deux jours, avec plaisir et motivation. Jamais contrainte, jamais lassée, mais sans négliger mes ressentis et tout en respectant mon corps.

UN PROGRAMME POUR LES FUTURES MAMANS QUI... veulent des entraînements complets et adaptés à chaque stade de leur grossesse, avec du fitness en poids de corps (matériel en option sur deux trainings) qui combine renfo et cardio, du pilates pour renforcer ses muscles en profondeur et du yoga pour s'étirer et se détendre.

L'OBJECTIF ? Continuer à bouger enceinte pour une grossesse épanouie, fit, active et détendue.

Suivez les séances selon que vous en êtes au 1er, au 2e ou au 3e trimestre de votre grossesse. Vous pouvez à tout moment revenir en arrière ou choisir une séance de **YOGA** relaxante plutôt qu'une séance de **FITNESS**, selon votre forme, vos envies, vos besoins et le temps que vous pouvez y accorder. En bonus, vous pouvez ajouter à vos séances sans matériel une ou deux séances avec accessoire, le mieux étant d'alterner ces séances chaque semaine.

AVERTISSEMENT

Sur certaines photos, je suis déjà enceinte de 8 mois, ce qui explique la cambrure prononcée de mon dos. Lectrices enceintes, faites attention à votre propre dos durant les exercices de fitness, de pilates ou de yoga : il faut le garder naturellement cambré, mais ne pas chercher à le creuser davantage.

PROGRAMME SANS MATÉRIEL I FITNESS I YOGA I PILATES	
RYTHME	3 séances par semaine au minimum, avec un jour de récupération après chaque entraînement.
DURÉE	1 trimestre, en alternant (dans l'ordre de préférence) une séance de **FITNESS**, une de **YOGA** et une de **PILATES** par semaine + un entraînement avec accessoire (au choix) le week-end, selon sa forme et sa motivation. Chaque séance dure entre 10 et 20 minutes.

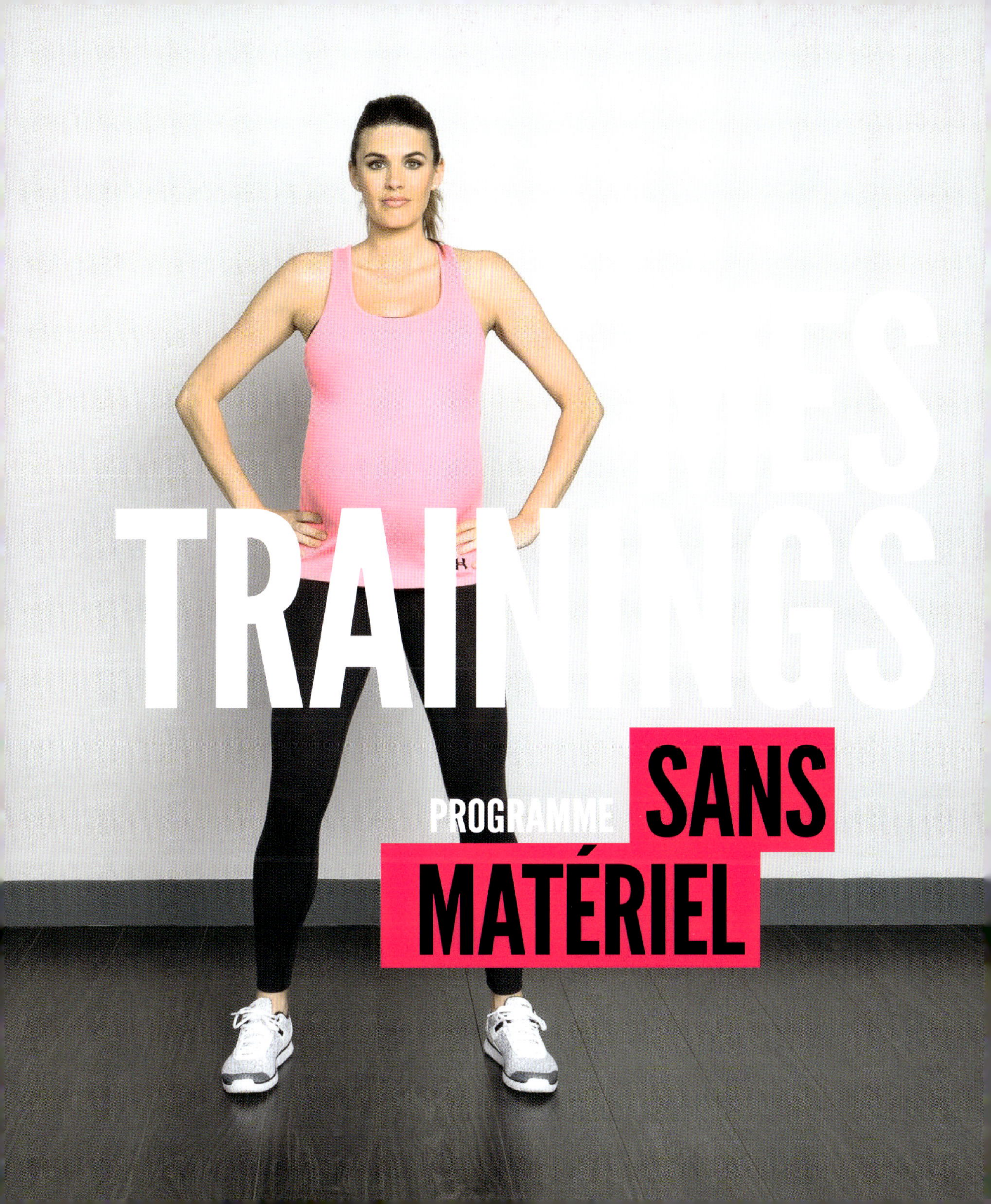

TRAININGS

PROGRAMME SANS MATÉRIEL

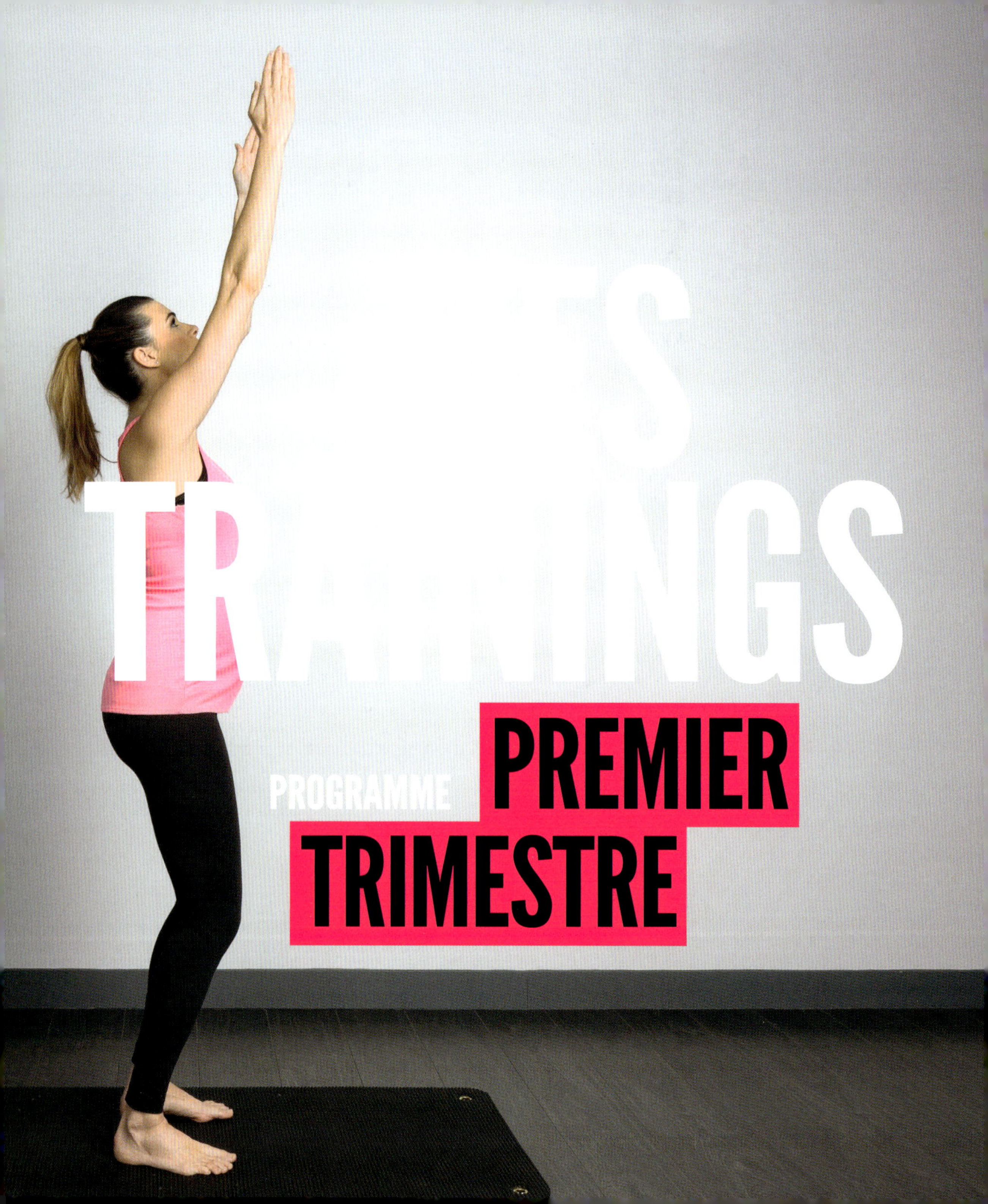

TRAININGS

PROGRAMME

PREMIER TRIMESTRE

Si vous êtes déjà une fit-girl, vous allez reconnaître certains exercices proposés dans mes trainings ! Au 1er trimestre, si vous n'avez pas trop de nausées et que vous êtes en forme, vous pourrez les suivre sans difficultés. Contrôlez vos mouvements pour les exécuter parfaitement et prenez le temps de vous relâcher dans chaque posture de détente ou d'étirement.

EN SÉANCE 1 FITNESS

FOCUS TONICITÉ

C'est un entraînement complet et accessible à toutes les futures mamans, débutantes ou déjà fit-girls. Toutes les parties du corps sont sollicitées, des jambes aux fessiers en passant par le haut du corps, sans oublier le cœur, qui travaille aussi ! Et on ne zappe pas les étirements à la fin de chaque séance fitness : ils permettent de libérer les toxines accumulées et de se faire du bien…

EN SÉANCE 2 YOGA

FOCUS DÉTENTE ET RESPIRATION

Un mini-cours de yoga à la maison pour réveiller ses muscles, insuffler de l'énergie à son corps (et au bébé !), bosser la respiration et profiter de chaque posture pour dénouer les premières tensions de la grossesse.

EN SÉANCE 3 PILATES

FOCUS RENFORCEMENT EN PROFONDEUR

Si vous ne connaissez pas encore le pilates, vous allez réveiller certaines parties de votre corps ! Vous verrez, vous n'avez pas forcément l'habitude de vous entraîner de cette manière. Doucement, dans le contrôle, en profondeur… ça va chauffer ! Mais promis, ce sera un mal pour un bien, et les exercices seront toujours adaptés à votre grossesse, donc parfaitement sûrs. Chaque séance de pilates vous rend plus fit, plus détendue… et surtout plus strong !

SÉANCE 1 CIRCUIT TONIFIANT

DURÉE TOTALE DE LA SÉANCE

10 à 20 minutes,
en fonction de votre rythme.

REPOS

Arrêtez-vous 30 secondes à 1 minute entre deux exercices ; enchaînez-les si vous êtes en forme.

MON CONSEIL

Optez pour des vêtements souples ! À la fin de l'échauffement, vous devez avoir plus chaud et envie de vous découvrir…

1 ÉCHAUFFEMENT AVEC ÉTIREMENT LATÉRAL

X 10 À 20 REPS

OBJECTIF ? Réveiller les muscles en douceur et échauffer le corps en étirant le dos, la taille et les hanches.

LET'S GO ! Mettez-vous debout, pieds légèrement écartés. Placez la main droite sur la hanche droite et étirez le bras opposé au-dessus de la tête en inclinant le buste vers la droite. Passez par le milieu pour changer de côté, puis étirez l'autre côté avec le bras droit au-dessus de la tête, main gauche sur la hanche gauche. Essayez de bien sentir l'étirement et de vous grandir progressivement.

POUR LES MUMS MOTIVÉES… Déplacez-vous d'un côté à l'autre en step touch, de façon plus dynamique.

À NE PAS FAIRE… Rester en apnée ! Il faut bien respirer pendant la durée de l'échauffement.

2 TALONS-FESSES

X 10 À 20 REPS

OBJECTIF ? Le cardio et la tonification des gambettes !

LET'S GO ! Debout, montez alternativement les talons en direction des fesses, sans courir mais de façon dynamique.

POUR LES MUMS MOTIVÉES : pliez bien les jambes après chaque talon-fesse.

3 FENTES DYNAMIQUES PUIS STATIQUES

X 5 À 10 REPS DE CHAQUE CÔTÉ

OBJECTIF ? Galber essentiellement les fessiers et les jambes.

LET'S GO ! Mettez-vous debout, pieds écartés de la largeur du bassin. Inspirez, puis faites un pas en arrière pour descendre en fente en formant un angle droit avec le genou avant. Dirigez le bassin vers le bas et maintenez le poids du corps sur le talon avant. Les mains sont placées sur la taille, le regard se porte loin, le dos reste droit et le genou ne dépasse pas le pied.

EN OPTION, POUR LES MUMS FATIGUÉES : descendez moins bas et/ou maintenez la posture en vous appuyant contre un mur ou une chaise.

// Suite de la séance sur la double page suivante //

1

X 10 A 20 REPS

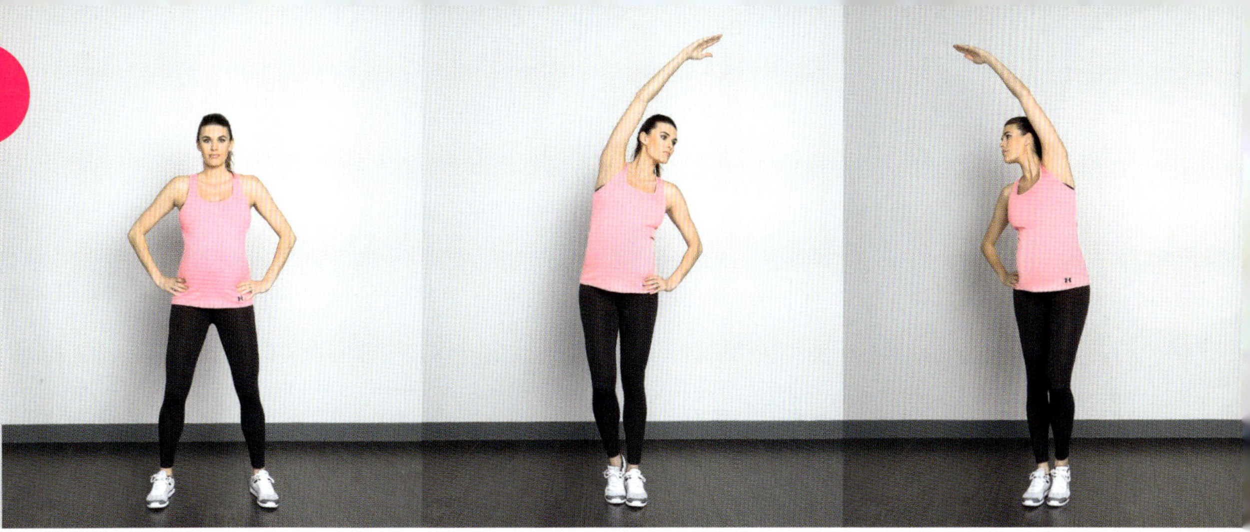

2

X 10 A 20 REPS

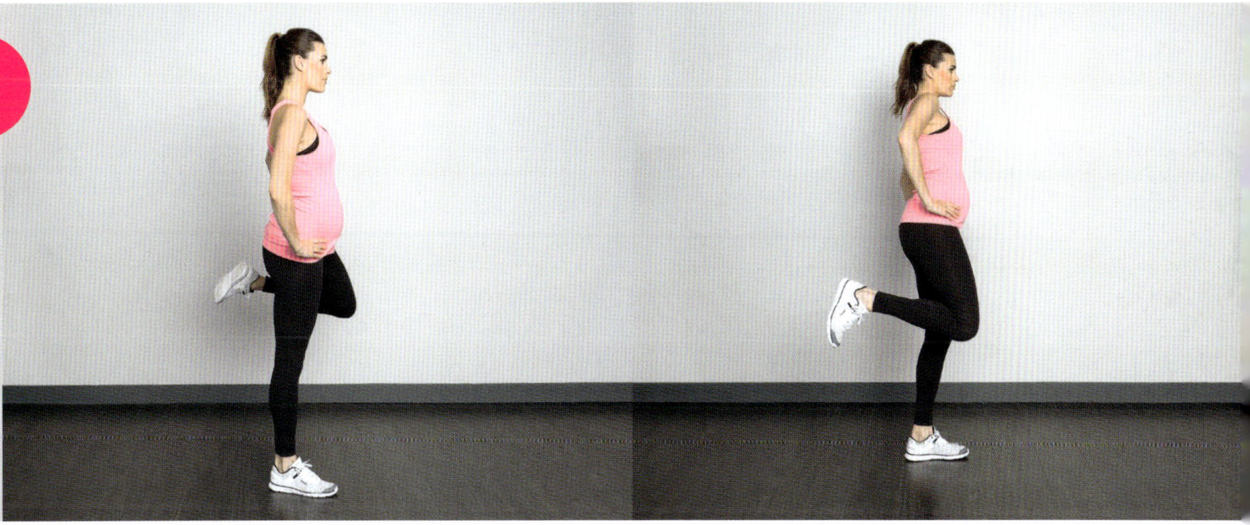

3

X 5 A 10 REPS

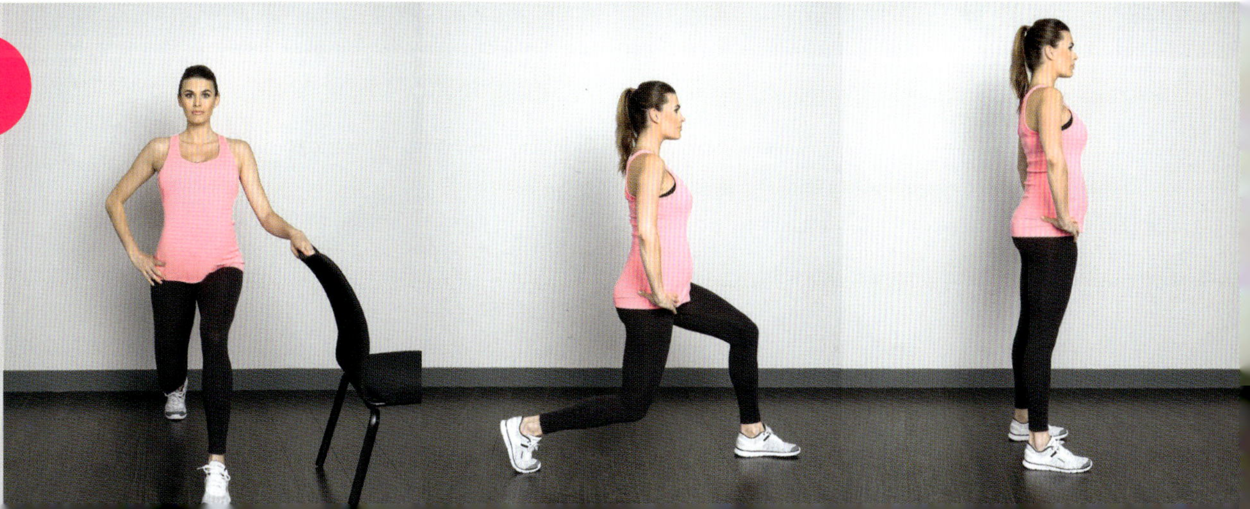

SÉANCE 1
CIRCUIT TONIFIANT

DURÉE TOTALE DE LA SÉANCE
10 à 20 minutes,
en fonction de votre rythme.

REPOS
Arrêtez-vous 30 secondes à 1 minute entre les exercices ; enchaînez-les si vous êtes en forme.

MON CONSEIL
Mettez votre playlist préférée pour vous donner de l'énergie !

4 DIPS
X 5 À 15 REPS

OBJECTIF ? Galber l'arrière des bras et embellir son port de tête.

LET'S GO ! Mettez les mains sur le bord d'une chaise ; les coudes doivent être souples, le dos droit et la nuque longue. Avec maîtrise, pliez les coudes. La limite du mouvement ? Votre capacité à garder le dos droit et les épaules basses et stables. Cette limite atteinte, tendez à nouveau les bras tout en soufflant.

POUR LES MUMS FATIGUÉES : faites un tout petit mouvement, la force viendra avec la pratique !

5 SQUATS SUMO
X 15 À 30 REPS

OBJECTIF ? Muscler les cuisses et les fessiers.

LET'S GO ! Mettez-vous debout, jambes écartées davantage que la largeur des épaules, orteils et genoux en ouverture. Fléchissez les jambes en poussant les genoux vers l'extérieur. Pour garder l'équilibre, tendez les bras devant vous ou posez-les sur une chaise. Sur l'expiration, poussez sur les deux talons en serrant les fessiers et le périnée, pour remonter en position initiale. Veillez à garder les genoux ouverts et les talons ancrés au sol.

6 POMPES TRICEPS
X 5 À 15 REPS

OBJECTIF ? Dessiner les bras tout en musclant les pectoraux et le haut du dos.

LET'S GO ! Mettez-vous à genoux sur un tapis, les mains à plat au sol, les bras écartés de la largeur des épaules. Fléchissez les coudes en les gardant serrés le long du corps. Attention à ne pas descendre le bassin en premier ! Tirez le sommet du crâne devant vous, en gainant vos abdominaux (comme si vous souhaitiez rentrer dans un vêtement trop petit). Le corps n'est pas relâché, tous vos muscles sont actifs. Pour finir, reprenez la position initiale en gardant les coudes souples.

POUR LES MUMS FATIGUÉES : ne descendez pas trop bas !

POUR CELLES QUI ONT DES POIGNETS FRAGILES : mettez-vous en appui sur vos poings.

// Suite de la séance sur la double page suivante //

4

X 5 A 15 REPS

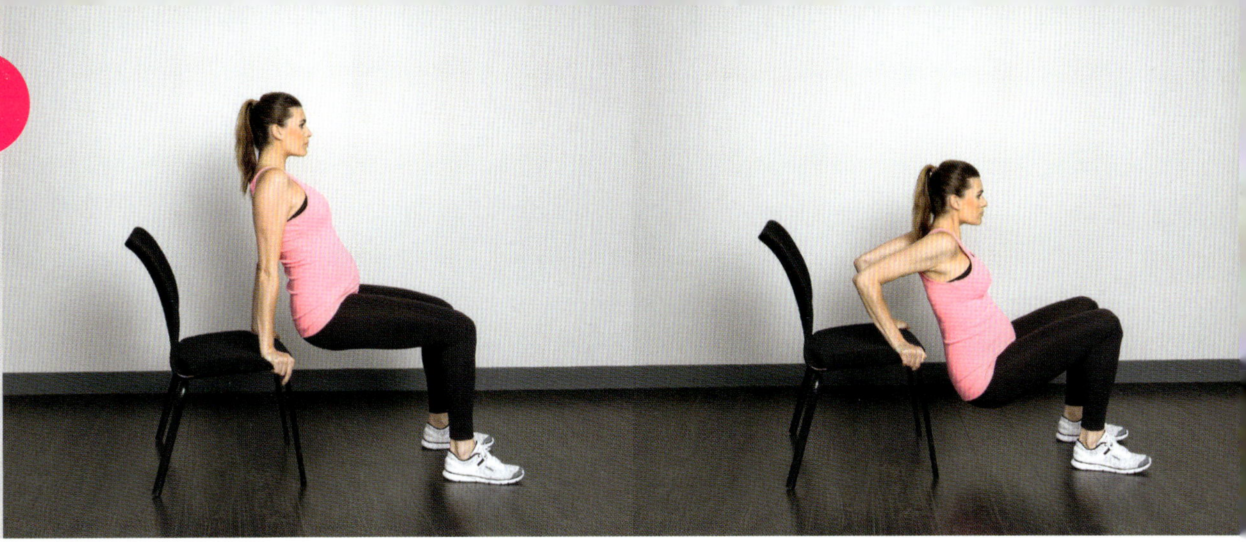

5

X 15 A 30 REPS

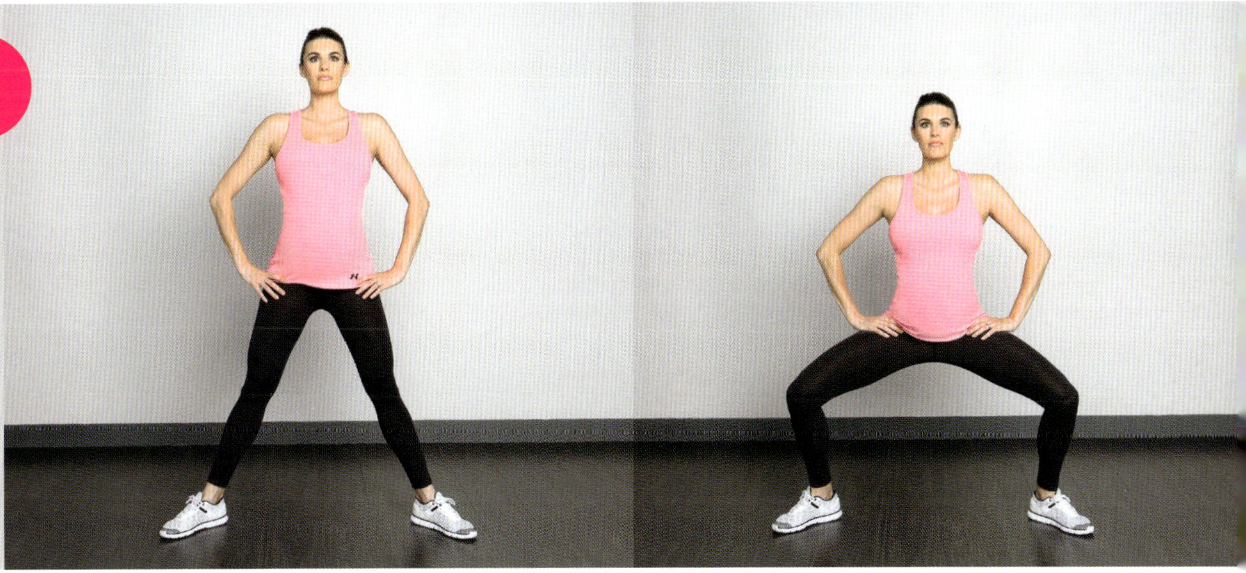

6

X 5 A 15 REPS

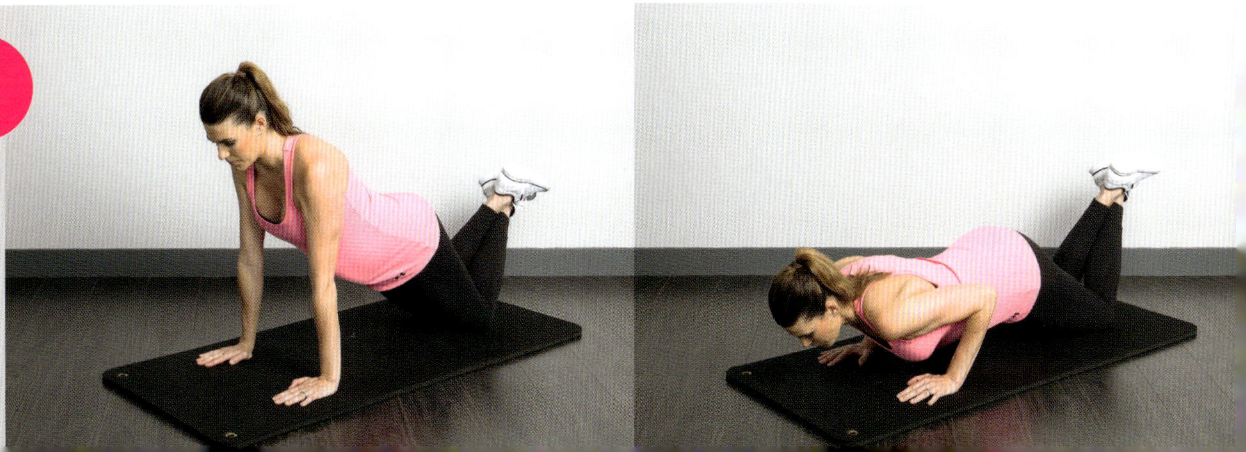

SÉANCE 1 CIRCUIT TONIFIANT

DURÉE TOTALE DE LA SÉANCE

10 à 20 minutes,
en fonction de votre rythme.

REPOS

Arrêtez-vous 30 secondes à 1 minute entre les exercices ; enchaînez-les si vous êtes en forme.

MON CONSEIL

Pendant les étirements, concentrez-vous sur la respiration, et surtout allez-y doucement !

7 LE PONT

X 10 À 20 REPS

OBJECTIF ? Tonifier en priorité l'arrière des cuisses et les fessiers.

LET'S GO ! Allongez-vous, jambes pliées à largeur du bassin, talons sous les genoux. Inspirez, puis soufflez en montant le bassin vers le plafond, le ventre bien gainé (serrez le ventre comme pour rentrer dans un pantalon trop petit). Contractez fort les fessiers. Inspirez en redescendant le bassin au sol, tout en maîtrisant le retour à la position initiale.

POUR LES MUMS FATIGUÉES : soulevez le bassin de quelques centimètres seulement, restez stables pour 3 respirations complètes, puis reposez le bassin au sol.

8 SIDE PLANK (OBLIQUES)

X 3 À 5 REPS DE CHAQUE CÔTÉ

OBJECTIF ? Garder la taille tonique et le dos fort.

LET'S GO ! Mettez-vous en appui sur l'avant-bras, la jambe droite pliée et la jambe gauche tendue dans le prolongement du corps. L'épaule doit être basse et alignée avec le coude. Attention ! Dans cette position, on a tendance à « s'écrouler » sur son bras. Pour éviter cela, poussez sur le bras posé au sol, en cherchant à lever le buste vers le plafond. Sur l'expiration, décollez le bassin du tapis, puis maîtrisez la descente en inspirant. Gardez votre posture très droite.

POUR LES MUMS QUI DÉMARRENT : gardez les genoux pliés et collés.

9 ÉTIREMENT DU PSOAS

X 3 À 5 RESPIRATIONS COMPLÈTES DE CHAQUE CÔTÉ

OBJECTIF ? Assouplir la hanche.

LET'S GO ! Mettez-vous en chevalier servant, un genou à terre et l'autre à la perpendiculaire, bien aligné avec la cheville. Inspirez profondément et, sur l'expiration, déportez le bassin devant vous. Pensez en même temps à vous grandir et à serrer le périnée pour protéger votre dos. Pour contracter votre périnée, imaginez que vous souhaitiez retenir un gaz ou une envie pressante. La sensation d'étirement (agréable) doit se sentir au niveau de la cuisse arrière. Si le bas du dos tire, réduisez l'amplitude !

POUR LES MUMS FATIGUÉES : pensez à poser votre bras gauche sur une chaise lorsque votre jambe droite est devant.

// Suite de la séance sur la double page suivante //

7

X 10 A 20 REPS

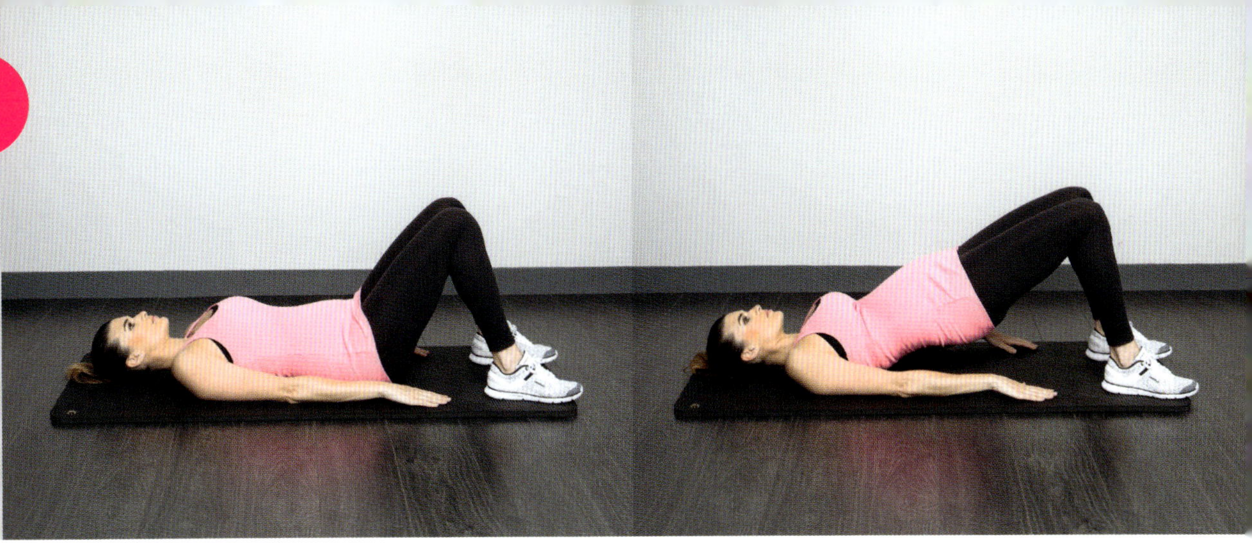

8

X 3 A 5 REPS

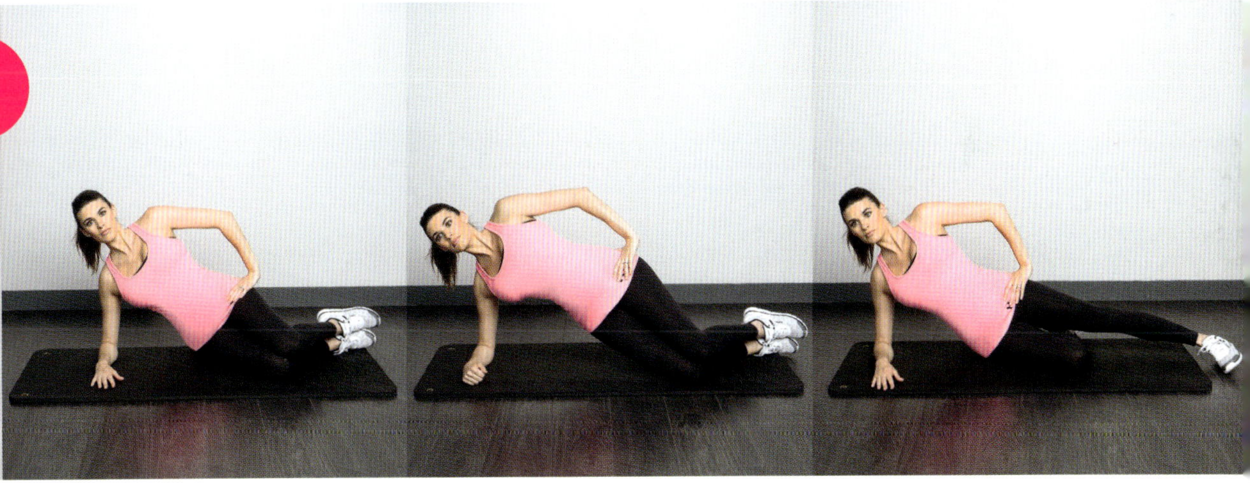

9

X 3 A 5 RESPIRATIONS

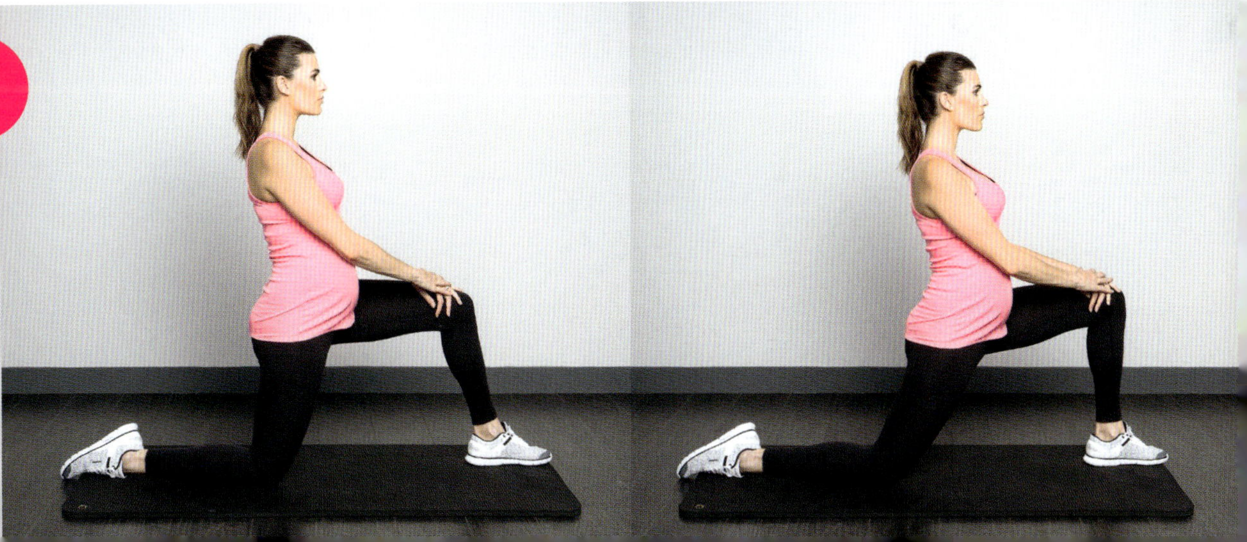

SÉANCE 1 CIRCUIT TONIFIANT

DURÉE TOTALE DE LA SÉANCE
10 à 20 minutes,
en fonction de votre rythme.

REPOS
Arrêtez-vous 30 secondes à 1 minute entre les exercices ; enchaînez-les si vous êtes en forme.

MON CONSEIL
Prenez plus de temps sur les dernières postures de relaxation. C'est votre moment à vous !

10 TORSION DU BASSIN

X 3 À 5 RESPIRATIONS COMPLÈTES DE CHAQUE CÔTÉ

OBJECTIF ? Étirer le dos et les fessiers tout en améliorant la digestion.

LET'S GO ! Allongez-vous sur le dos, pliez la jambe droite et amenez-la en expirant sur le côté gauche. Tournez la tête du côté opposé à votre genou.

POUR LES MUMS AU DOS FRAGILE : posez le genou plié sur un gros oreiller et mettez un petit coussin sous votre tête.

11 ÉTIREMENT TRICEPS-ÉPAULES

X 3 À 5 RESPIRATIONS COMPLÈTES DE CHAQUE CÔTÉ

OBJECTIF ? Assouplir les épaules.

LET'S GO ! Asseyez-vous en tailleur, amenez votre coude droit plié au-dessus de la tête et, à l'aide de la main gauche, tirez dessus en douceur tout en expirant. Gardez le dos droit et la nuque longue, car on a tendance à courber le haut du dos dans cette position. Si c'est trop dur, prenez une serviette et saisissez-la entre vos deux mains derrière le dos. Tirez dessus doucement avec la main la plus basse.

POUR LES MUMS AU DOS FRAGILE : faites l'exercice assise sur une chaise.

12 POSTURE DE L'ENFANT

X 3 À 5 RESPIRATIONS COMPLÈTES

OBJECTIF ? Assouplir le bassin et soulager le dos.

LET'S GO ! Mettez-vous à quatre pattes et, sur l'expiration, amenez votre bassin sur vos talons. Les genoux sont bien ouverts pour que vous puissiez relâcher le ventre entre les cuisses. Si la position est inconfortable au niveau des épaules, superposez vos mains sous votre front.

POUR LES MUMS AUX CHEVILLES DOULOUREUSES : placez-vous en appui sur les orteils.

10

X 3 À 5 RESPIRATIONS

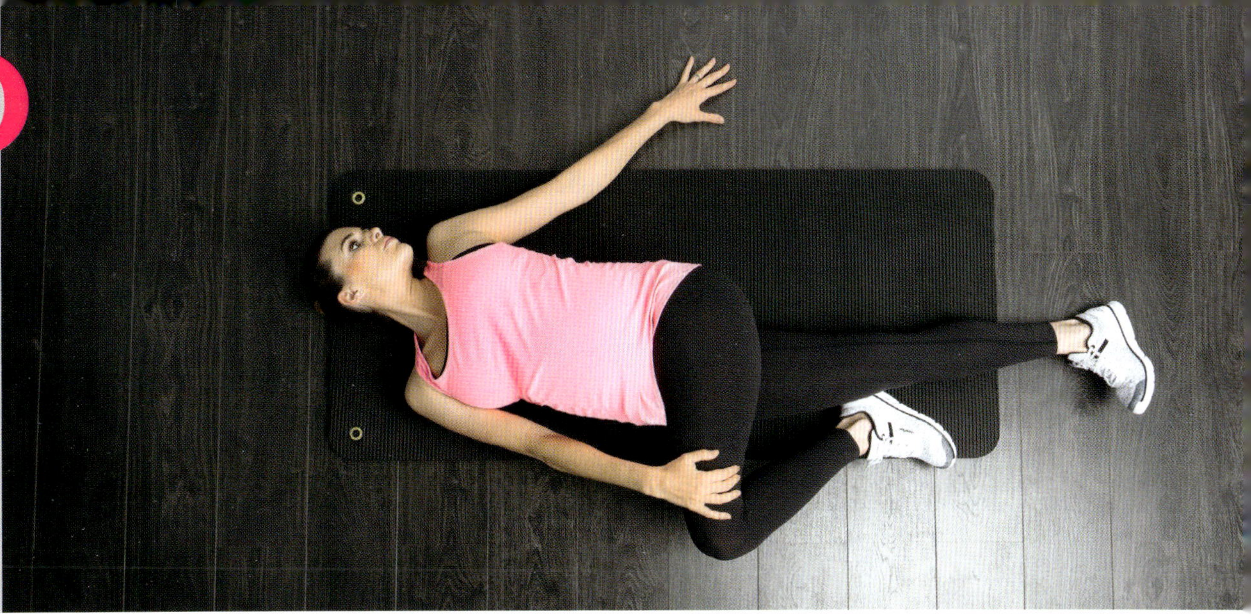

11

X 3 À 5 RESPIRATIONS

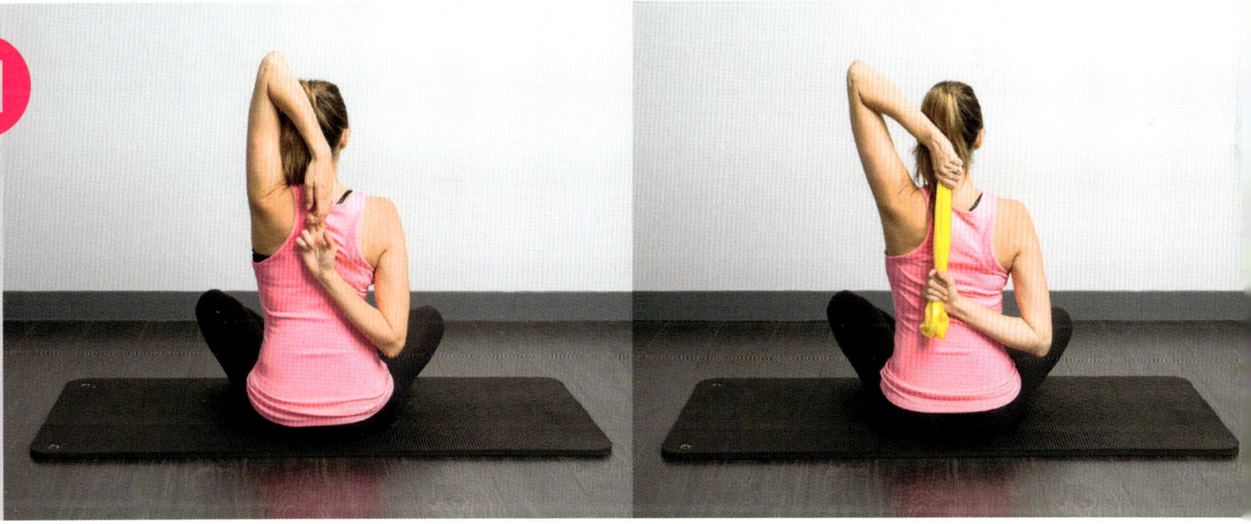

12

X 3 À 5 RESPIRATIONS

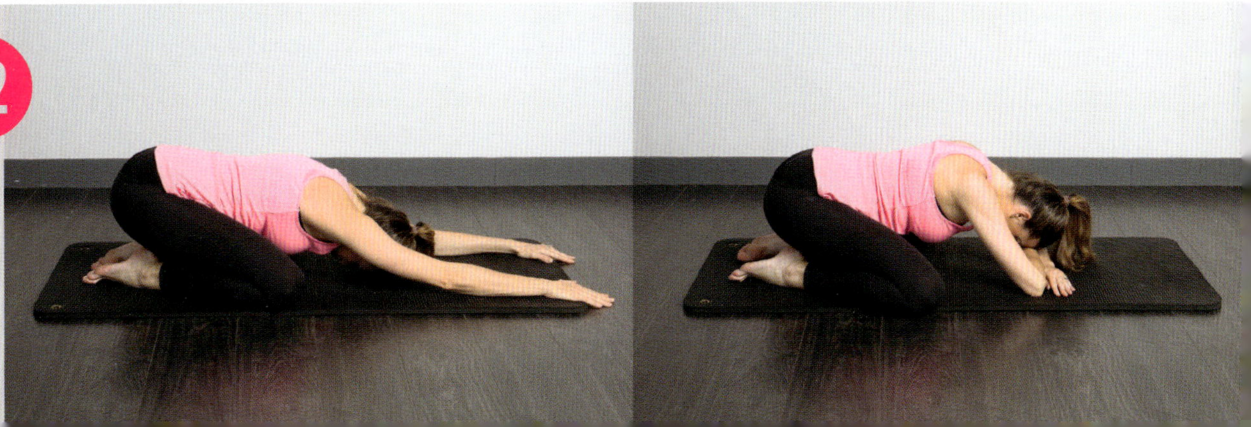

SÉANCE 2 CIRCUIT ÉNERGISANT

DURÉE TOTALE DE LA SÉANCE
10 à 20 minutes,
en fonction de votre rythme.

REPOS
Vous pouvez vous arrêter entre les différentes postures, ou les enchaîner.

1 POSTURES DE LA MONTAGNE & DE LA CHAISE

X 3 À 5 RESPIRATIONS COMPLÈTES

OBJECTIF ? Se concentrer sur sa respiration et préparer le corps pour les postures suivantes. Cet exercice active aussi le système nerveux.

LET'S GO ! Mettez-vous debout, pieds légèrement écartés, paumes des mains tournées vers l'avant. Prenez quelques instants (3 respirations complètes) pour étirer le sommet du crâne vers le plafond, et le bout des doigts vers le sol (vous êtes en *tadasana,* la posture de la montagne). Inspirez en allongeant vos bras vers le haut et en pliant vos genoux simultanément. Levez la poitrine, votre regard se dirige vers le haut. Expirez en pliant davantage vos jambes et descendez le bassin en arrière, comme si vous vouliez vous asseoir sur une chaise. Restez le temps de 3 à 5 respirations, puis revenez dans la posture de la montagne.

POUR LES MUMS AUX ÉPAULES OU AUX CERVICALES SENSIBLES : ouvrez bien les bras pour mieux descendre les épaules, ou placez vos mains à la taille.

À NE PAS FAIRE : laisser la tête aller trop vers l'arrière !

2 CHIEN TÊTE EN BAS

X 3 À 5 RESPIRATIONS COMPLÈTES ET POSTURE DU COBRA

OBJECTIF ? Assouplir le corps, soulager le dos, stimuler l'énergie intérieure et renforcer les poignets et les bras.

LET'S GO ! À partir de la posture de la montagne, descendez les mains sur votre tapis en pliant les genoux si vos jambes sont un peu raides. Avancez vos mains pour les aligner avec vos épaules, vous arrivez à quatre pattes. Inspirez, puis, lorsque vous soufflez, levez le bassin vers le plafond en repoussant le sol avec la paume de vos mains. Vos genoux peuvent rester pliés pour que votre dos s'allonge vraiment grâce au poids de votre tête. Vous voilà dans la posture du chien tête en bas. Restez ainsi le temps de 3 à 5 respirations. Relevez votre regard et posez les genoux au sol, puis pliez les coudes en avançant la poitrine vers le mur devant vous ; votre corps ondule comme une vague. Levez les yeux et la tête vers le plafond. Veillez à bien ouvrir les jambes tendues derrière vous. Vous faites le cobra !

POUR LES MUMS À LA TENSION TRÈS BASSE OU TRÈS HAUTE : choisissez la position de l'enfant (voir p. 104, posture 12) à la place du chien tête en bas.

// Suite de la séance sur la double page suivante //

1

X 3 À 5 RESPIRATIONS

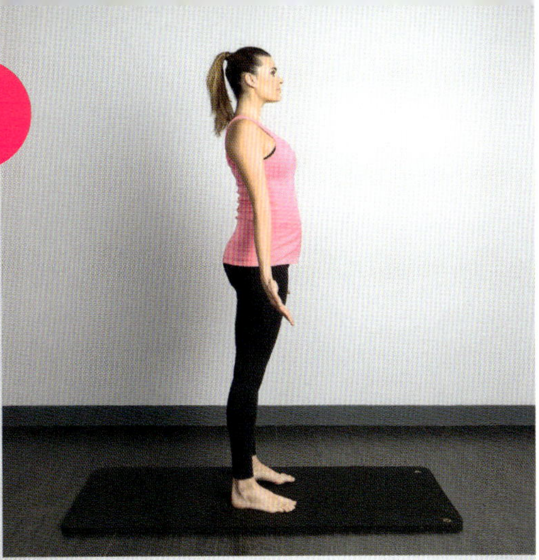

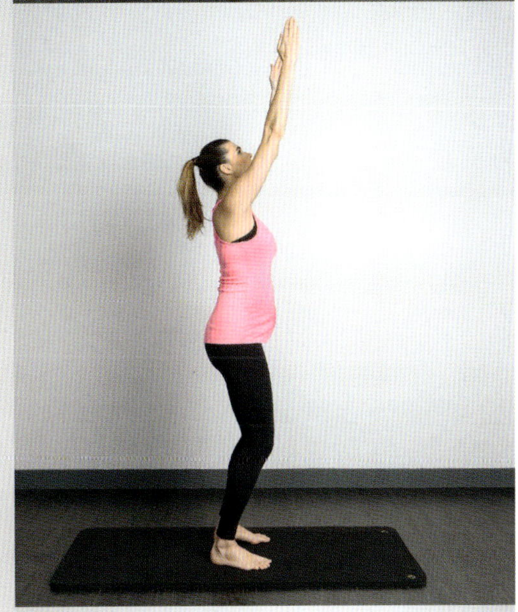

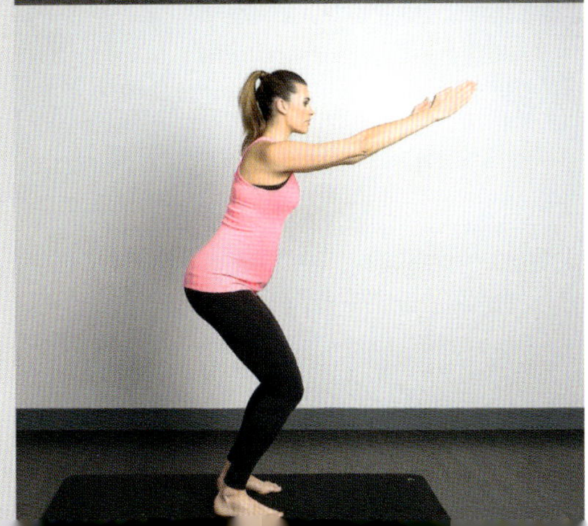

2

X 3 À 5 RESPIRATIONS

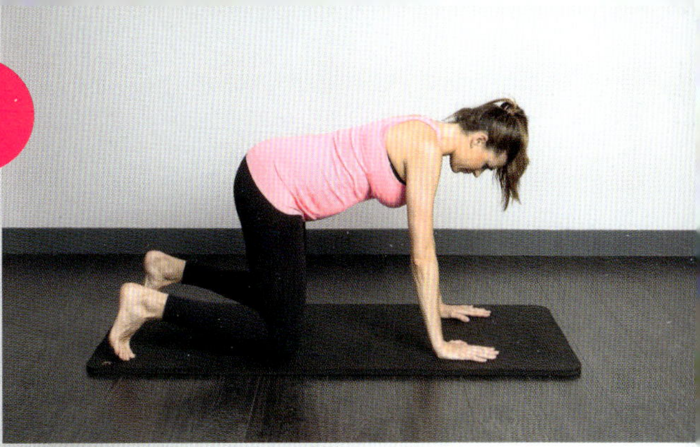

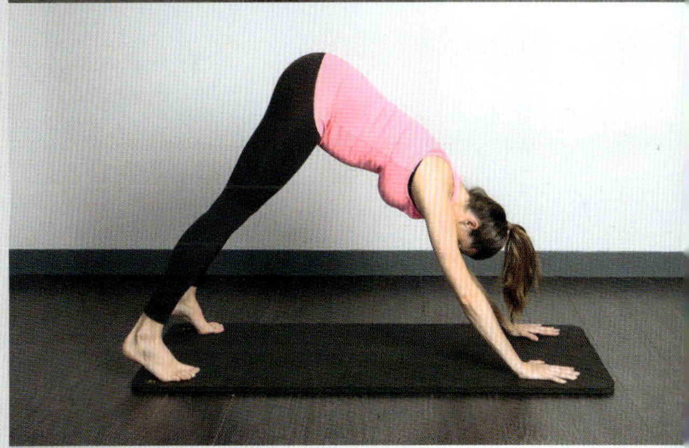

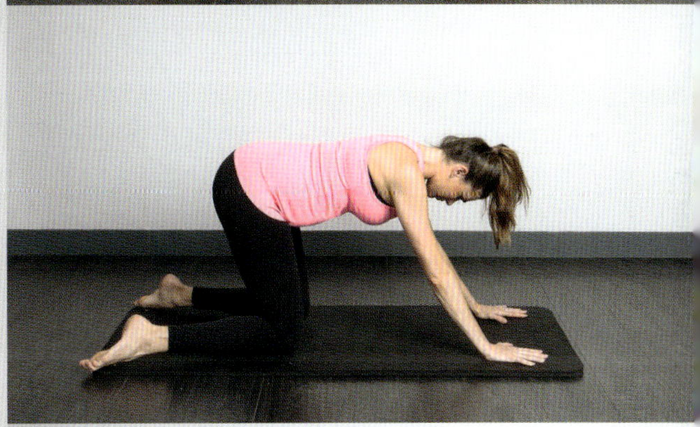

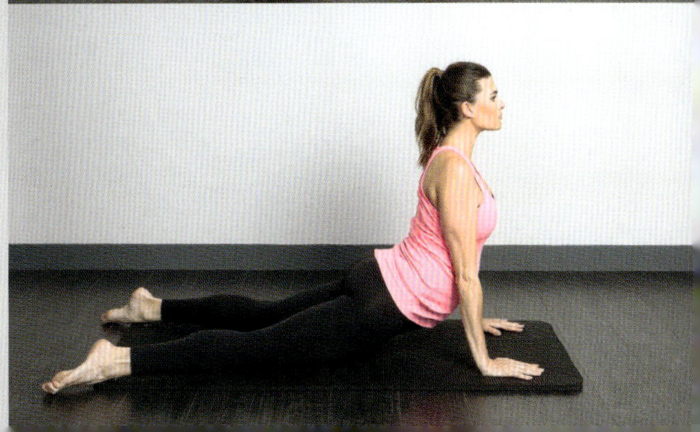

SÉANCE 2 CIRCUIT ÉNERGISANT

DURÉE TOTALE DE LA SÉANCE

10 à 20 minutes,
en fonction de votre rythme.

REPOS

Vous pouvez vous arrêter entre les différentes postures, ou les enchaîner.

MON CONSEIL

Dans cette première séquence, prenez le temps d'apprendre chaque exercice, puis enchaînez-les comme une chorégraphie.
Les trois guerriers doivent s'enchaîner en commençant par la jambe droite, puis la jambe gauche. Pour commencer, apprenez à maîtriser la posture en alternant chaque jambe avant d'enchaîner les mouvements.

MON CONSEIL

L'absence de mouvement ne signifie pas qu'il ne se passe rien, au contraire. Visualisez votre corps : les appuis de vos pieds au sol, votre colonne vertébrale qui s'allonge vers le plafond…

3 POSTURE DU GUERRIER 1

X 3 À 5 RESPIRATIONS COMPLÈTES DE CHAQUE CÔTÉ

OBJECTIF ? Renforcer les jambes ; assouplir les chevilles et les hanches.

LET'S GO ! Debout, jambes écartées à la largeur du bassin, faites un grand pas pour reculer votre jambe gauche et poser le talon au sol, pied légèrement rentré vers l'intérieur (angle de 45 degrés). Le genou de la jambe droite est fléchi et aligné au-dessus de la cheville. Tendez vos bras vers le plafond et joignez vos mains en prière. Votre regard se fixe sur vos pouces, relâchez bien vos épaules, et au besoin pliez un peu vos coudes.

POUR LES MUMS AUX ÉPAULES ET/OU AUX CERVICALES UN PEU TENDUES : regardez devant vous et/ou placez vos mains sur vos hanches.

4 POSTURE DU GUERRIER 2

X 3 À 5 RESPIRATIONS COMPLÈTES DE CHAQUE CÔTÉ

OBJECTIF ? Renforcer les jambes et le dos ; assouplir les hanches.

LET'S GO ! À partir du guerrier 1, tournez la pointe de votre pied gauche pour réduire l'angle à 5 degrés et dirigez votre bassin vers le mur sur votre gauche. Le genou de la jambe droite est toujours fléchi, et bien aligné au-dessus de la cheville. Tendez vos bras de chaque côté et fixez votre regard sur un point imaginaire au sommet de votre main droite.

POUR LES MUMS EN FORME : amenez bien la cuisse droite parallèle au sol.

5 POSTURE DU GUERRIER 3

X 3 À 5 RESPIRATIONS COMPLÈTES DE CHAQUE CÔTÉ

OBJECTIF ? Améliorer la force des jambes, l'équilibre et la concentration.

LET'S GO ! À partir du guerrier 2, basculez le poids sur la jambe de devant, décollez la jambe de derrière et tendez-la au maximum, cheville fléchie (pied flex). Placez vos mains en prière au niveau de votre sternum. Le bassin est parallèle au sol. Plus vous allez chercher à allonger la jambe comme si vous vouliez toucher le mur du fond de la pièce, plus vous serez stable.

6 POSTURE DU PIGEON

X 3 À 5 RESPIRATIONS COMPLÈTES POUR CHAQUE JAMBE

OBJECTIF ? Assouplir le bassin et soulager les douleurs du bas du dos.

LET'S GO ! Démarrez assise sur vos genoux, avancez le genou droit bien en avant du tapis, la jambe gauche est tendue. Amenez franchement le poids du corps sur cette dernière et cherchez à ressentir l'étirement dans votre hanche gauche. Inspirez, puis, en soufflant, pliez votre genou gauche pour venir attraper votre cheville avec la main gauche. Redressez le dos, regardez droit devant vous et cherchez à garder le poids du corps davantage sur vos jambes que sur votre main au sol. Si vous n'arrivez pas à attraper votre cheville, aidez-vous d'une serviette ou d'une ceinture de sortie de bain que vous passerez autour de la cheville.

// Suite de la séance sur la double page suivante //

3

X 3 A 5 RESPIRATIONS

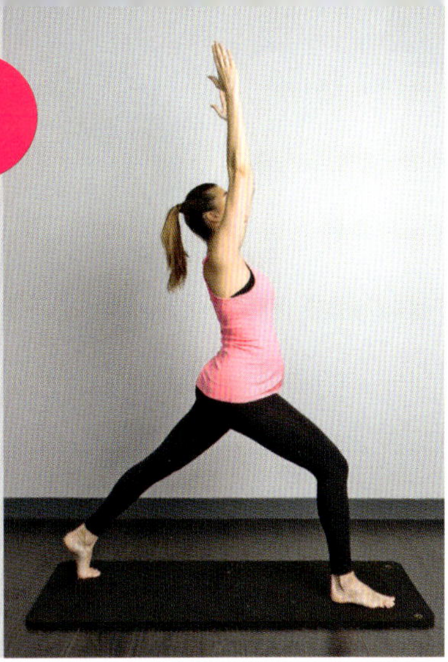

4

X 3 À 5 RESPIRATIONS

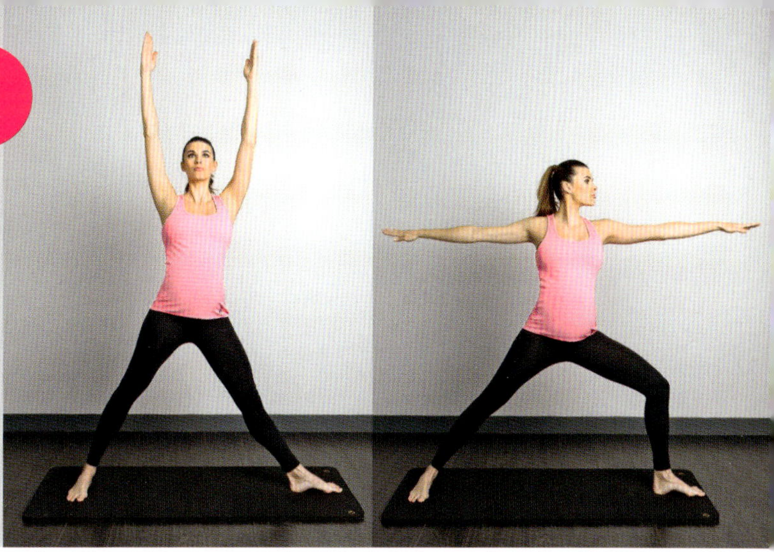

5

X 3 A 5 RESPIRATIONS

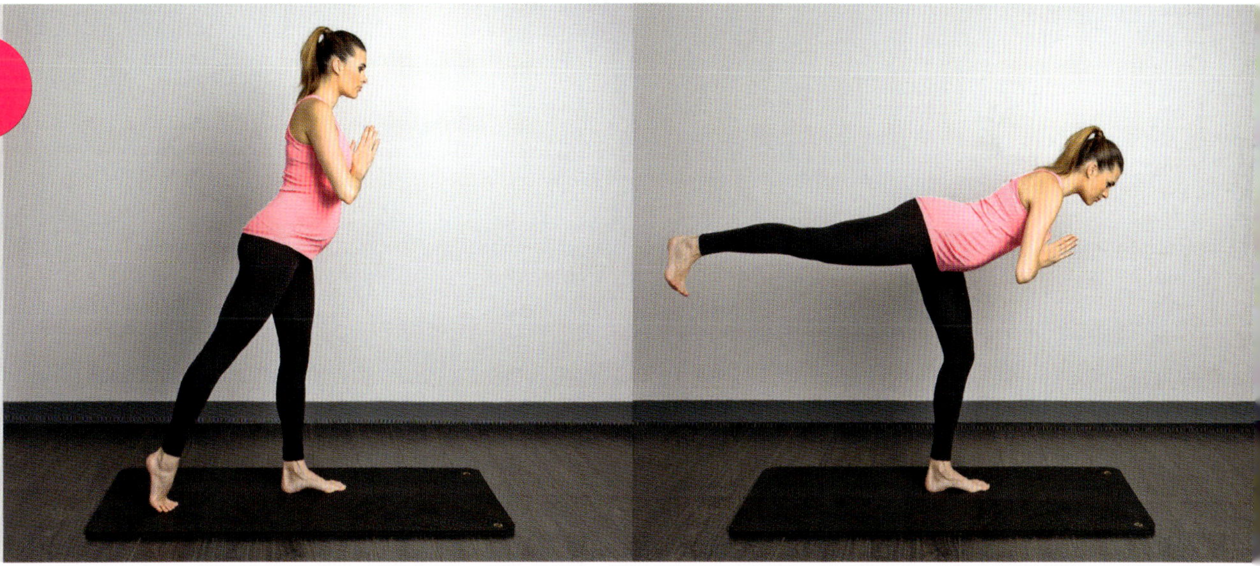

6

X 3 A 5 RESPIRATIONS

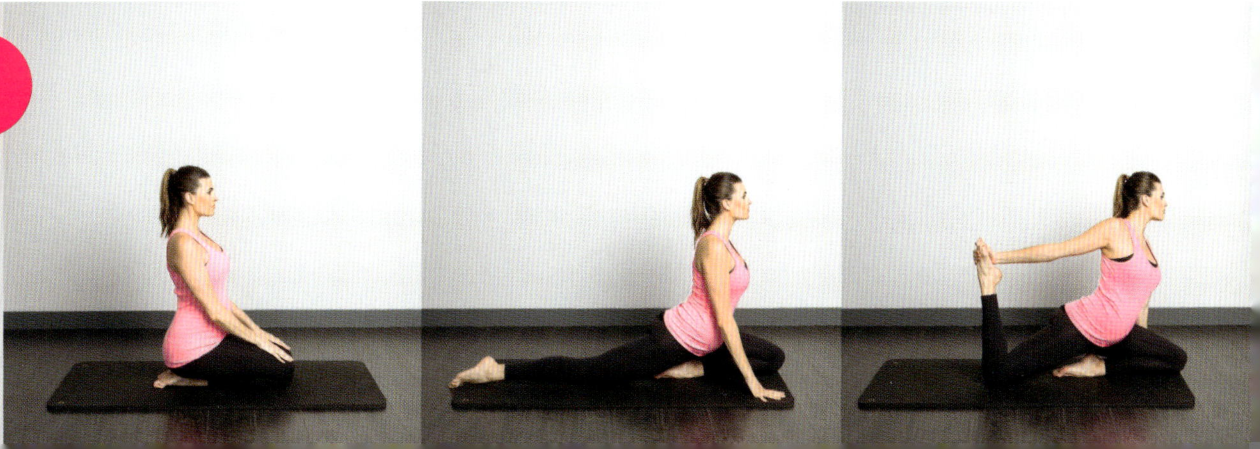

SÉANCE 2 CIRCUIT ÉNERGISANT

DURÉE TOTALE DE LA SÉANCE
10 à 20 minutes,
en fonction de votre rythme.

REPOS
Vous pouvez vous arrêter entre les différentes postures, ou les enchaîner.

7 PAPILLON & VARIATION

X 3 À 5 RESPIRATIONS COMPLÈTES DE CHAQUE CÔTÉ

OBJECTIF ? Assouplir le bassin et rendre le dos plus fort.

LET'S GO ! Asseyez-vous bien droite sur les os des fessiers (les ischions) et ouvrez vos deux jambes pliées en gardant les pieds joints. Prenez une inspiration et, en expirant, inclinez le buste légèrement vers l'avant à partir de vos hanches. La variation consiste à expirer en tournant épaules et regard vers l'arrière, à partir de vos hanches. Pour vous aider, quand vous tournez vers la droite, vous pouvez placer votre main droite au sol, et votre main gauche en appui sur le genou droit.

ATTENTION ! La variation est à éviter si vous souffrez d'une hernie discale.

8 CAT PAUSE

X 4 À 6 RESPIRATIONS COMPLÈTES

OBJECTIF ? Soulager les douleurs sciatiques et réveiller la colonne vertébrale.

LET'S GO ! Placez-vous à quatre pattes, genoux bien alignés avec les hanches, et poignets avec les épaules. Prenez une inspiration et, à l'expiration, rentrez le menton vers la poitrine et arrondissez le dos comme un chat en colère. Revenez ensuite dans la position initiale en inspirant, puis relevez le regard et creusez légèrement votre dos en expirant. Attention à bien maîtriser le mouvement afin de ne pas aller trop loin dans la cambrure.

POUR LES MUMS AUX POIGNETS SENSIBLES : mettez-vous sur les poings ou surélevez les poignets sur une petite serviette.

9 RELAXATION SUR LE DOS

AUTANT DE TEMPS QUE VOUS LE SOUHAITEZ

OBJECTIF ? Se relaxer !

LET'S GO ! Allongez-vous sur le dos, avec ou sans coussin sous la tête ! Fermez les yeux, relâchez votre corps et laissez-vous aller, en vous concentrant bien sur votre respiration.

POUR LES MUMS AYANT LE BAS DU DOS FRAGILE : posez vos jambes sur un gros coussin.

10 EN OPTION : POSTURE DE L'ENFANT

X 3 À 5 RESPIRATIONS COMPLÈTES

OBJECTIF ? Lors d'une pause, cette posture est idéale pour assouplir le bassin et soulager le dos.

LET'S GO ! Placez-vous à quatre pattes, puis, en expirant, amenez votre bassin sur vos talons. Les genoux sont bien ouverts pour que le ventre puisse se relâcher entre les cuisses. Si la position est inconfortable pour les épaules, superposez vos deux mains sous votre front.

POUR LES MUMS AUX CHEVILLES DOULOUREUSES : placez-vous en appui sur les orteils.

7

X 3 À 5 RESPIRATIONS

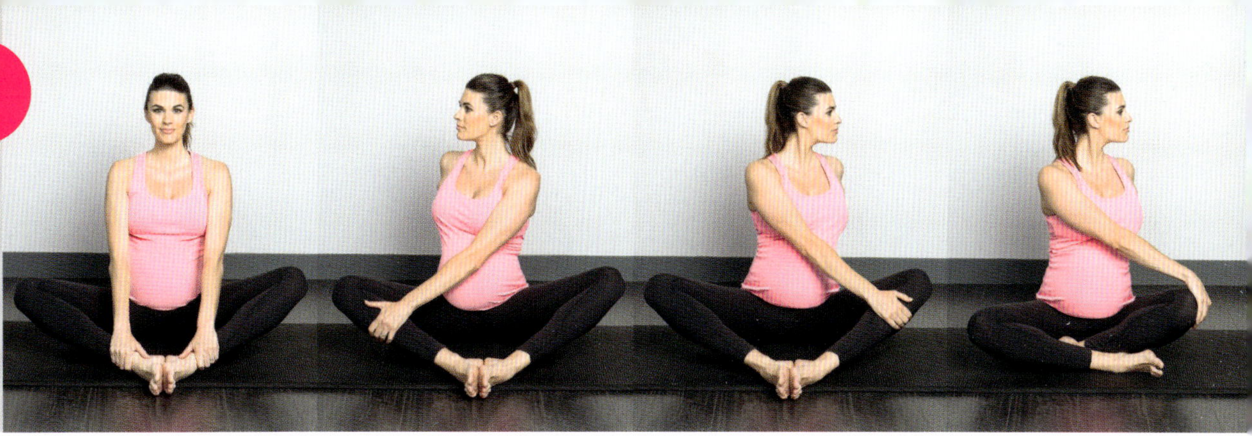

8

X 4 À 6 RESPIRATIONS

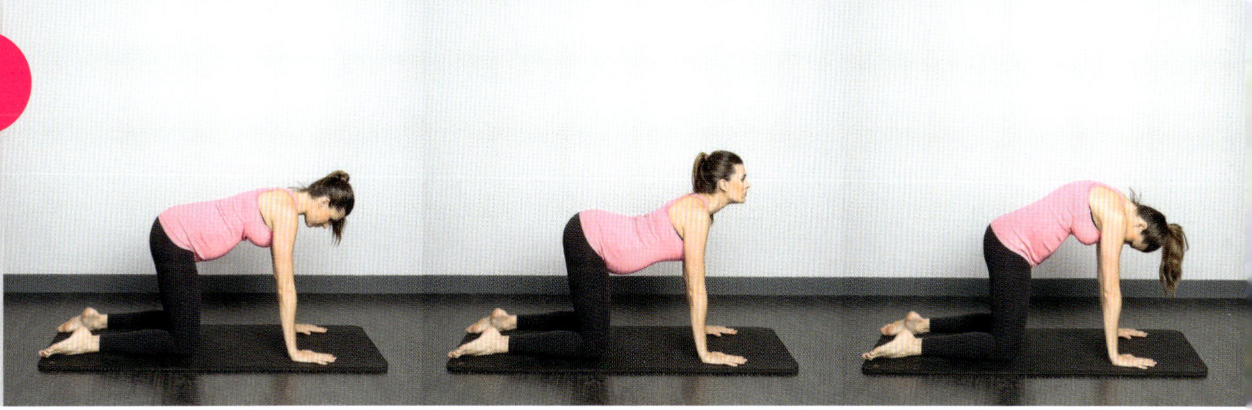

9

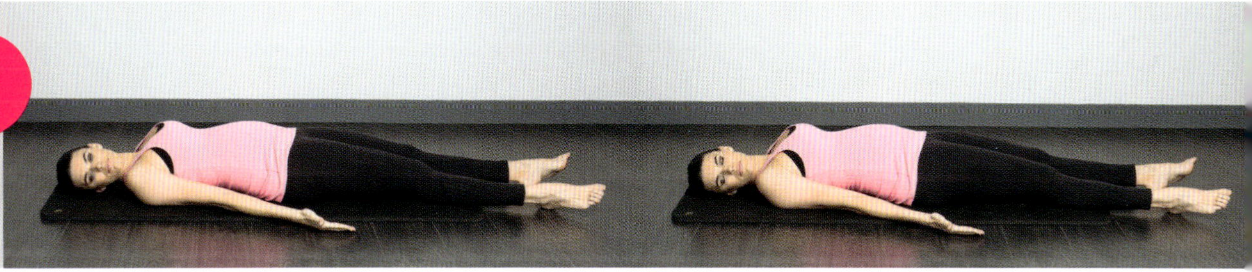

10

X 3 À 5 RESPIRATIONS

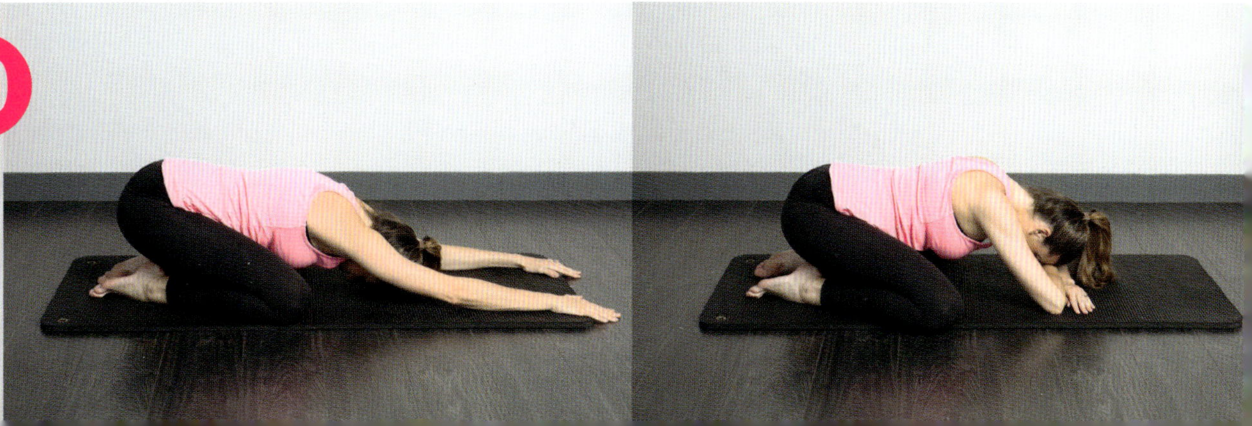

SÉANCE 3 CIRCUIT RENFORCEMENT PROFOND

DURÉE TOTALE DE LA SÉANCE
10 à 20 minutes,
en fonction de votre rythme.

REPOS
Pendant la séance, pensez à toujours bien respirer (évitez de bloquer votre respiration).

MON CONSEIL
Tous les exercices tirés de la méthode Pilates demandent un engagement du « centre », le fameux *core*. Il s'agit de votre périnée (rappelez-vous, pour le contracter, vous faites comme si vous reteniez une envie pressante) et de vos abdominaux profonds (rentrez légèrement le ventre, comme si vous vouliez entrer dans un vêtement trop petit).

1 HUNDRED

5 BATTEMENTS DE BRAS SUR L'INSPIRATION
5 BATTEMENTS SUR L'EXPIRATION

X 10 REPS

OBJECTIF ? Renforcer le centre du corps et tonifier les bras.

LET'S GO ! Allongée sur le dos, pliez les jambes et levez-les, l'une après l'autre, pour les placer en position de chaise renversée, les genoux juste au-dessus des hanches. Prenez une inspiration, puis, à l'expiration, soulevez le haut du corps à partir de vos abdominaux. Tendez vos bras, soulevez-les du tapis et, de façon très dynamique, faites des battements, comme si vous dribbliez sur des petites balles. Inspirez sur 5 battements et expirez sur 5 battements. Buste, jambes et épaules restent stables, seuls les bras bougent. Si votre nuque vous fait mal, reposez votre tête, mais continuez le mouvement des bras.

POUR LES MUMS AU DOS FRAGILE : mettez un coussin sous votre tête et posez vos jambes sur une chaise (comme sur la photo).

2 SWIMMING (VARIATION)

X 3 À 5 REPS DE CHAQUE CÔTÉ

OBJECTIF ? avoir un dos fort et améliorer son équilibre.

LET'S GO ! Placez-vous à quatre pattes, genoux justes sous vos hanches, poignets, coudes et épaules bien alignés. Focalisez votre attention sur l'appui de votre genou gauche et de votre main droite sur le sol, afin d'alléger l'appui de votre genou droit et de votre main gauche. Prenez votre inspiration et, lorsque vous soufflez, soulevez et tendez la jambe droite et le bras gauche. Restez ainsi le temps de 3 à 5 respirations complètes, puis faites la même chose de l'autre côté.

ATTENTION, TECHNIQUE PRÉCISE ! Prenez votre temps, car le but est de ne bouger QUE la jambe et le bras opposé.

3 OPEN LEG ROCKER

X 4 À 6 RESPIRATIONS COMPLÈTES

OBJECTIF ? Rendre le dos solide comme un roc et allonger la posture.

LET'S GO ! Asseyez-vous le dos bien droit, saisissez l'arrière de vos cuisses avec vos mains et basculez en équilibre en décollant les pieds. Grandissez-vous bien, levez le regard et ressortez la poitrine, comme si vous exhibiez un magnifique collier ! Prenez votre inspiration et, en expirant, activez votre centre et tendez une jambe, puis repliez-la avec maîtrise en inspirant. Faites la même chose avec l'autre jambe. La limite du mouvement dépend de chacune. Votre jambe sera plus ou moins tendue, mais ce n'est pas grave : le but est de conserver le dos fixe et le regard vers le haut.

POUR LES MUMS QUI ONT ENVIE DE CHALLENGE : tendez vos jambes en même temps au moment de l'expiration.

// Suite de la séance sur la double page suivante //

1

X 1[illegible] REPS

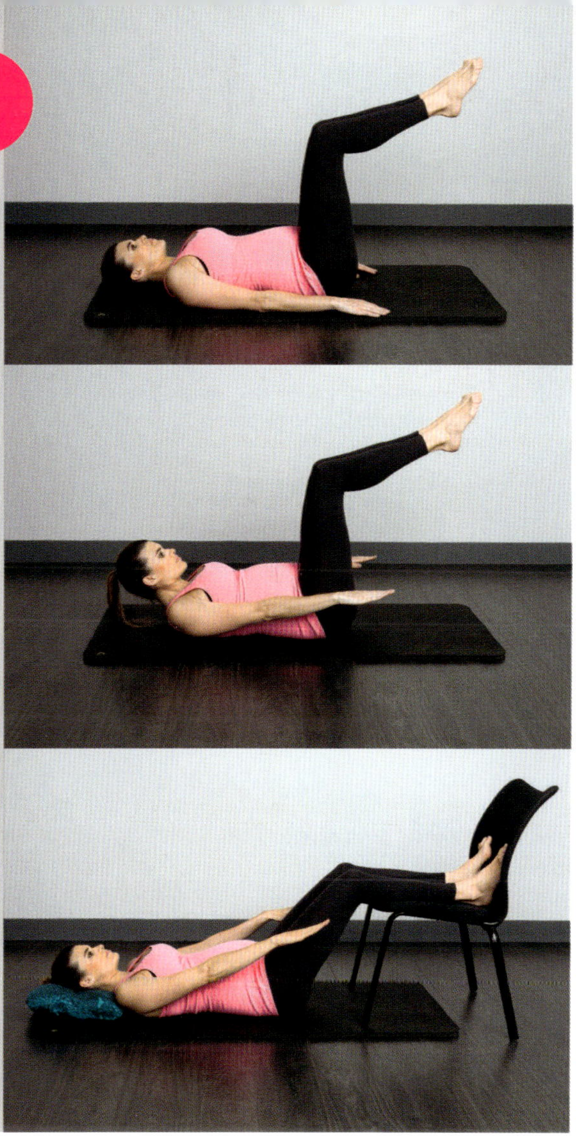

2

X 3 À 5 REPS

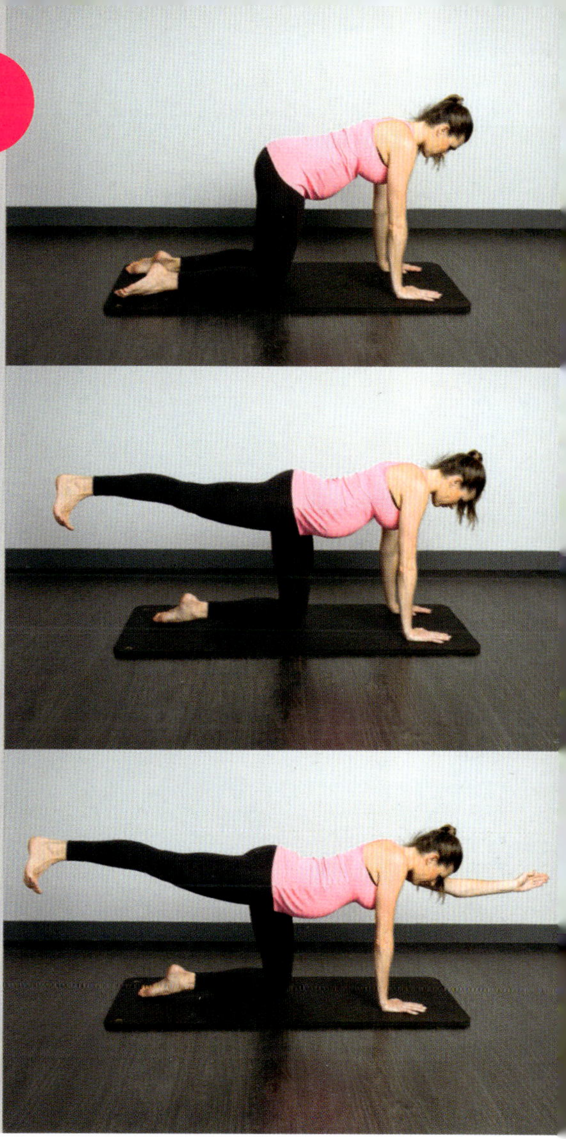

3

X 4 À 6 RESPIRATIONS

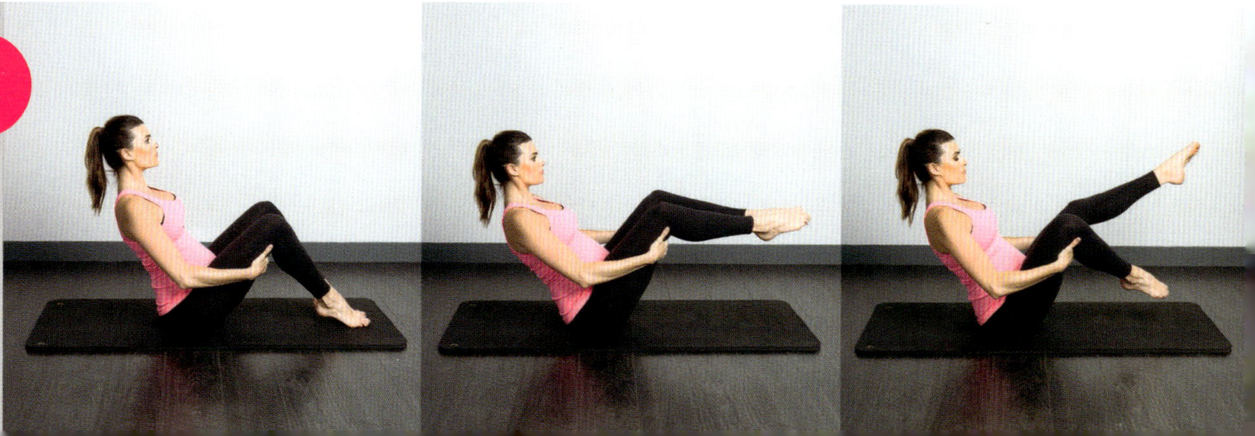

SÉANCE 3 CIRCUIT RENFORCEMENT PROFOND

DURÉE TOTALE DE LA SÉANCE

10 à 20 minutes,
en fonction de votre rythme.

REPOS

Pendant la séance, pensez à toujours bien respirer (évitez de bloquer votre respiration).

MON CONSEIL

Si vous sentez que c'est plus agréable pour vos cervicales, vous pouvez faire les exercices où vous êtes couchée sur le côté en posant la tête sur un coussin épais et en plaçant le bras proche du sol devant vous, au sol, et non pas sous votre tête.

4 CLAM

X 5 À 10 REPS DE CHAQUE CÔTÉ

OBJECTIF ? Tonifier les fessiers et les cuisses.

LET'S GO ! Allongez-vous sur le côté, jambes pliées. Votre centre est actif (la taille, serrée, n'est plus en contact avec le tapis). Prenez une inspiration et, à l'expiration, levez le genou de la jambe du dessus en contractant le fessier, puis revenez les jambes serrées en maîtrisant le retour. Les pieds restent collés pendant tout le mouvement.

POUR LES MUMS EN FORME : décollez d'abord vos deux pieds collés, puis levez votre genou, en ne gardant que la cuisse de la jambe du dessous en contact avec le sol.

5 UP-DOWN

X 5 À 10 REPS DE CHAQUE CÔTÉ

OBJECTIF ? Renforcer le moyen fessier et l'intérieur des cuisses ; améliorer la mobilité des hanches.

LET'S GO ! Allongée sur le côté, tendez les jambes devant vous, à un angle d'environ 30 degrés. Activez votre centre pour décoller votre taille du tapis. Prenez une inspiration, levez la jambe du dessus vers le plafond, puis tournez le genou vers l'extérieur et, sur l'expiration, redescendez la jambe avec contrôle. Les hanches sont stables, et le bassin, fixe.

POUR LES MUMS QUI ONT MAL AUX CERVICALES : mettez un coussin entre le bras et la tête pour plus de confort.

6 FRONT & BACK

X 5 À 10 REPS

OBJECTIF ? Tonifier son centre, ainsi que ses cuisses et ses fessiers.

LET'S GO ! Allongée sur le côté, tendez les jambes devant vous, à un angle d'environ 30 degrés. Activez votre centre (la taille, serrée, n'est plus en contact avec le tapis). Prenez une inspiration, décollez la jambe supérieure et amenez-la vers l'avant, puis, à l'expiration, étirez-la vers l'arrière en contractant le fessier. Buste, bassin et tête doivent rester ultra-stables grâce à votre centre. Si vous sentez que le buste et/ou le bassin bougent, faites un mouvement plus petit.

POUR PLUS DE COORDINATION : pointez le pied quand la jambe vient vers l'avant, fléchissez la cheville lorsque la jambe part vers l'arrière.

// Suite de la séance sur la double page suivante //

4

X 5 À 10 REPS

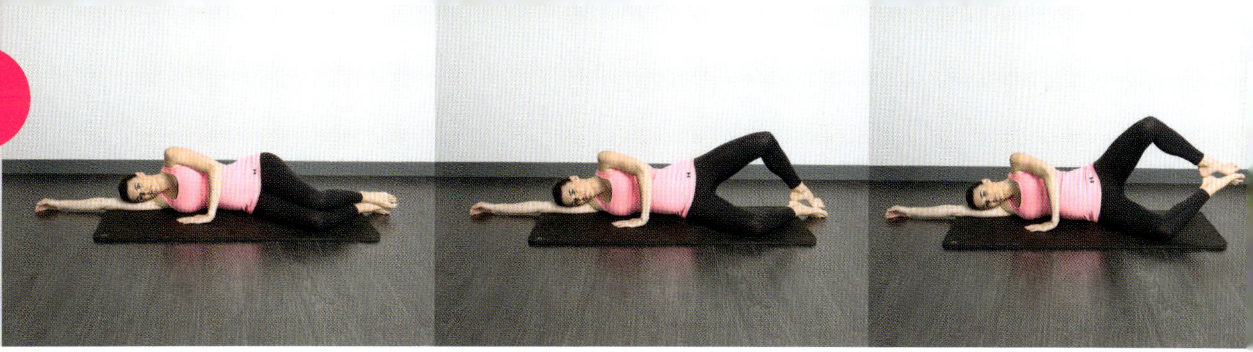

5

X 5 À 10 REPS

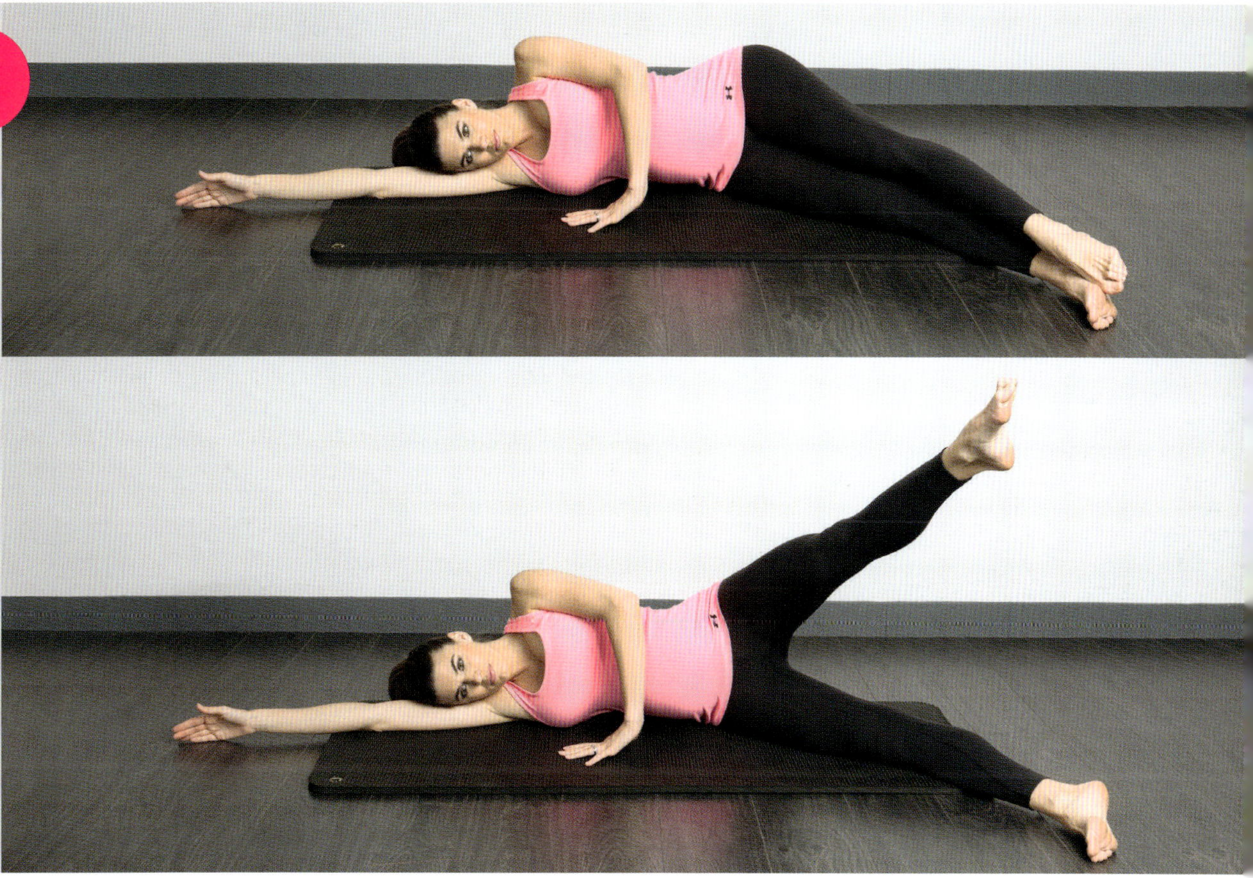

6

X 5 À 10 REPS

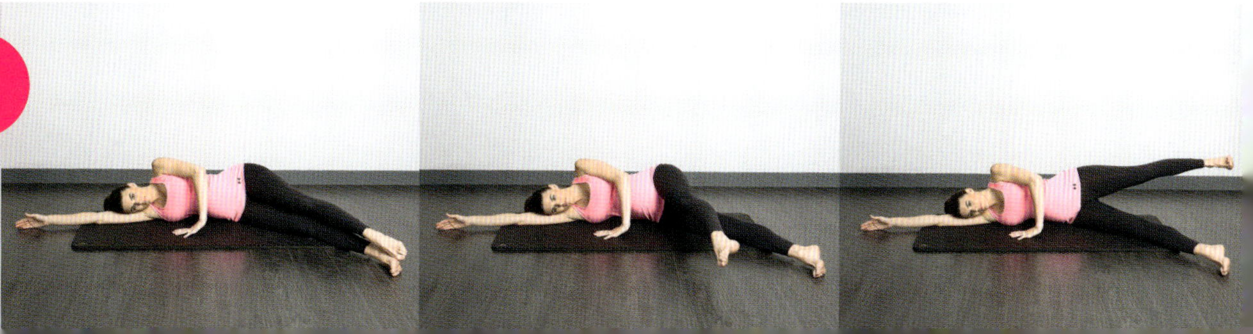

SÉANCE 3 CIRCUIT RENFORCEMENT PROFOND

DURÉE TOTALE DE LA SÉANCE
10 à 20 minutes,
en fonction de votre rythme.

REPOS
Pendant la séance, pensez à toujours bien respirer (évitez de bloquer votre respiration).

MON CONSEIL
Si vous sentez que c'est plus agréable pour vos cervicales, vous pouvez faire les exercices où vous êtes couchée sur le côté en posant la tête sur un coussin épais et en plaçant le bras proche du sol devant vous, au sol, et non pas sous votre tête.

Évitez de faire ces exercices le ventre plein. Attendez au moins 2 heures après un repas avant de les pratiquer.

7 ROLL UP REVISITÉ

X 3 À 8 REPS

OBJECTIF ? Renforcer les abdominaux en profondeur ; assouplir la colonne vertébrale et le dos.

LET'S GO ! Asseyez-vous le dos bien droit, comme si vous étiez assise contre un mur. Tendez vos bras devant vous. Prenez une grande inspiration et, lorsque vous soufflez, descendez vertèbre après vertèbre votre dos vers le sol, en commençant par basculer le bassin. Ensuite, une fois que vous êtes allongée, saisissez l'arrière de vos deux cuisses avec vos mains, inspirez pour lever la tête et basculez vers l'avant pour revenir assise en tirant sur vos jambes.

POUR LES MUMS AU DOS FRAGILE : pour remonter en position assise, tournez-vous sur le côté comme un nouveau-né et prenez appui sur vos mains pour reprendre en douceur la position assise.

8 PONT LEVÉ D'UNE JAMBE

X 2 À 5 REPS PAR JAMBE

OBJECTIF ? Renforcer les abdominaux et les fessiers en profondeur.

LET'S GO ! Allongez-vous sur le tapis, genoux fléchis et talons assez proches des fessiers. Prenez une inspiration et, quand vous soufflez, montez votre bassin en gardant le centre très actif. Fixez cette position, inspirez et, lorsque vous soufflez, allongez la jambe droite en gardant le reste du corps hyper-stable. Replacez le pied droit au sol, puis changez de jambe. Vous pouvez reposer le bassin au sol après chaque mouvement de jambe, ou le garder décollé et fixe (c'est plus dur !).

POUR LES MUMS QUI DÉBUTENT : levez la jambe, mais en gardant le genou plié, et amenez-le vers le buste. Alternez bien les jambes.

// Suite de la séance sur la double page suivante //

7

3 À REPS

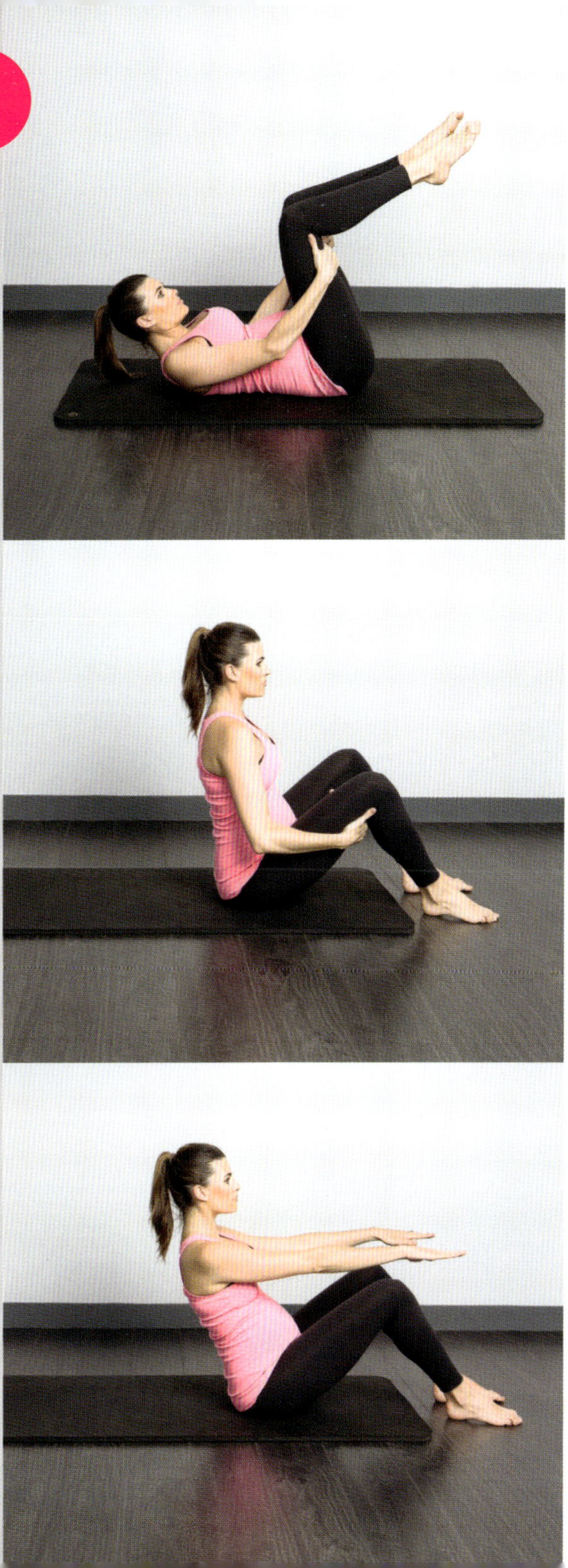

8

X 2 À 5 REPS

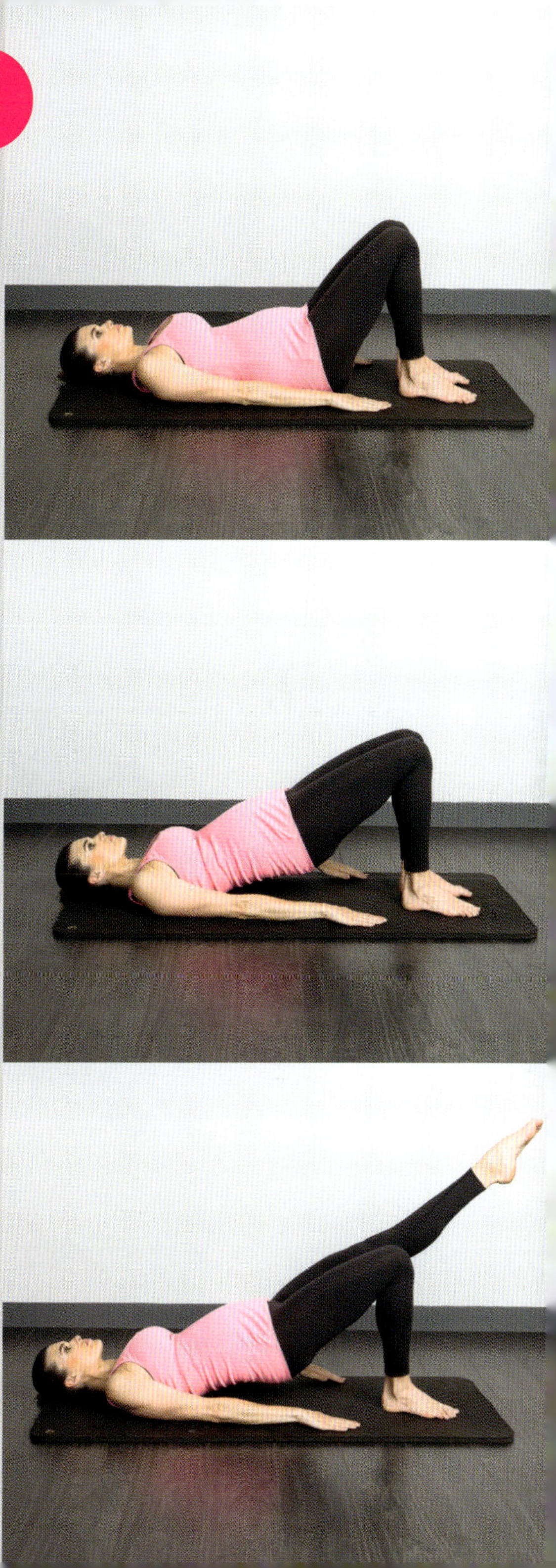

SÉANCE 3 CIRCUIT RENFORCEMENT PROFOND

DURÉE TOTALE DE LA SÉANCE
10 à 20 minutes,
en fonction de votre rythme.

REPOS
Pendant la séance, pensez à toujours bien respirer (évitez de bloquer votre respiration).

MON CONSEIL
Ce trimestre est parfois très éprouvant, et certaines mums sont épuisées. La séquence de cette page vous fera le plus grand bien.

9 SIRÈNE

X 2 INCLINAISONS DE CHAQUE CÔTÉ, PIEDS POSÉS DU CÔTÉ DROIT
X 2 INCLINAISONS DE CHAQUE CÔTÉ, PIEDS POSÉS DU CÔTÉ GAUCHE

OBJECTIF ? Étirer la taille et le dos ; renforcer les obliques.

LET'S GO ! Asseyez-vous dos bien droit, genoux fléchis, jambes décalées l'une par rapport à l'autre. Vos pieds pointent tous deux vers le mur à droite de la pièce dans laquelle vous êtes. Placez votre main gauche au sol et levez votre bras droit vers le plafond en prenant votre inspiration. À l'expiration, inclinez-vous vers le côté gauche, en cherchant toujours à vous grandir, puis saisissez votre cheville droite avec votre main droite, inspirez en levant le bras gauche et inclinez-vous vers le côté droit. Refaites cet enchaînement une fois de chaque côté, puis reprenez la position de départ, mais cette fois en dirigeant les pieds vers le mur gauche de la pièce. Refaites les inclinaisons de chaque côté, deux fois.

10 POSTURE DE L'ENFANT

X 3 À 5 RESPIRATIONS COMPLÈTES

OBJECTIF ? Assouplir le bassin et soulager le dos.

LET'S GO ! Placez-vous à quatre pattes, puis, en expirant, amenez votre bassin sur vos talons. Les genoux sont bien ouverts pour que le ventre puisse se relâcher entre les cuisses. Si la position est inconfortable pour les épaules, superposez vos deux mains sous votre front.

POUR LES MUMS AUX CHEVILLES DOULOUREUSES : placez-vous en appui sur les orteils.

11 ALLONGÉE SUR LE CÔTÉ DROIT

AUTANT DE TEMPS QUE VOUS LE SOUHAITEZ

OBJECTIF ? Se chouchouter, prendre soin de soi.

LET'S GO ! Placez-vous sur le côté droit, bras replié sous la tête, avec éventuellement un coussin entre votre tête et votre bras. Fermez les yeux, relâchez tous les muscles et reposez-vous !

POUR UN CONFORT IDÉAL : avoir un coussin de grossesse.

9

X 2 INCLINAISONS

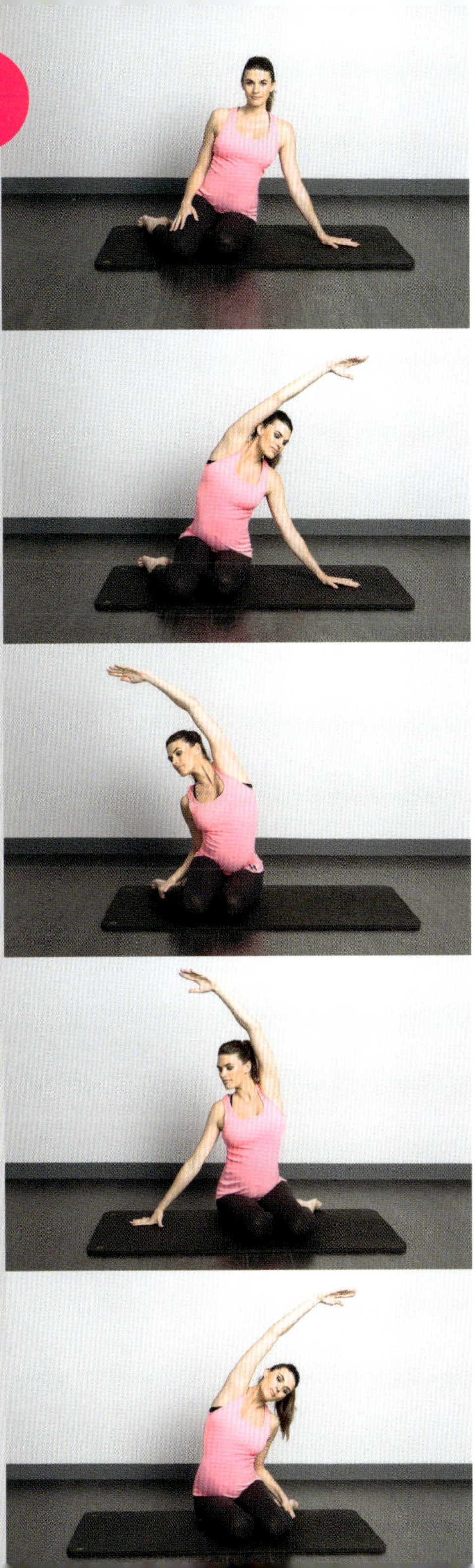

10

X 3 À 5 RESPIRATIONS

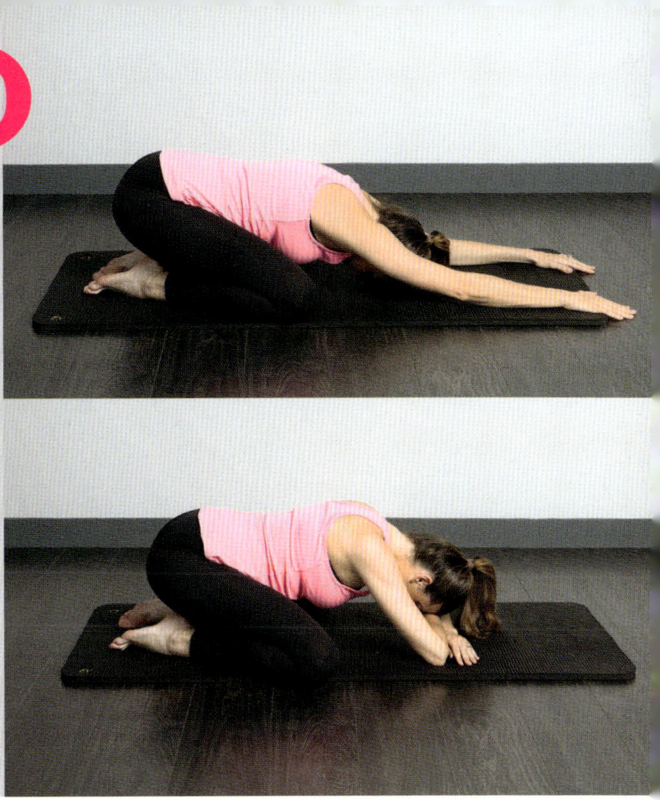

11

AUTANT QUE VOUS LE SOUHAITEZ

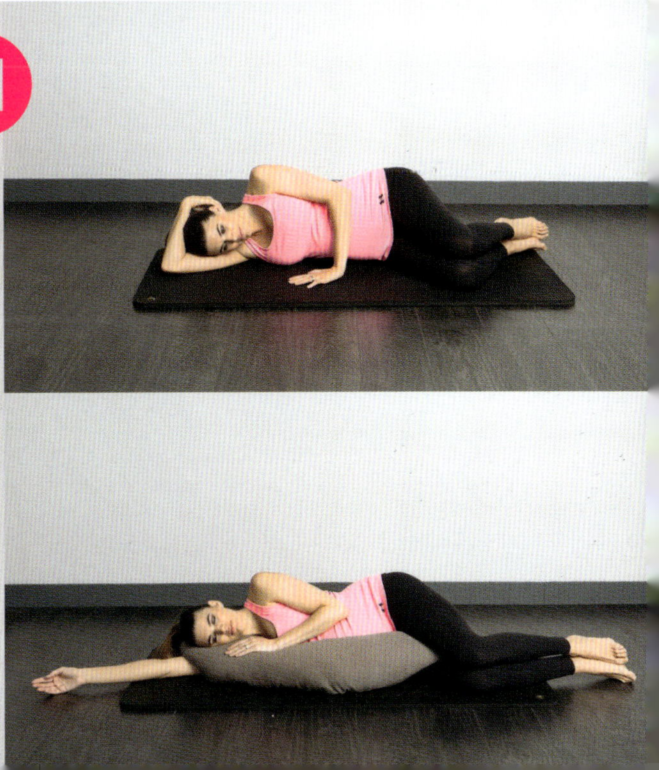

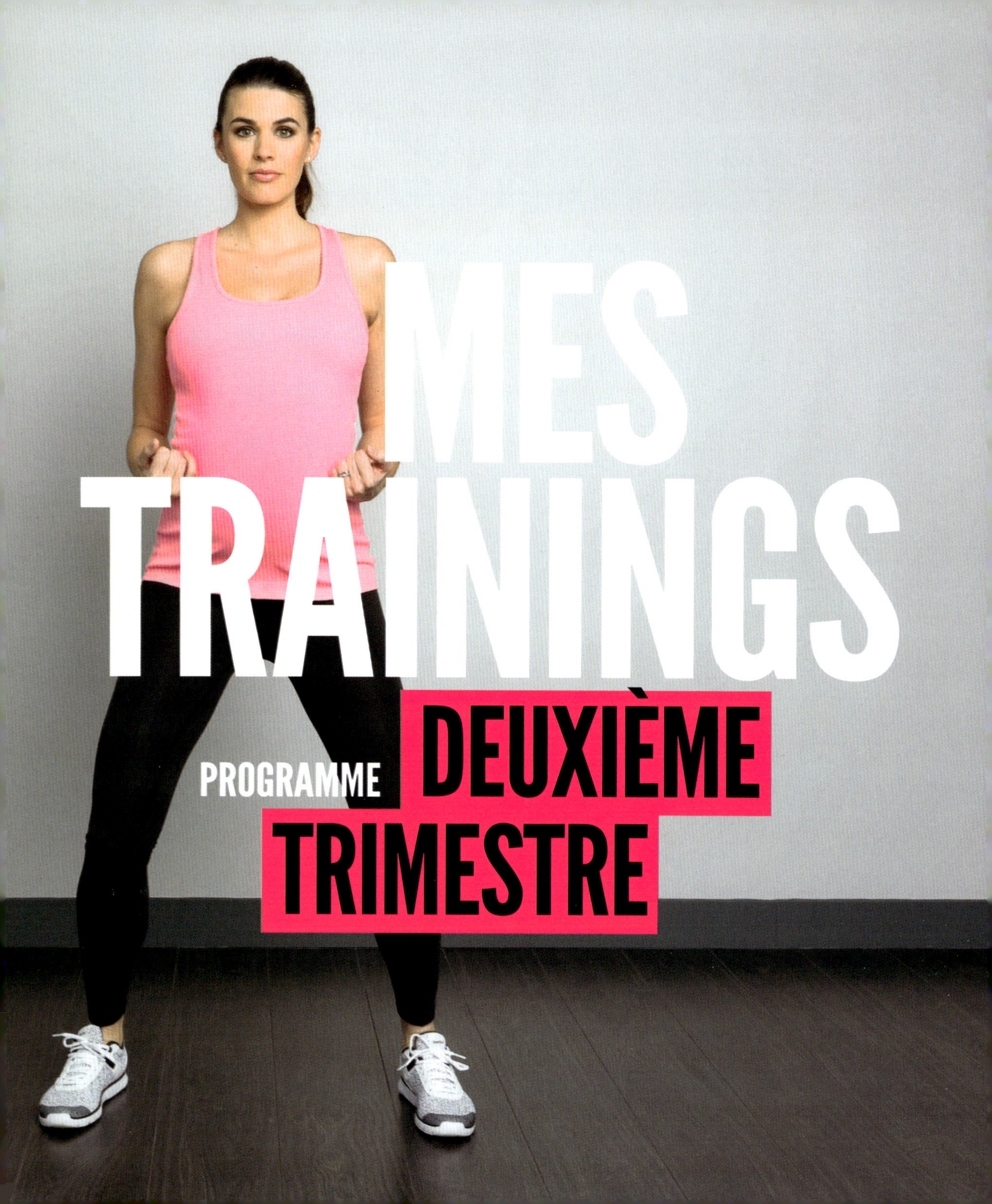

MES TRAININGS

PROGRAMME DEUXIÈME TRIMESTRE

À ce stade de votre grossesse, les nausées s'estompent, l'énergie revient, vous êtes moins fatiguée, plus dynamique et souvent plus détendue, aussi. Votre utérus prend plus de place et votre ventre se dévoile enfin ! Vous êtes enceinte, et ça se voit ! Du coup, les trainings du deuxième trimestre sont adaptés à votre corps, qui a évolué ces dernières semaines.

En dehors de votre ventre, qui grossit, vous avez sûrement pris du poids et vos seins sont plus lourds et plus volumineux. On ajuste les entraînements à votre physiologie : on booste maintenant le cardio en fitness, on cible davantage encore les étirements en yoga et le travail du périnée en pilates. Les exercices de chaque séance visent le renforcement de tout le corps (dont le fameux périnée !), la mobilité et la souplesse.

EN SÉANCE 1 FITNESS

FOCUS CARDIO !

Normalement, au 2e trimestre, vous devez vous sentir en pleine forme ! Profitez-en pour augmenter le cardio (tout en restant dans votre zone de confort) et pour bosser toujours autant le renforcement musculaire, du haut (comme les pompes !) et du bas du corps (fentes, squats…), sans négliger les obliques (planche sur le côté).

EN SÉANCE 2 YOGA

FOCUS ÉTIREMENTS

On cible les meilleures postures de yoga pour que vous puissiez étirer et renforcer vos muscles en profondeur, travailler votre souplesse (dont les hanches, qui en ont bien besoin !), dénouer les tensions et apaiser les différents maux liés à la grossesse (mal de dos, sciatique…).

EN SÉANCE 3 PILATES

FOCUS PÉRINÉE ET TRANSVERSE

Si vous n'étiez pas une habituée du pilates au 1er trimestre, vous avez désormais les notions de base pour être de plus en plus à l'aise dans les exercices de *core training* (centre du corps). Place au renforcement du périnée, de transverse, du dos, mais également du bas du corps ! L'efficacité est à son maximum ! Avec ce genre de séance, vous vous sentez vraiment une fit-mum.

SÉANCE 1
CIRCUIT TONIFIANT

DURÉE TOTALE DE LA SÉANCE
10 à 20 minutes,
en fonction de votre rythme.

REPOS
30 secondes à 1 minute entre deux exercices, mais vous pouvez les enchaîner si vous êtes en forme.

MON CONSEIL
Au 2e trimestre, on a plus d'énergie ! Ajoutez à votre programme de la semaine 20 à 30 minutes de marche rapide par jour.

1 TALONS-FESSES STEP TOUCH BRAS DEVANT

X 10 À 20 REPS

OBJECTIF ? Réveiller les muscles, tonifier les fessiers et les cuisses, augmenter le rythme cardiaque et améliorer la coordination !

LET'S GO ! Tenez-vous debout, jambes légèrement écartées et pliées. Montez le talon à la fesse en tendant vos bras devant, jambe d'appui au sol tendue, puis changez de côté. Soufflez en activant le périnée quand vous montez le talon, pour protéger le bas du dos (comme au 1er trimestre, faites comme si vous reteniez un gaz ou une envie pressante pour contracter le périnée). Vous pouvez faire le même mouvement en gardant les poings à la taille. Veillez à rester gainée (serrez le ventre comme pour rentrer dans un pantalon trop petit) afin de ne pas exagérer la cambrure du dos !

2 FENTE STATIQUE DROITE, PUIS GAUCHE

X 5 À 20 REPS PAR JAMBE

OBJECTIF ? Rendre les jambes plus toniques pour bien porter son ventre arrondi !

LET'S GO ! Mettez-vous debout, pied droit devant, pied gauche derrière sur la pointe de pied, talon bien décollé. Pliez les jambes en veillant à ce que le poids du corps soit réparti de manière égale entre le talon de la jambe avant et la pointe de la jambe arrière. Maîtrisez le geste en résistant à l'action de la gravité. Inspirez pour descendre, puis expirez pour remonter en contractant très fort les fessiers et les muscles des cuisses.

POUR MIEUX GARDER L'ÉQUILIBRE : augmentez l'écart entre vos jambes ou tenez-vous à un mur !

3 MONTÉE DE LA JAMBE ARRIÈRE EN DYNAMIQUE

X 6 À 20 REPS DE CHAQUE CÔTÉ

OBJECTIF ? Galber les fessiers et brûler des calories !

LET'S GO ! Mettez-vous debout, pieds écartés de la largeur des épaules. Pliez vos genoux et, à l'expiration, tendez une jambe vers l'arrière, pointe du pied tournée vers l'extérieur, en contractant les fessiers. Expirez en activant les abdos et le périnée lors du mouvement pour limiter le risque de trop cambrer le dos. Au besoin, inclinez légèrement le buste vers l'avant, mais en gardant la colonne vertébrale droite. Changez de jambe.

POUR LES MUMS DONT LA TENSION EST BASSE : tenez-vous au dossier d'une chaise.

// Suite de la séance sur la double page suivante //

1

X 10 À 20 REPS

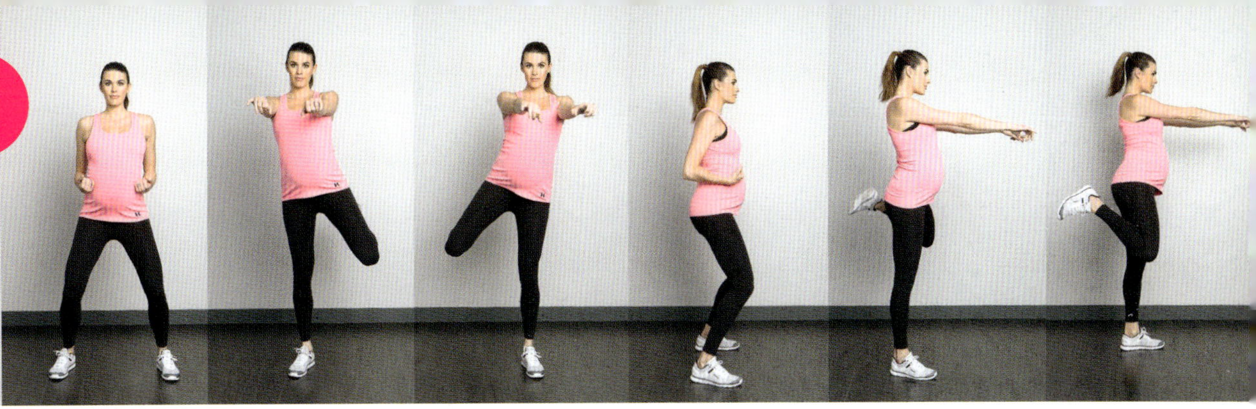

2

X 5 À 20 REPS

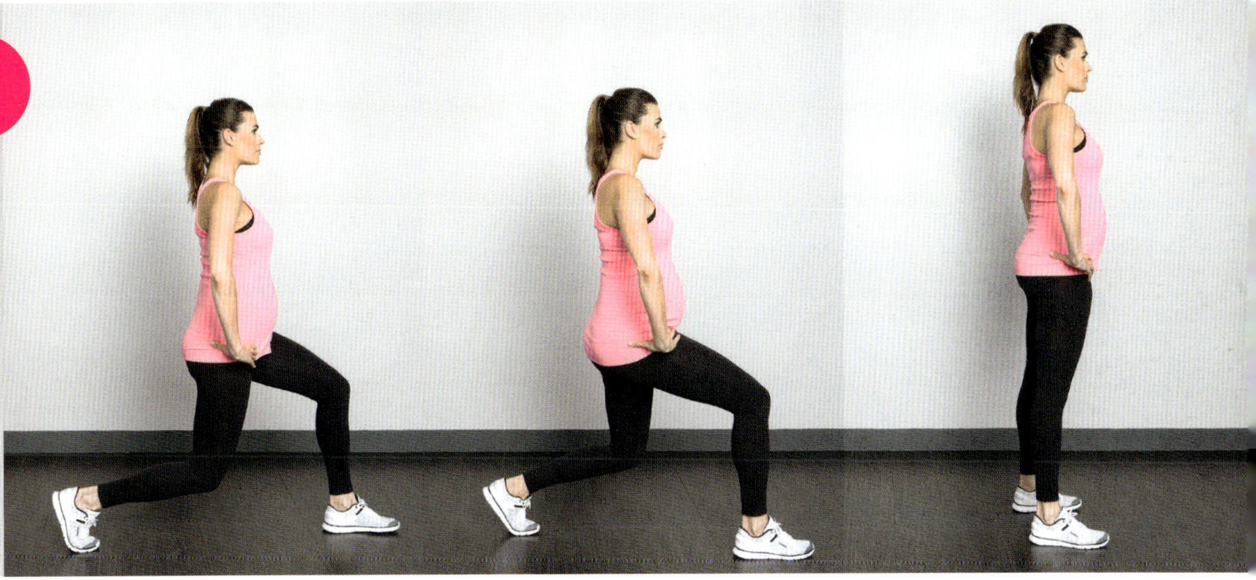

3

X 6 À 20 REPS

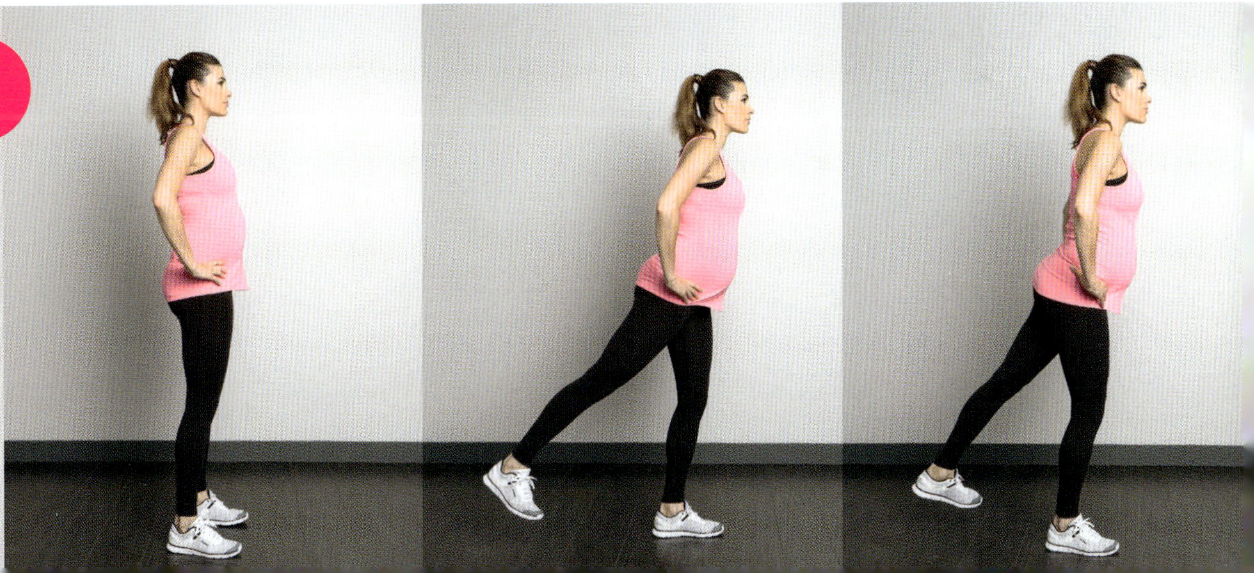

SÉANCE 1 CIRCUIT TONIFIANT

DURÉE TOTALE DE LA SÉANCE

10 à 20 minutes, en fonction de votre rythme.

REPOS

Arrêtez-vous 30 secondes à 1 minute entre deux exercices, mais enchaînez-les si vous êtes en forme.

MON CONSEIL

Si vous avez une forme d'enfer et que vous pratiquiez déjà le vélo en salle avant votre grossesse, tentez un cours d'indoor cycling pour booster votre cardio (en remontant votre guidon afin de garder le dos droit et d'avoir de la place pour le ventre). En revanche, interdiction de faire du vélo de route : les risques de chute sont trop grands !

4 SQUATS SUMO LENTS, PUIS DYNAMIQUES

X 5 À 20 REPS

OBJECTIF ? Galber les cuisses et les fessiers ; rendre les jambes plus puissantes.

LET'S GO ! Les mains sur les hanches, les pieds bien ouverts (à 10 h 10), fléchissez les genoux en les poussant vers l'extérieur. Revenez jambes tendues en poussant bien sur les talons et en soufflant. Gardez le dos le plus droit possible, comme si vous glissiez le long d'un mur. Maintenez le ventre et le périnée contractés pour protéger le bas de votre dos.

5 POMPES SERRÉES SUR CHAISE

X 3 À 10 REPS

OBJECTIF ? Muscler l'arrière des bras et le haut du dos.

LET'S GO ! Tenez-vous debout, mains posées sur les bords ou sur le dossier d'une chaise, jambes serrées et tendues, corps incliné et droit comme une planche. Pliez les coudes en avançant le poids du corps vers le mur devant vous, puis revenez bras tendus en soufflant. Les coudes restent serrés le long du buste. Votre limite ? Votre capacité à garder vos épaules basses et fixes. Inutile de descendre trop bas pour que l'exercice soit efficace !

POUR LES MUMS FATIGUÉES OU AVEC PEU DE FORCE DANS LES BRAS : faites un micromouvement, l'amplitude s'améliorera avec la pratique !

6 SIDE PLANK DYNAMIQUE

X 3 À 5 REPS DE CHAQUE CÔTÉ

OBJECTIF ? Garder un ventre tonique pour porter votre bébé ; améliorer la tonicité des bras et du dos.

LET'S GO ! Mettez-vous en appui sur votre avant-bras droit, genoux alignés avec le bassin, épaule au-dessus du coude. Inspirez en vous grandissant et en éloignant le buste du coude. Pensez à ne pas vous écrouler sur le bras posé au sol. À l'expiration, levez le bassin, puis redescendez en maîtrisant le mouvement.

POUR LES MUMS EN FORME : vous pouvez tendre la jambe gauche dans le prolongement de votre corps. Veillez surtout à bien garder l'épaule basse, car on a souvent tendance à monter l'épaule dans cette position !

// Suite de la séance sur la double page suivante //

4

X 3 À 20 REPS

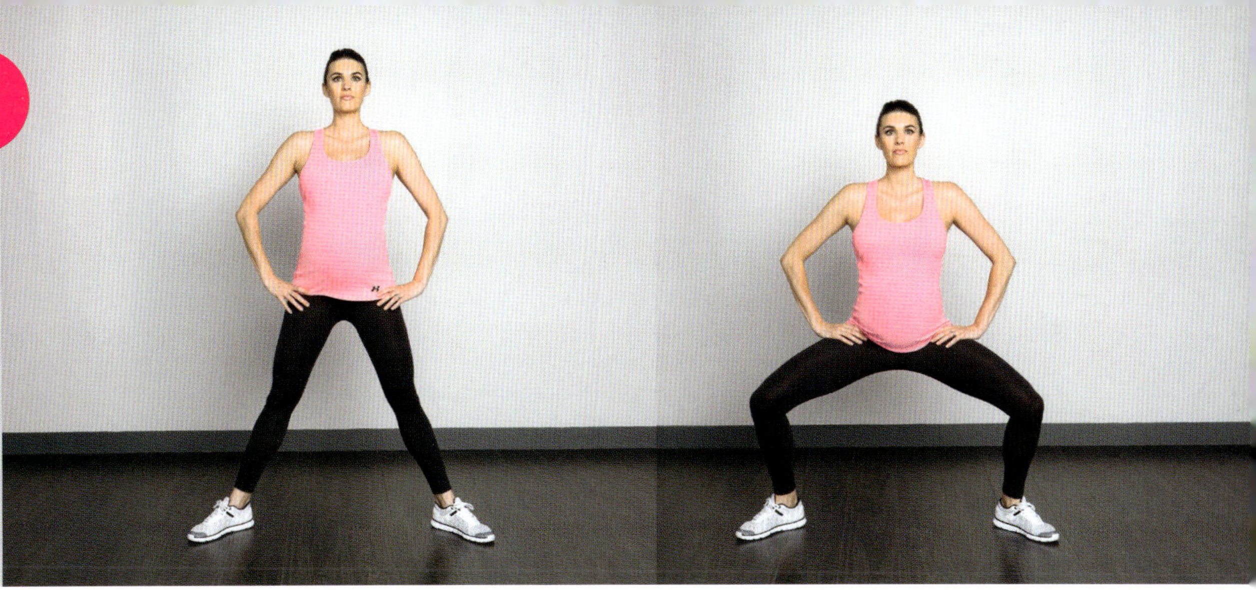

5

X 3 À 10 REPS

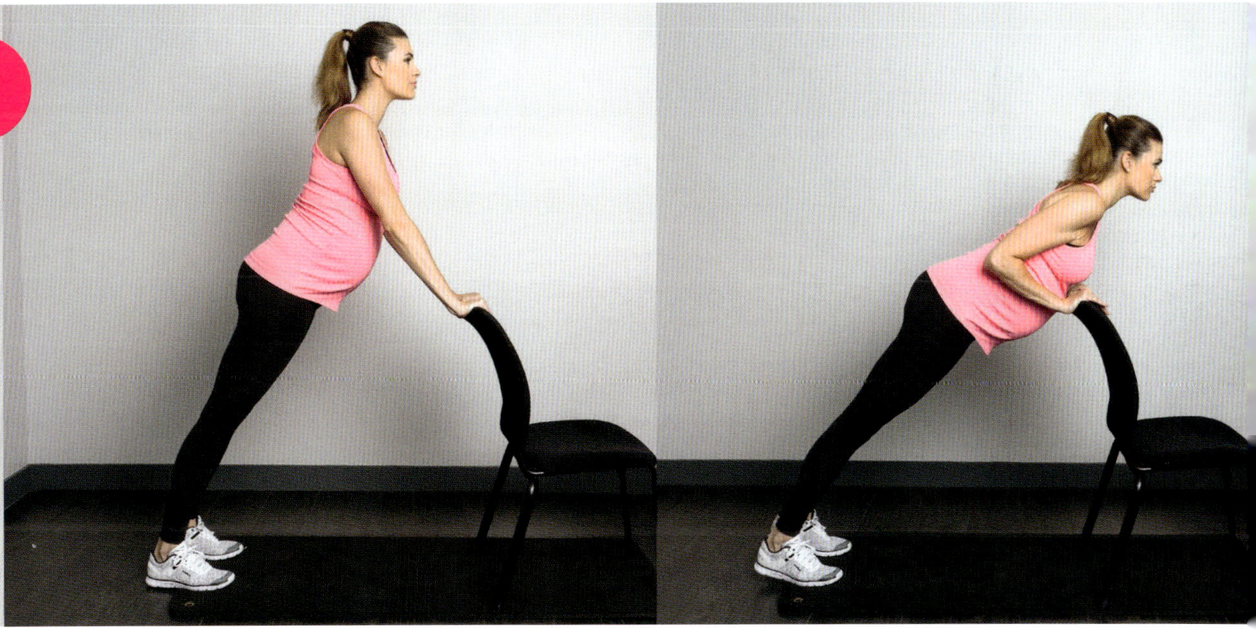

6

X 3 À 5 REPS

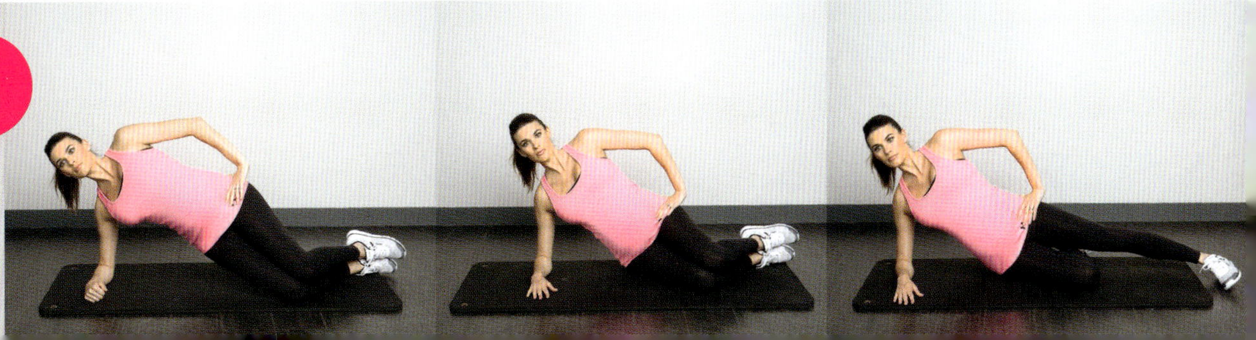

SÉANCE 1 CIRCUIT TONIFIANT

DURÉE TOTALE DE LA SÉANCE

10 à 20 minutes,
en fonction de votre rythme.

REPOS

Arrêtez-vous 30 secondes à 1 minute entre deux exercices, mais enchaînez-les si vous êtes en forme.

MON CONSEIL

Comme vous avez plus la pêche, vous vous dépensez davantage qu'au 1er trimestre. Pensez à bien vous hydrater et buvez au moins trois grands verres d'eau de plus par jour !

7 ÉTIREMENTS DU PSOAS

X 3 À 5 RESPIRATIONS COMPLÈTES DE CHAQUE CÔTÉ

OBJECTIF ? Assouplir les hanches.

LET'S GO ! Mettez-vous en chevalier servant, genou de la jambe avant bien aligné avec la cheville. Inspirez profondément et, sur l'expiration, avancez le bassin vers le mur devant vous. Pensez en même temps à vous grandir et à serrer le périnée pour protéger votre dos. La sensation d'étirement (agréable) est sur l'avant de la cuisse arrière. Si le bas du dos tire, réduisez l'amplitude !

POUR ALLER PLUS LOIN… Si votre jambe gauche est celle de derrière, levez le bras gauche et inclinez légèrement votre buste vers la droite.

8 FENTE & STRETCH

X 3 À 5 RESPIRATIONS DE CHAQUE CÔTÉ

OBJECTIF ? Étirer le mollet et l'arrière de la jambe ; renforcer le haut du dos.

LET'S GO ! Les mains posées à plat sur un mur, étirez bien la colonne vertébrale vers le plafond. La jambe de derrière est tendue, celle de devant est fléchie. Inspirez, puis, à l'expiration, poussez le talon vers le sol et, simultanément, poussez les deux mains contre le mur, en gardant votre auto-grandissement. À l'inspiration, allégez la pression. Ensuite, changez de jambe. Vous allez ressentir une chaleur dans les bras et le haut du dos, et un étirement à l'arrière de votre jambe.

POUR ALLER PLUS LOIN… Plus votre jambe arrière sera éloignée de la jambe avant, plus l'étirement sera intense.

9 POSTURE DE L'ENFANT

X 3 À 5 RESPIRATIONS COMPLÈTES

OBJECTIF ? Assouplir le bassin et soulager le dos.

LET'S GO ! Placez-vous à quatre pattes, puis, en expirant, amenez votre bassin sur vos talons. Les genoux sont bien ouverts pour que vous puissiez relâcher le ventre entre les cuisses. Si la position vous semble inconfortable au niveau des épaules, superposez vos deux mains sous votre front.

POUR LES MUMS AUX CHEVILLES DOULOUREUSES : placez-vous en appui sur vos orteils.

7

X 3 À 5 RESPIRATIONS

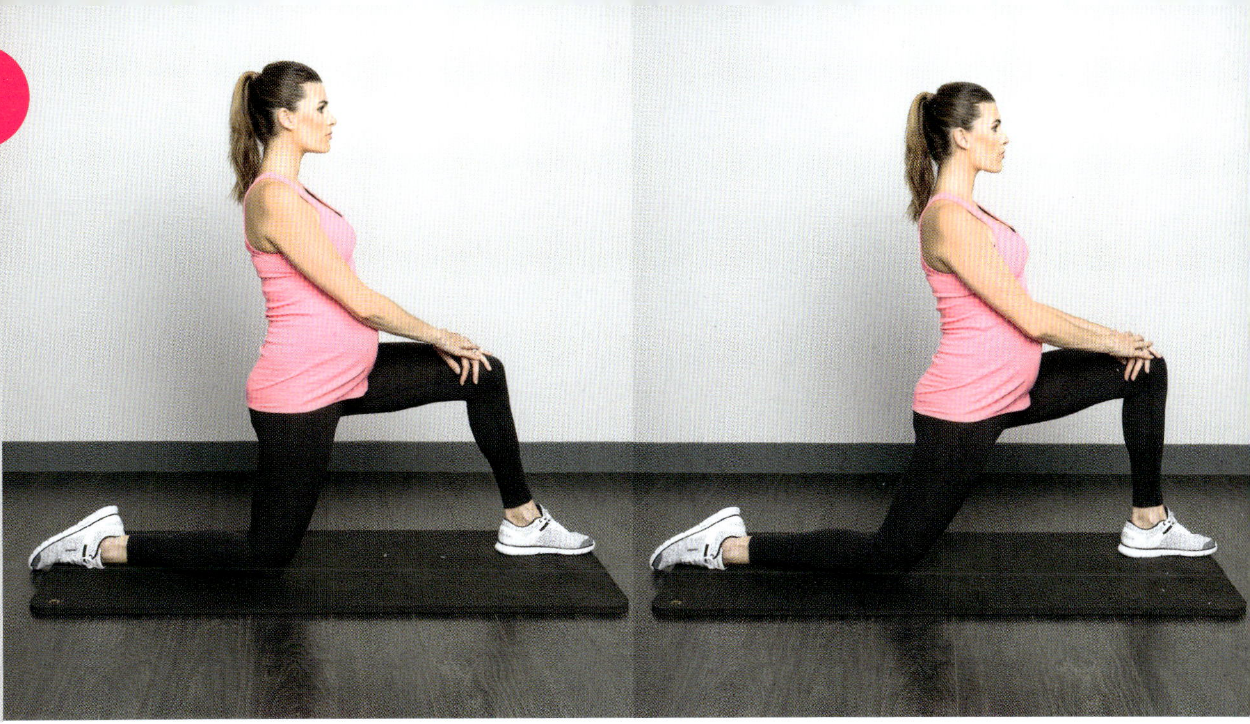

8

X 3 À 5 RESPIRATIONS

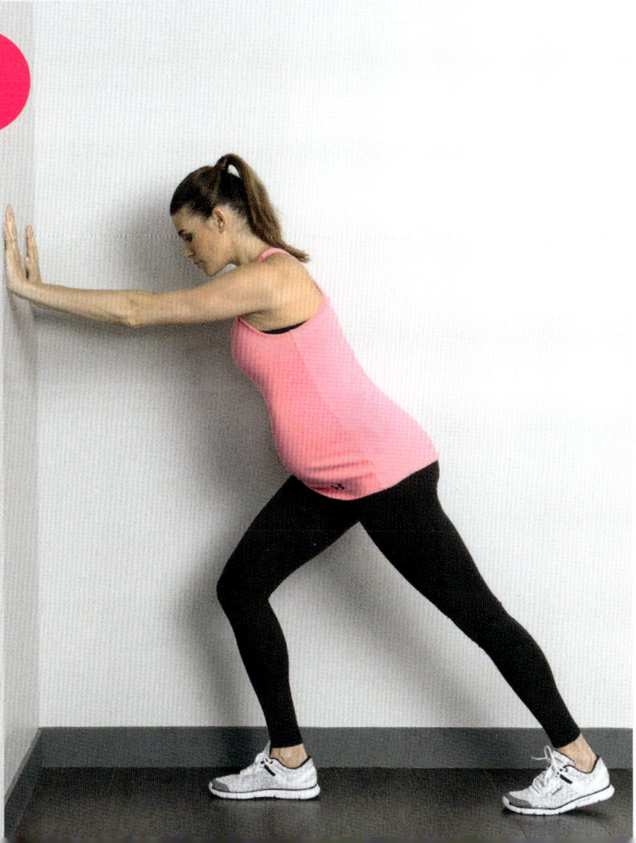

9

X 3 À 5 RESPIRATIONS

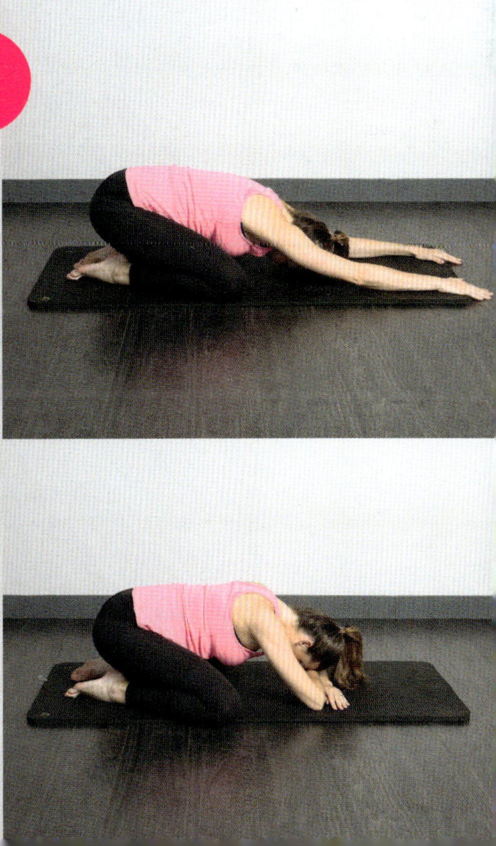

SÉANCE 2 CIRCUIT ÉNERGISANT & RELAXANT

DURÉE TOTALE DE LA SÉANCE

10 à 20 minutes,
en fonction de votre rythme.

REPOS

Vous pouvez vous arrêter entre deux différentes postures, ou les enchaîner.

MON CONSEIL

Si vous avez une tension un peu basse ou un peu trop haute, faites une pause après chaque posture.

1 POSTURE DE LA MONTAGNE ET POSTURE DE LA DÉESSE

X 3 À 5 RESPIRATIONS COMPLÈTES

OBJECTIF ? Fortifier les jambes, les muscles du centre du corps et le dos ; assouplir le bassin.

LET'S GO ! Tenez-vous debout, jambes écartées de deux fois la largeur de vos épaules, pointe des pieds à 10 h 10. Étirez le sommet du crâne vers le plafond, inspirez en allongeant les bras vers le haut, levez la poitrine et dirigez votre regard vers le haut. Expirez en pliant franchement les jambes, descendez le bassin vers le bas, genoux à l'aplomb des chevilles. Tendez les bras sur les côtés. Vous pouvez aussi placer le dos de vos mains contre l'intérieur des cuisses afin d'ouvrir un peu plus le buste.

PENSEZ À rentrer le coccyx vers l'avant pour éviter de trop cambrer le dos.

2 3 CHIEN TÊTE EN BAS ET POSTURE DU COBRA

X 3 À 5 RESPIRATIONS COMPLÈTES

OBJECTIF ? Assouplir le corps, soulager le dos et stimuler l'énergie intérieure ; renforcer les poignets et les bras.

LET'S GO ! À partir de la posture de la déesse, refermez vos jambes et descendez les mains sur votre tapis en pliant les genoux si vos jambes sont un peu raides. Avancez les mains pour les aligner avec les épaules : vous êtes maintenant à quatre pattes. Inspirez et, lorsque vous soufflez, soulevez le bassin vers le plafond en repoussant le sol avec la paume de vos mains. Au départ, vos genoux peuvent rester pliés pour que votre dos s'allonge vraiment grâce au poids de la tête. Vous voilà dans la posture du chien tête en bas. Restez ainsi le temps de 3 à 5 respirations. Posez les genoux au sol, relevez la tête et portez votre regard au loin, puis pliez les coudes en avançant la poitrine vers le mur devant vous. Votre corps ondule comme une vague. Relevez yeux et tête vers le plafond. Veillez à bien ouvrir les jambes tendues derrière vous et à bien contracter les fessiers. Vous faites le cobra !

POUR LES MUMS À LA TENSION TRÈS BASSE OU TRÈS HAUTE : choisissez la position de l'enfant (voir p. 126, posture 9) à la place du chien tête en bas.

// Suite de la séance sur la double page suivante //

1

X 3 A 5 RESPIRATIONS

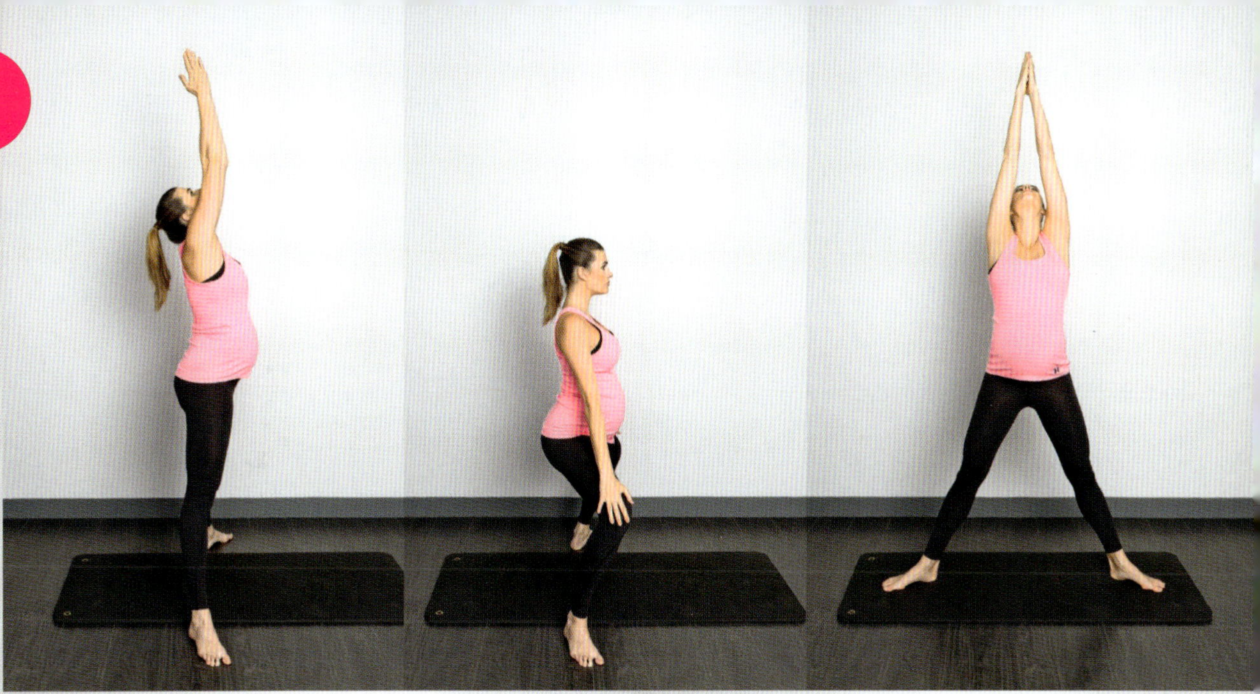

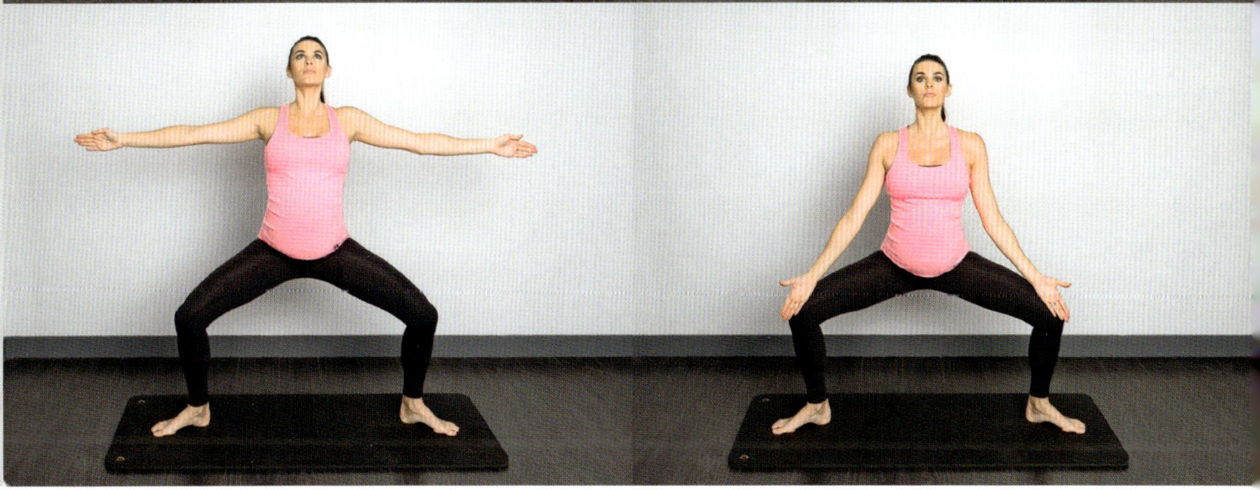

2

X 3 A 5 RESPIRATIONS

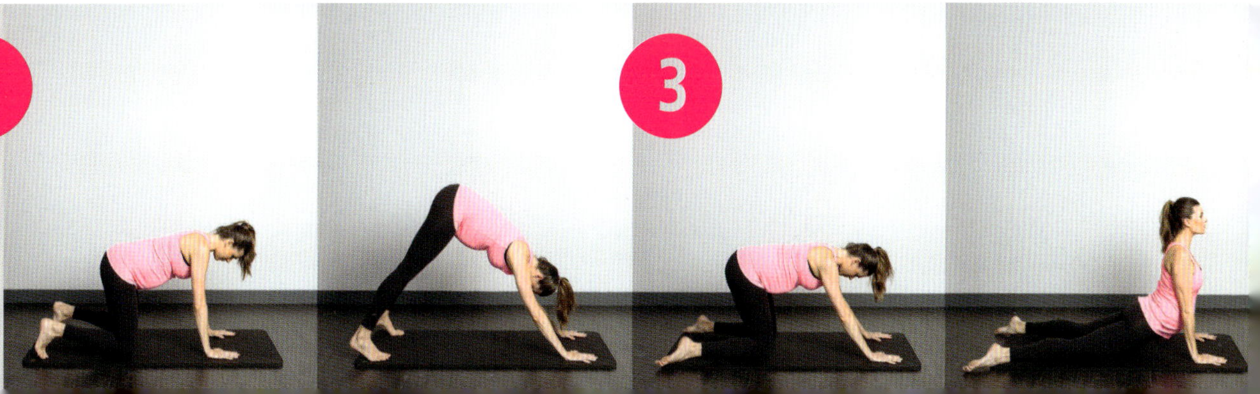

SÉANCE 2 CIRCUIT ÉNERGISANT & RELAXANT

DURÉE TOTALE DE LA SÉANCE
10 à 20 minutes,
en fonction de votre rythme.

REPOS
Vous pouvez vous arrêter entre deux différentes postures, ou les enchaîner.

MON CONSEIL
Essayez de respirer le plus souvent possible par le nez, afin de tirer le plus possible de bénéfice des postures.

4 POSTURE DU CHAMEAU

X 2 À 5 RESPIRATIONS COMPLÈTES

OBJECTIF ? Stimuler le système nerveux et améliorer la digestion ; assouplir les hanches et le dos.

LET'S GO ! Ouvrez les genoux d'un peu plus que la largeur de vos hanches et redressez-vous. Prenez une inspiration et, en soufflant, placez les mains à l'arrière de votre bassin, puis poussez celui-ci vers l'avant. Vos doigts peuvent aussi être dirigés vers le sol.

POUR LES MUMS À L'AISE ET QUI SOUHAITENT ALLER PLUS LOIN : placez les mains l'une après l'autre sur vos chevilles. Poussez le thorax vers le ciel (ne vous écroulez pas sur vos bras). Si vous sentez une douleur dans le bas du dos, revenez à la position initiale.

5 POSTURE DU GUERRIER 2

X 3 À 5 RESPIRATIONS COMPLÈTES DE CHAQUE CÔTÉ

OBJECTIF ? Renforcer les jambes et le dos ; assouplir les hanches.

LET'S GO ! En position debout, reculez votre jambe gauche loin derrière vous en gardant le talon au sol et la pointe du pied orientée selon un angle ouvert à 5 degrés. Dirigez votre bassin et vos épaules bien alignés vers le mur sur votre gauche. Le genou de la jambe droite est fléchi et bien aligné au-dessus de la cheville. Tendez vos bras de chaque côté, votre regard se fixe sur un point imaginaire au sommet de votre main droite.

POUR LES MUMS EN FORME : amenez la cuisse droite parallèle au sol.

6 POSTURE DU GUERRIER INVERSÉ

X 3 À 5 RESPIRATIONS COMPLÈTES DE CHAQUE CÔTÉ

OBJECTIF ? Renforcer les jambes et le dos ; étirer les côtés du corps.

LET'S GO ! À partir du guerrier 2, posez votre main sur la jambe de derrière et levez l'autre bras vers le plafond. Votre regard se fixe sur le pouce de la main qui va vers le ciel.

7 POSTURE DU GRAND ÉTIREMENT LATÉRAL

X 3 À 5 RESPIRATIONS COMPLÈTES DE CHAQUE CÔTÉ

OBJECTIF ? Assouplir le bassin et renforcer les jambes ; étirer le côté et l'avant du corps.

LET'S GO ! À partir du guerrier inversé, placez votre avant-bras sur la cuisse de la jambe avant, qui est bien pliée. Inspirez et, en soufflant, amenez votre bras gauche bien tendu contre votre joue gauche. Prenez à nouveau une inspiration et, en soufflant, pivotez votre aisselle et votre bras gauche vers le plafond. Votre sensation doit vous guider : vous devez sentir un étirement net sur le côté avant gauche du corps.

ATTENTION, TECHNIQUE PRÉCISE ! Ne vous écroulez pas sur votre cuisse droite.

// Suite de la séance sur la double page suivante //

4

X 2 À 5 RESPIRATIONS

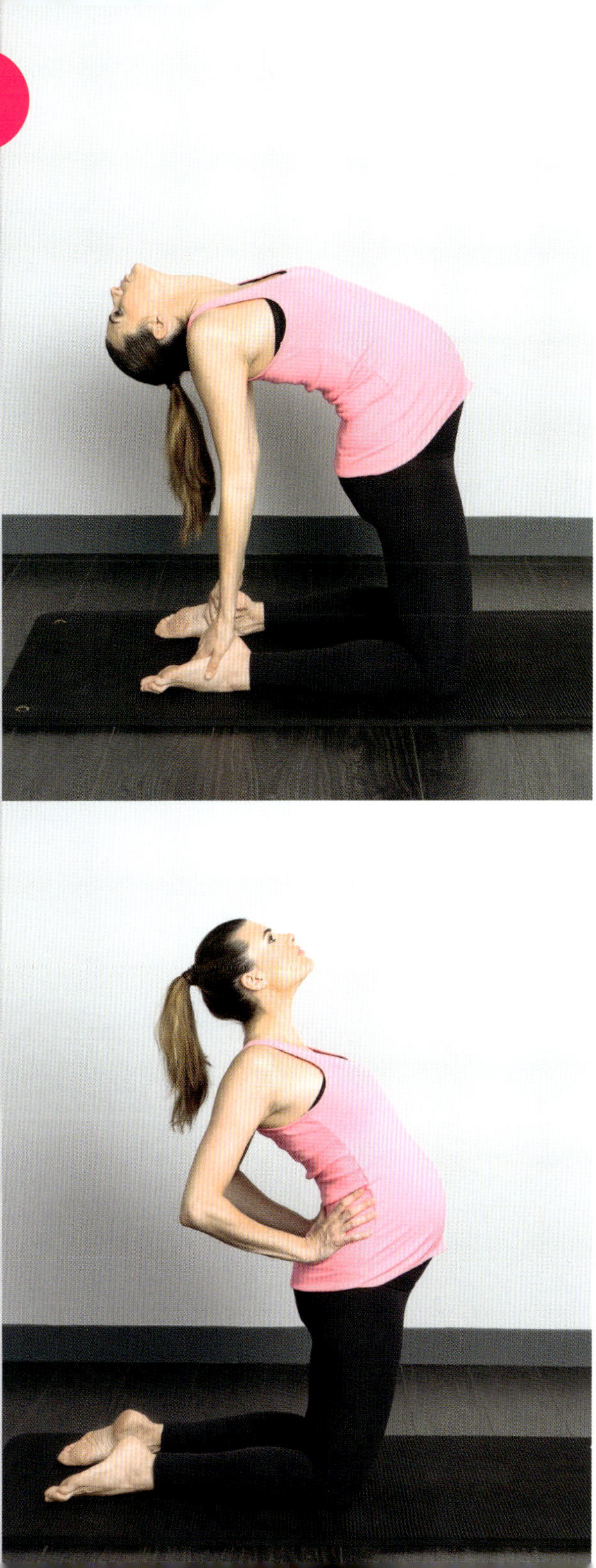

5

X 3 À 5 RESPIRATIONS

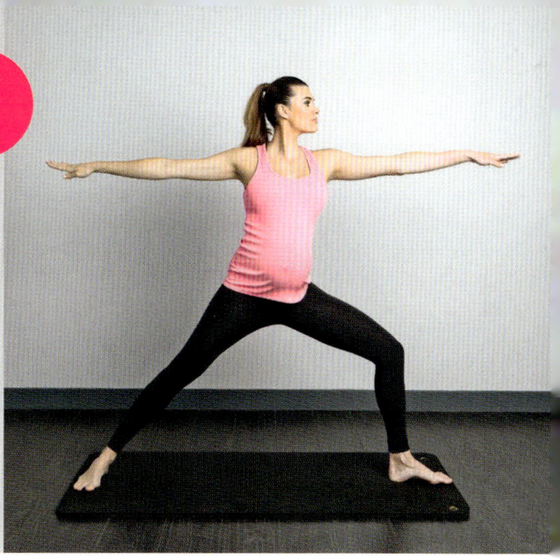

6

X 3 À 5 RESPIRATIONS

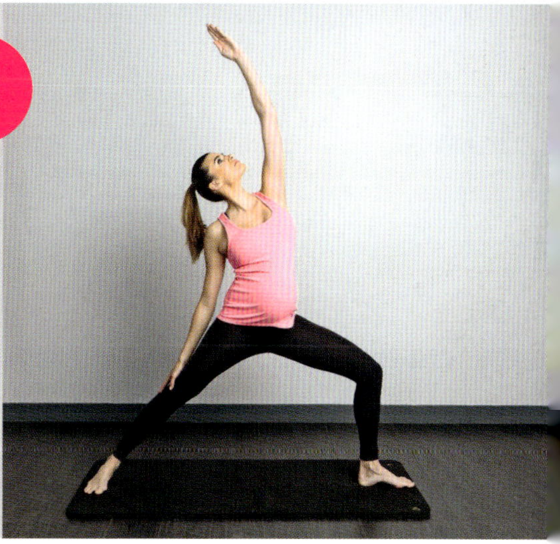

7

X 3 À 5 RESPIRATIONS

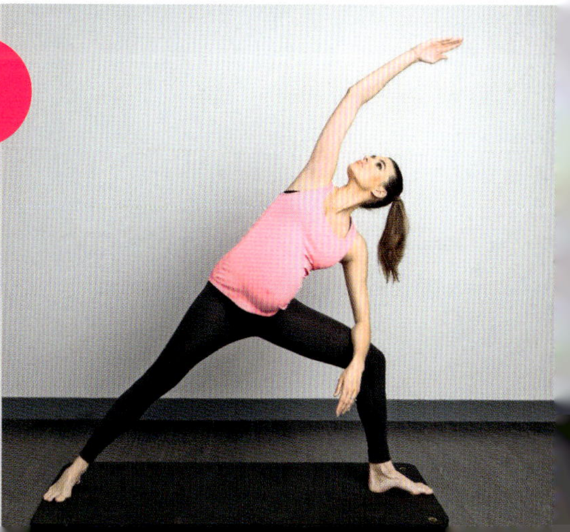

SÉANCE 2 CIRCUIT ÉNERGISANT & RELAXANT

DURÉE TOTALE DE LA SÉANCE

10 à 20 minutes, en fonction de votre rythme.

REPOS

Vous pouvez vous arrêter entre deux différentes postures, ou les enchaîner.

MON CONSEIL

Fixez votre regard sur un point stable pour maintenir votre posture. Cela vous aidera à calmer le stress et à améliorer votre concentration.

8 POSTURE DE L'ARBRE

X 4 À 10 RESPIRATIONS COMPLÈTES POUR CHAQUE JAMBE

OBJECTIF ? Améliorer la concentration et l'équilibre ; calmer le mental.

LET'S GO ! En appui sur la jambe droite, amenez votre pied gauche au niveau de la cheville, mollet ou cuisse droite. Vérifiez que votre genou droit est déverrouillé, et placez vos mains en prière devant votre poitrine. Le pied gauche presse doucement la jambe droite, qui est elle-même contractée. Restez ainsi en respirant plusieurs fois profondément, puis changez de jambe.

POUR LES MUMS À L'ÉQUILIBRE INCERTAIN : appuyez l'une de vos mains contre un mur.

9 POSTURE DU PIGEON

X 3 À 6 RESPIRATIONS COMPLÈTES POUR CHAQUE JAMBE

OBJECTIF ? Assouplir le bassin et soulager les douleurs du bas du dos.

LET'S GO ! Démarrez assise sur vos genoux, placez le genou droit à l'avant du tapis, jambe gauche tendue. Amenez le poids du corps sur cette dernière et cherchez à ressentir l'étirement dans votre hanche gauche. Inspirez, puis, en soufflant, pliez le genou gauche pour venir attraper votre cheville avec la main gauche et tirez doucement dessus. Redressez le dos, regardez droit devant vous et cherchez à garder le poids du corps davantage sur vos jambes que sur la main qui est en appui au sol.

SI VOUS N'ARRIVEZ PAS À ATTRAPER VOTRE CHEVILLE, aidez-vous d'une serviette ou d'une ceinture de sortie de bain que vous passerez autour de la cheville.

// Suite de la séance sur la double page suivante //

8

X 4 A 10 RESPIRATIONS

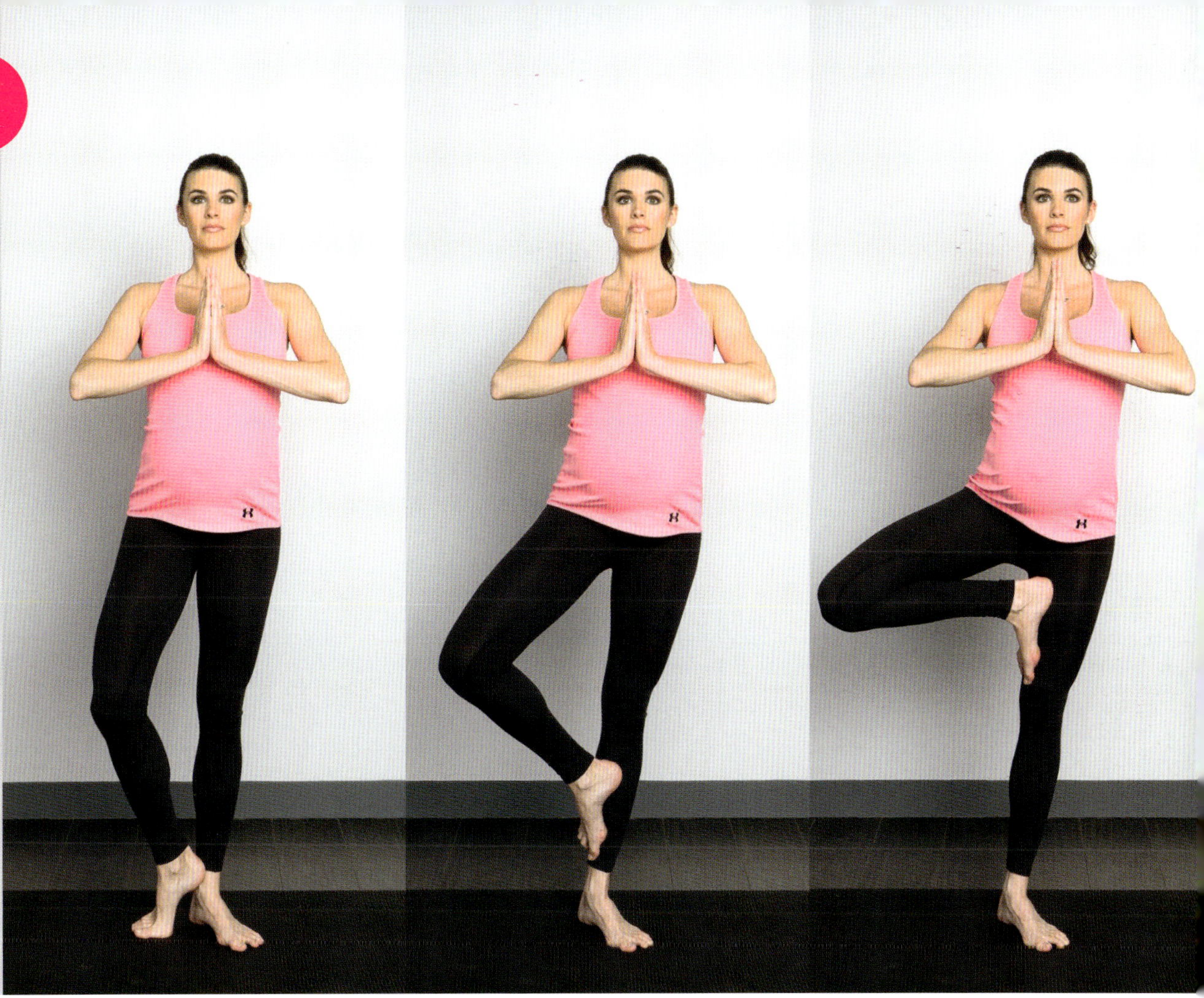

9

X 3 A 6 RESPIRATIONS

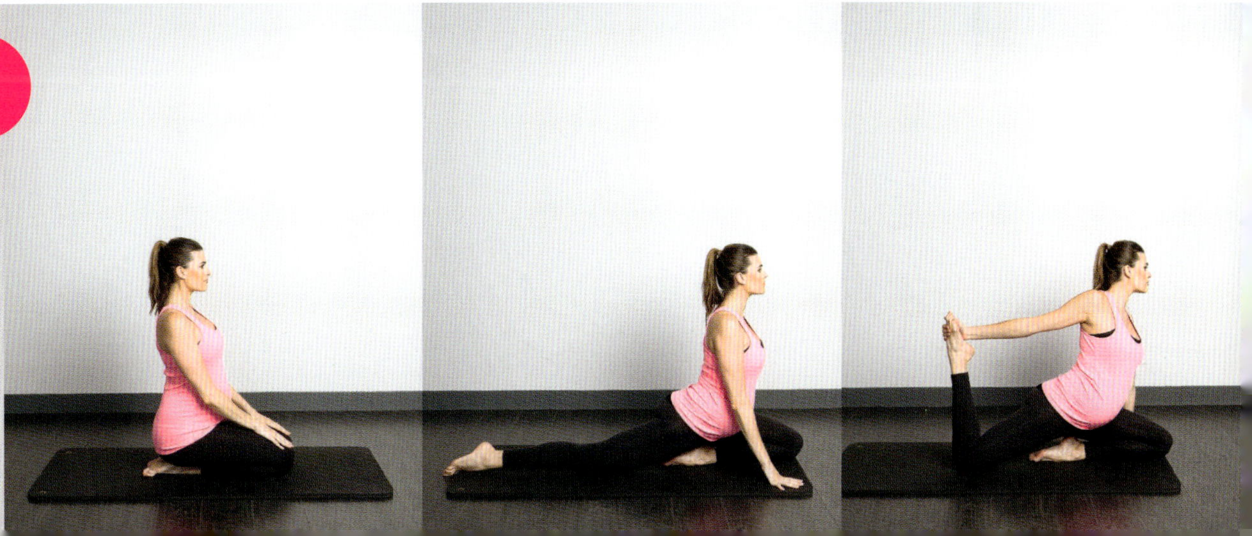

SÉANCE 2 CIRCUIT ÉNERGISANT & RELAXANT

DURÉE TOTALE DE LA SÉANCE

10 à 20 minutes,
en fonction de votre rythme.

REPOS

Vous pouvez vous arrêter entre deux différentes postures, ou les enchaîner.

MON CONSEIL

Si vous souffrez d'une sciatique ou si le bas de votre dos est un peu tendu, ne loupez pas l'étirement et la posture anti-sciatique.
Si tout va bien, passez directement à l'exercice suivant !

10 ÉTIREMENT ANTI-SCIATIQUE SUR COUSSIN

X 3 À 5 RESPIRATIONS COMPLÈTES DE CHAQUE CÔTÉ

OBJECTIF ? Prévenir ou réduire les douleurs de sciatique ; décompresser les hanches.

LET'S GO ! Assise sur un petit coussin (ou sur une brique de yoga), bien droite, tendez votre jambe gauche au sol. Croisez la jambe droite par-dessus la gauche, genou fléchi. Amenez le pied droit le plus près possible de votre hanche gauche et posez-le au sol. Superposez vos mains sur votre genou droit, inspirez et, en expirant, poussez dessus, à la fois pour étirer la hanche et pour vous grandir. Basculez ensuite à genoux afin d'amener le genou gauche plié à l'avant du tapis et de bien allonger la jambe droite en arrière. Allongez le buste vers le haut et l'avant tout en poussant le bassin vers le sol pour sentir l'étirement sur l'avant de la cuisse droite.

11 POSTURE ANTI-SCIATIQUE

X 3 À 5 RESPIRATIONS COMPLÈTES DE CHAQUE CÔTÉ

OBJECTIF ? Assouplir le bassin, prévenir ou réduire les douleurs de sciatique et décompresser les hanches.

LET'S GO ! Démarrez à quatre pattes. Croisez la jambe droite par-dessus la gauche, puis basculez en position assise. Superposez vos mains sur votre genou droit, inspirez et, en expirant, poussez dessus pour vous grandir tout en cherchant à bien ancrer vos hanches sur le tapis. Restez ainsi le temps de 3 à 5 respirations, puis amenez la jambe droite à l'arrière et tendez-la tout en basculant en appui sur la jambe gauche, qui est restée pliée. Allongez le buste vers le haut et vers l'avant tout en poussant le bassin vers le sol pour sentir l'étirement sur l'avant de la cuisse droite. Au besoin, amenez plus de poids sur la jambe droite. Restez ainsi le temps de 3 à 5 respirations, puis faites les mêmes mouvements de l'autre côté.

SI CETTE POSITION EST TROP DURE, contentez-vous de la posture précédente et passez à l'exercice suivant.

// Suite de la séance sur la double page suivante //

10

X 3 A 5 RESPIRATIONS

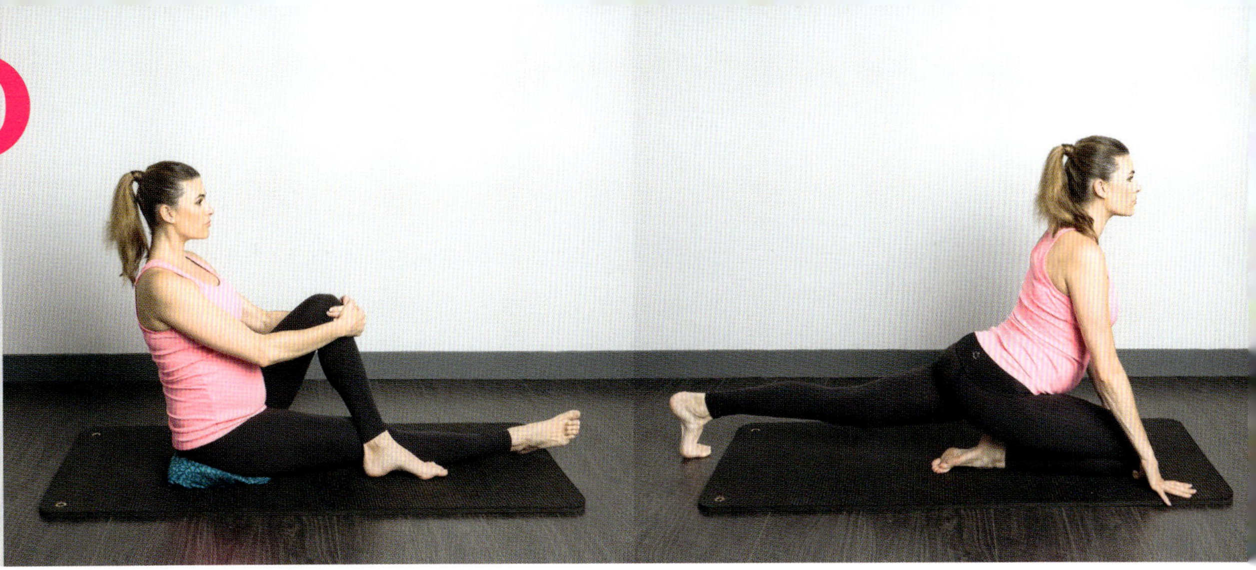

11

X 3 A 5 RESPIRATIONS

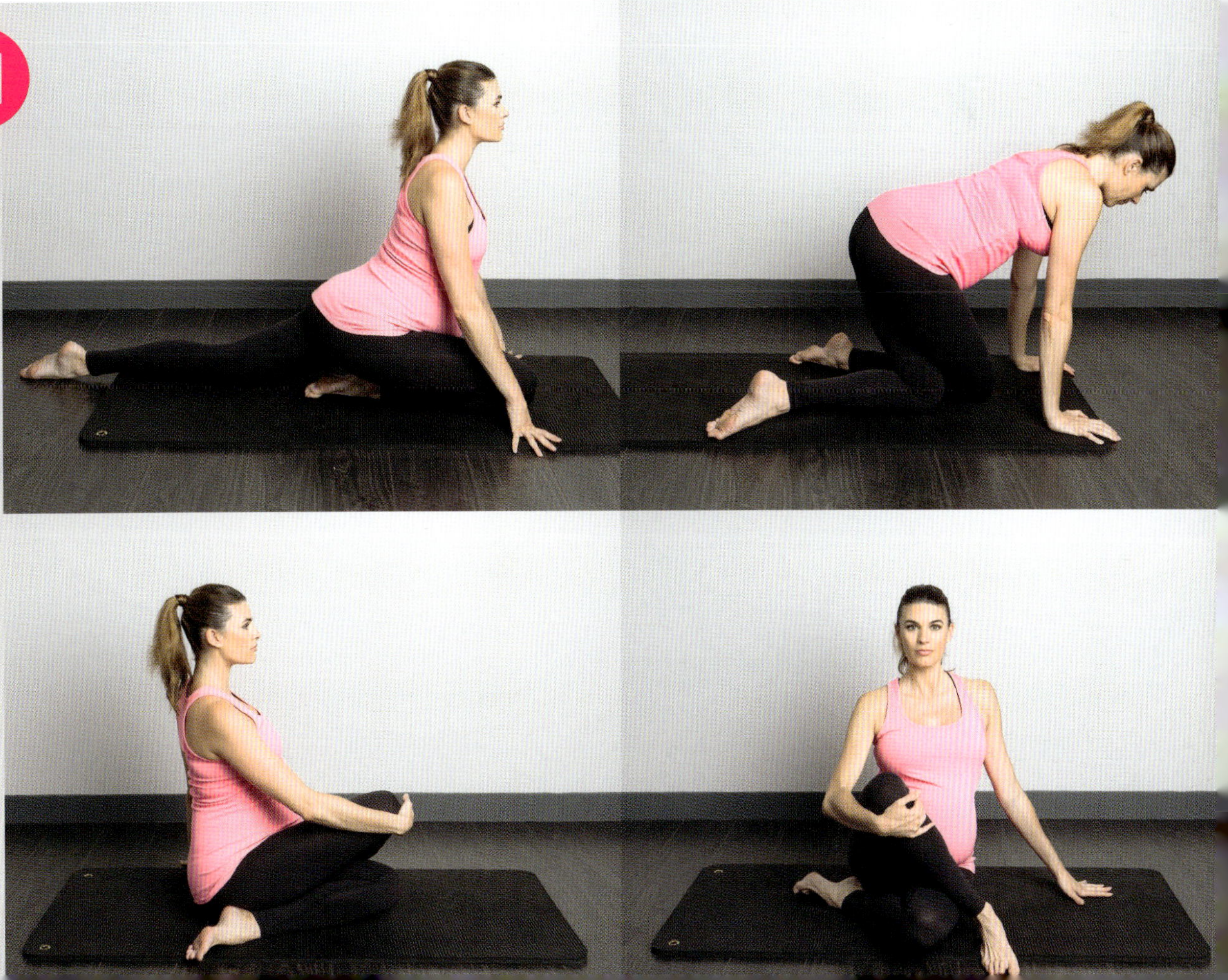

SÉANCE 2 CIRCUIT ÉNERGISANT & RELAXANT

DURÉE TOTALE DE LA SÉANCE

10 à 20 minutes, en fonction de votre rythme.

REPOS

Vous pouvez vous arrêter entre deux différentes postures, ou les enchaîner.

MON CONSEIL

En dehors de vos jours de training, effectuez la séquence complète de cette page pour bien récupérer après avoir fait une belle balade !

12 CAT PAUSE

X 4 À 6 RESPIRATIONS COMPLÈTES

OBJECTIF ? Assouplir le dos.

LET'S GO ! Mettez-vous à quatre pattes, genoux bien alignés avec les hanches, et poignets avec les épaules. Prenez votre inspiration et, à l'expiration, rentrez le menton vers la poitrine et arrondissez le dos comme un chat en colère. Revenez à la position initiale en inspirant, puis relevez la tête et creusez légèrement votre dos en expirant. Attention : maîtrisez bien le mouvement afin de ne pas trop cambrer le dos.

POUR LES MUMS AUX POIGNETS SENSIBLES : mettez-vous sur les poings ou surélevez vos poignets en appui sur une petite serviette.

13 EN OPTION : POSTURE DE L'ENFANT

X 3 À 5 RESPIRATIONS COMPLÈTES

OBJECTIF ? Faire une pause en assouplissant le bassin et en soulageant le dos.

LET'S GO ! Placez-vous à quatre pattes, puis, en expirant, amenez votre bassin sur vos talons. Les genoux sont bien ouverts pour que vous puissiez relâcher le ventre entre les cuisses. Si vous sentez un inconfort au niveau des épaules, superposez vos mains sous votre front.

14 ALLONGÉE SUR LE CÔTÉ DROIT

AUTANT DE TEMPS QUE VOUS LE SOUHAITEZ

OBJECTIF ? Se chouchouter, prendre soin de soi.

LET'S GO ! Placez-vous sur le côté droit, bras replié sous la tête, avec éventuellement un coussin entre votre tête et votre bras. Fermez les yeux, relâchez tous vos muscles et reposez-vous !

LE PLUS POUR LE CONFORT IDÉAL : avoir un coussin d'allaitement !

12

X 4 À 6 RESPIRATIONS

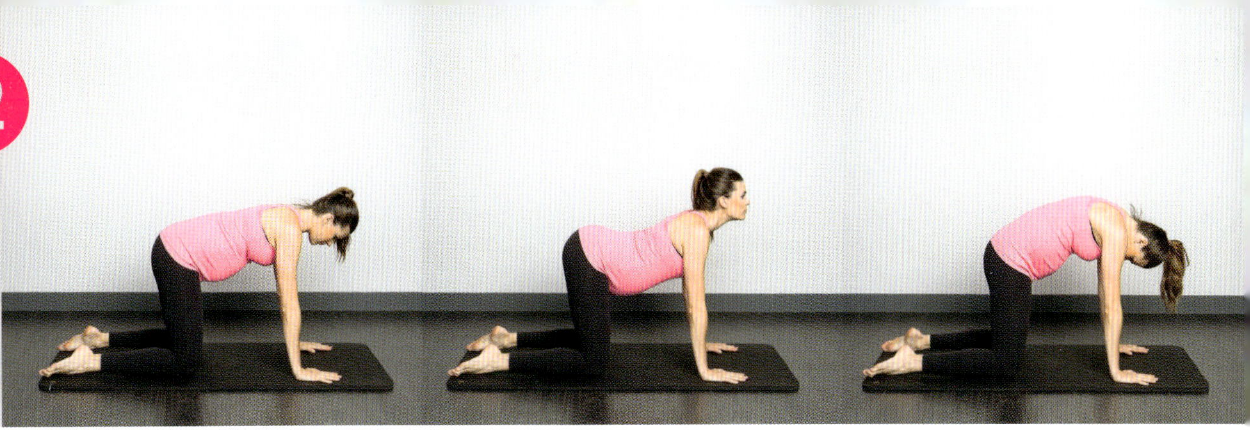

13

X 3 À 5 RESPIRATIONS

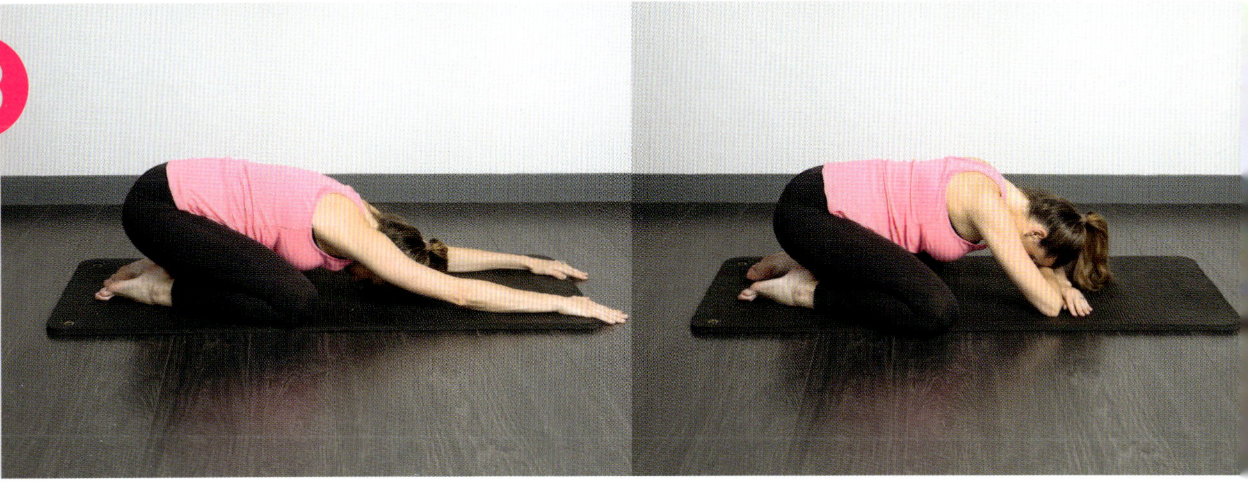

14

AUTANT DE TEMPS QUE VOUS LE SOUHAITEZ

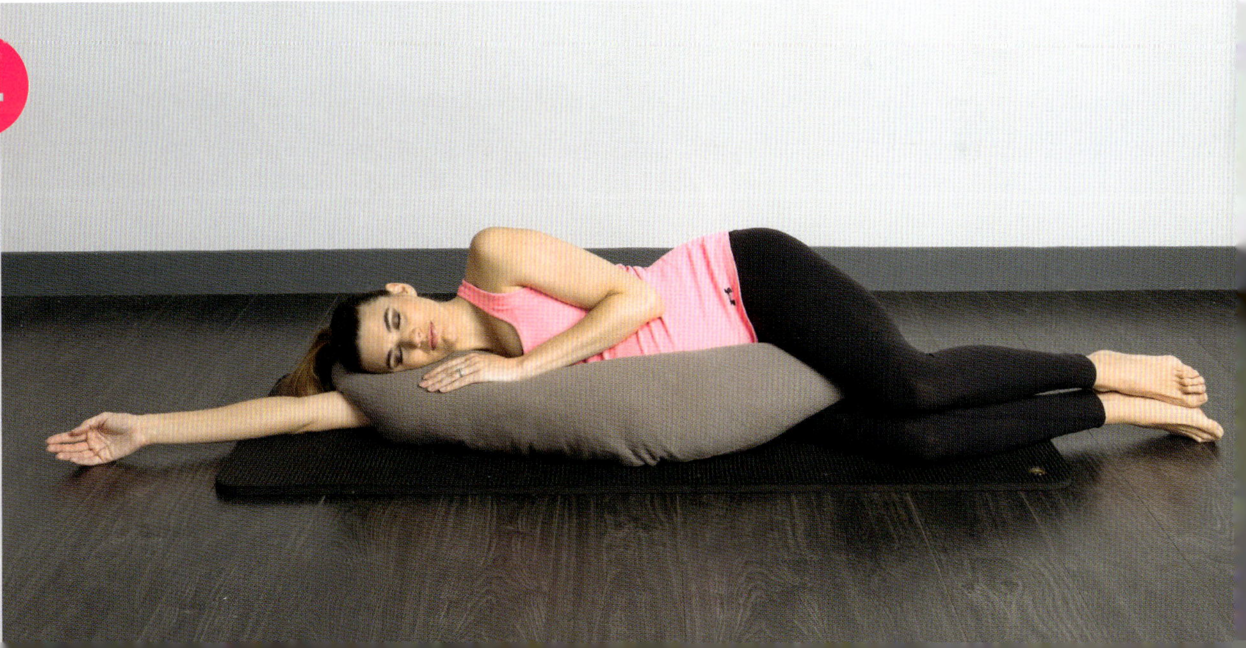

SÉANCE 3 RENFORCEMENT PROFOND

DURÉE TOTALE DE LA SÉANCE
10 à 20 minutes,
en fonction de votre rythme.

REPOS
Pensez à toujours bien respirer (évitez de bloquer votre respiration).

MON CONSEIL
Pour les trois exercices qui suivent, gardez le buste et le bassin stables comme un roc, grâce à votre centre !

1 HUNDRED

5 BATTEMENTS DE BRAS SUR L'INSPIRATION
5 BATTEMENTS SUR L'EXPIRATION

X 10 REPS

OBJECTIF ? Renforcer le centre du corps et les bras.

LET'S GO ! Asseyez-vous sur vos ischions (les petits os des fessiers) au bord de votre chaise, dos droit. Tendez les bras et faites des battements dynamiques à partir des épaules. Inspirez sur 5 battements et expirez sur 5 battements. Buste, jambes et épaules restent stables. Cet exercice doit donner chaud !

2 SWIMMING (VARIATION)

X 3 À 5 RESPIRATIONS COMPLÈTES DE CHAQUE CÔTÉ

OBJECTIF ? Avoir un dos fort et améliorer son équilibre.

LET'S GO ! Placez-vous à quatre pattes, genoux sous les hanches, poignets et épaules bien alignés. Focalisez votre attention sur l'appui de votre genou gauche et de votre main droite au sol. En soufflant, soulevez et tendez la jambe droite et le bras gauche. Restez ainsi le temps de 3 à 5 respirations complètes, puis faites la même chose de l'autre côté.

3 FRONT & BACK

X 5 À 10 RESPIRATIONS COMPLÈTES POUR CHAQUE JAMBE

OBJECTIF ? Challenger son centre ; tonifier les cuisses et les fessiers.

LET'S GO ! Allongez-vous sur le côté, jambes tendues et placées au niveau du coin avant du tapis (angle de 30 degrés). Votre centre est actif (la taille, serrée, n'est plus en contact avec le tapis). Inspirez en amenant votre jambe supérieure vers l'avant et expirez pour la ramener vers l'arrière.

// Suite de la séance sur la double page suivante //

1

X 10 REPS

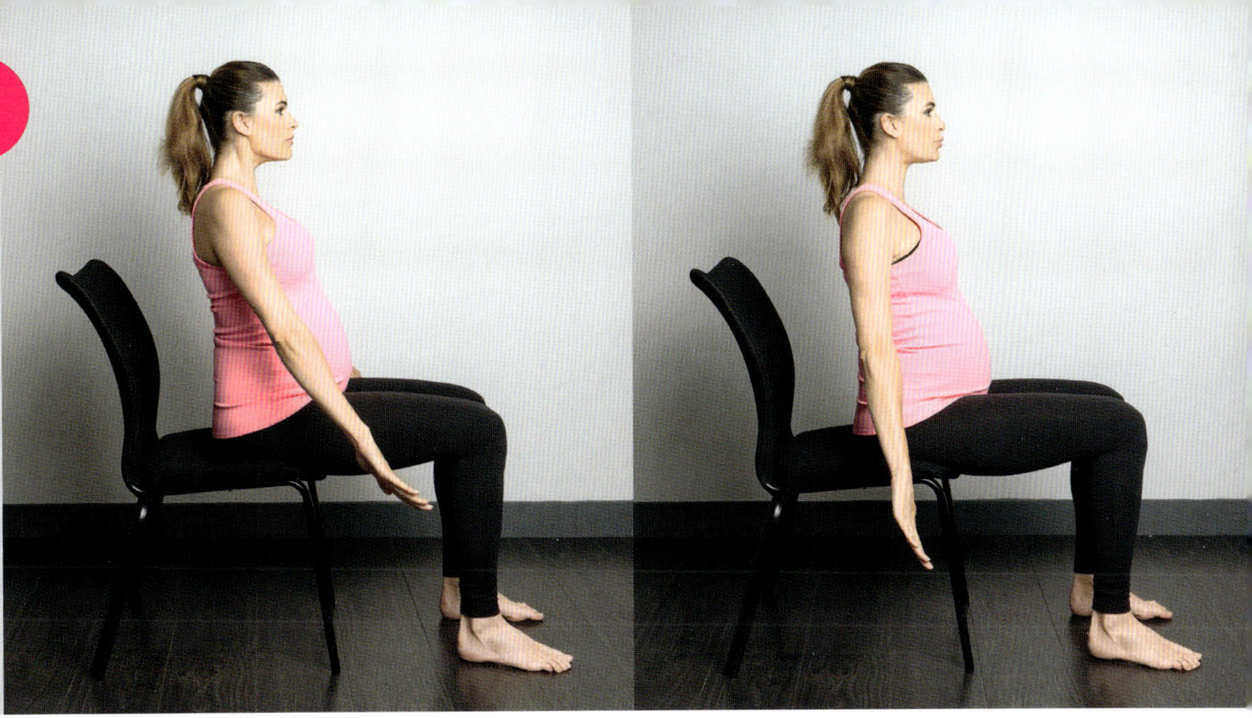

2

X 3 À 5 RESPIRATIONS

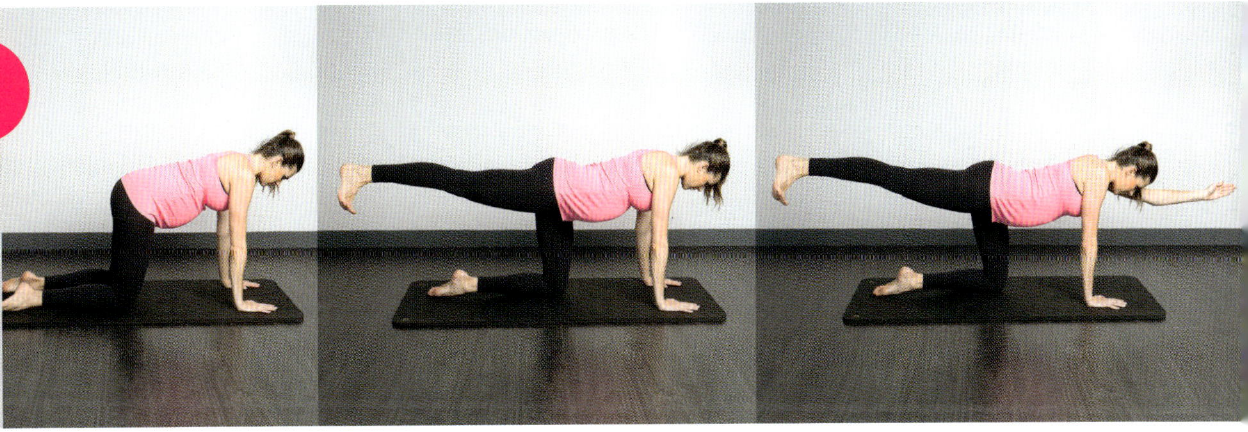

3

X 5 À 10 RESPIRATIONS

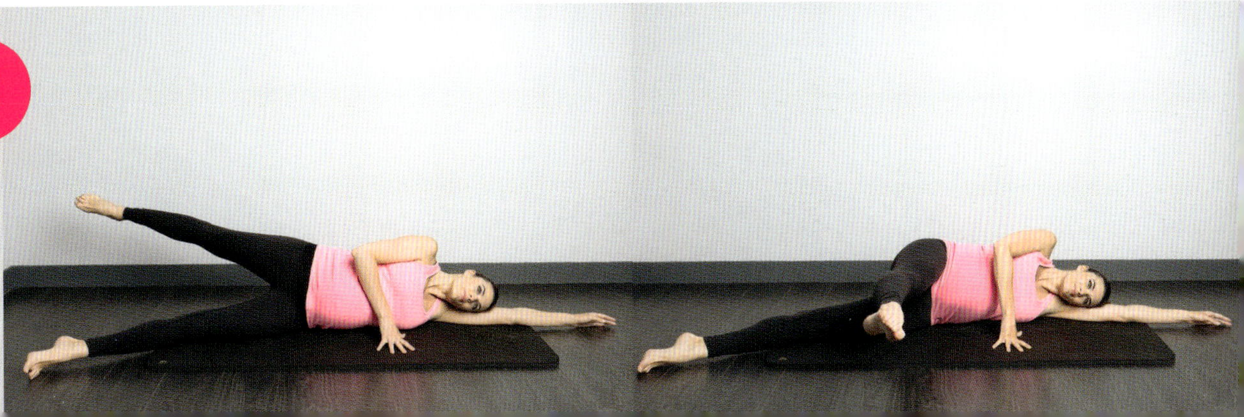

SÉANCE 3 RENFORCEMENT PROFOND

DURÉE TOTALE DE LA SÉANCE
10 à 20 minutes,
en fonction de votre rythme.

REPOS
Pensez à toujours bien respirer (évitez de bloquer votre respiration).

MON CONSEIL
Dans cette séquence sur le côté, si le ventre vous pèse, mettez un petit coussin dessous.

4 BICYCLE

X 5 À 10 REPS DANS CHAQUE SENS, POUR CHAQUE JAMBE

OBJECTIF ? Challenger son centre, tonifier les cuisses et les fessiers.

LET'S GO ! Au départ, placez les jambes sur le coin avant du tapis (angle de 30 degrés). Inspirez, décollez la jambe supérieure et amenez-la vers l'avant. En expirant, pliez le genou pour coller le talon à la fesse, puis amenez-le vers l'arrière. Bloquez la cuisse, tendez la jambe et ramenez-la vers l'avant. Répétez trois fois. De la position de départ, décollez votre jambe et amenez-la vers l'arrière. Bloquez, pliez le genou et amenez le talon à la fesse, puis vers l'avant, et tendez votre jambe. Répétez trois fois.

ATTENTION ! Buste, bassin et tête doivent rester ultra-stables, grâce à votre centre.

5 PETITS CERCLES

X 5 À 10 REPS DANS CHAQUE SENS, POUR CHAQUE JAMBE

OBJECTIF ? Tonifier son centre, ainsi que les cuisses et les fessiers.

LET'S GO ! Allongez-vous sur le côté, jambes tendues à un angle d'environ 30 degrés. Votre centre est actif (la taille, serrée, n'est plus en contact avec le tapis). Inspirez et décollez la jambe supérieure. Dessinez des petits cercles dans un sens, puis dans l'autre. Buste, bassin et tête doivent rester ultra-stables grâce à votre centre.

6 SPINE STRETCH

X 3 À 5 MOUVEMENTS

OBJECTIF ? Renforcer les abdominaux en profondeur ; assouplir la colonne vertébrale et le dos.

LET'S GO ! Asseyez-vous le dos bien droit, comme si vous étiez contre un mur. Tendez vos bras devant vous. Prenez une grande inspiration et, lorsque vous soufflez, enroulez votre tête, puis le haut du dos, vers l'avant tout en gardant le centre très actif. Imaginez que vous voulez passer par-dessus un énorme ballon sans le toucher. Seuls votre tête et le haut de votre dos bougent, le bas du dos reste ultra-stable grâce à votre gainage. Redressez votre dos, vertèbre après vertèbre, en inspirant.

POUR LES MUMS AU DOS FRAGILE : si la position ne vous convient pas, asseyez-vous sur un petit coussin et pliez un peu les genoux.

// Suite de la séance sur la double page suivante //

4

X 5 À 10 REPS

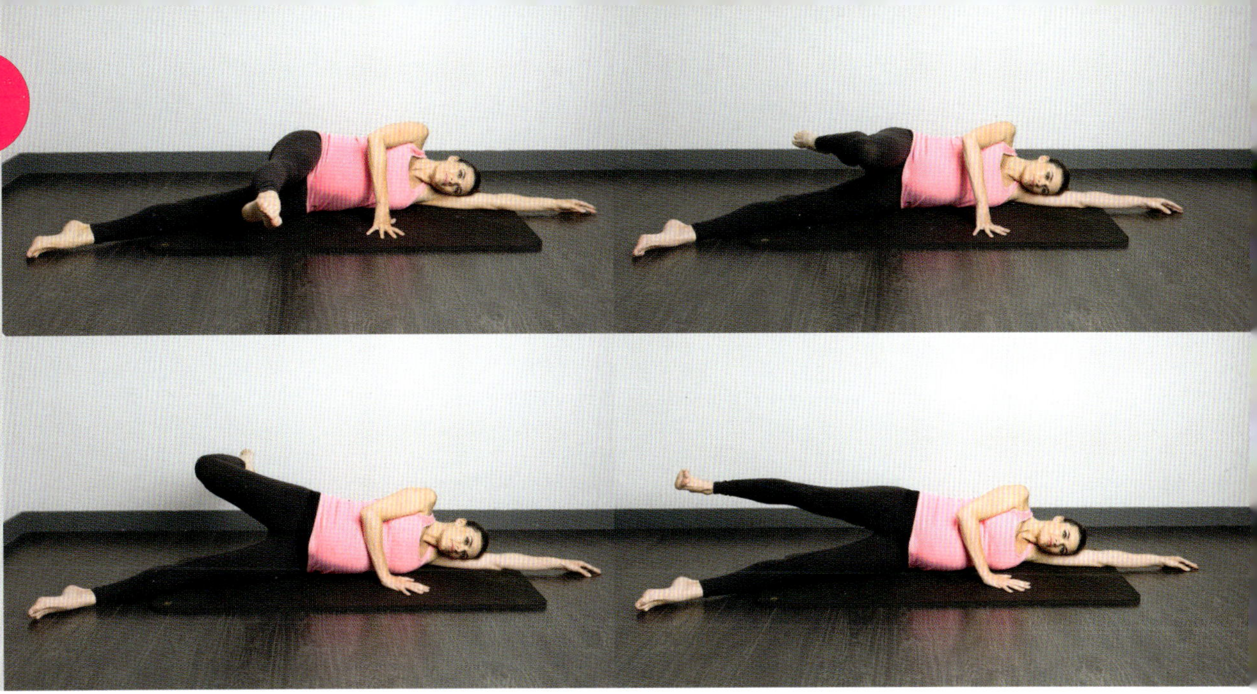

5

X À 10 REPS

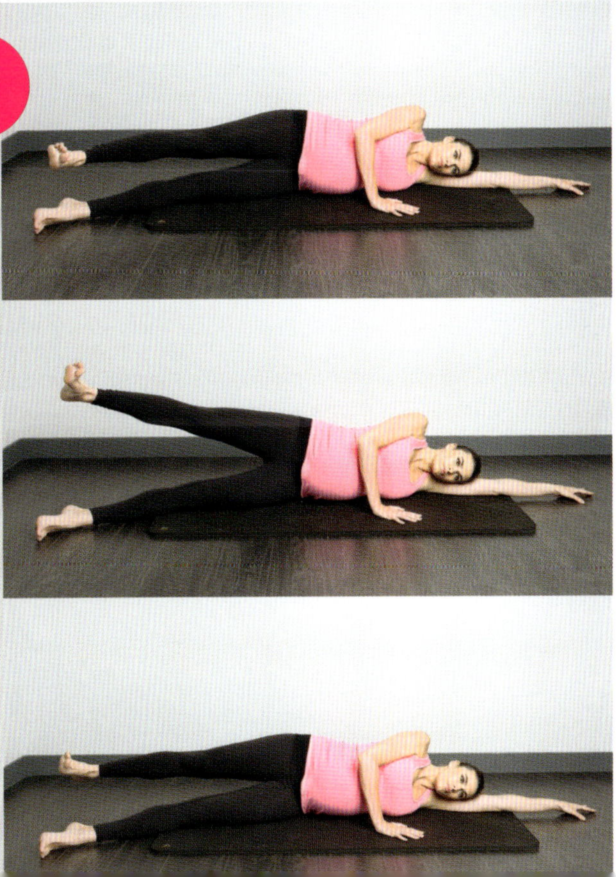

6

X 3 À 5 MOUVEMENTS

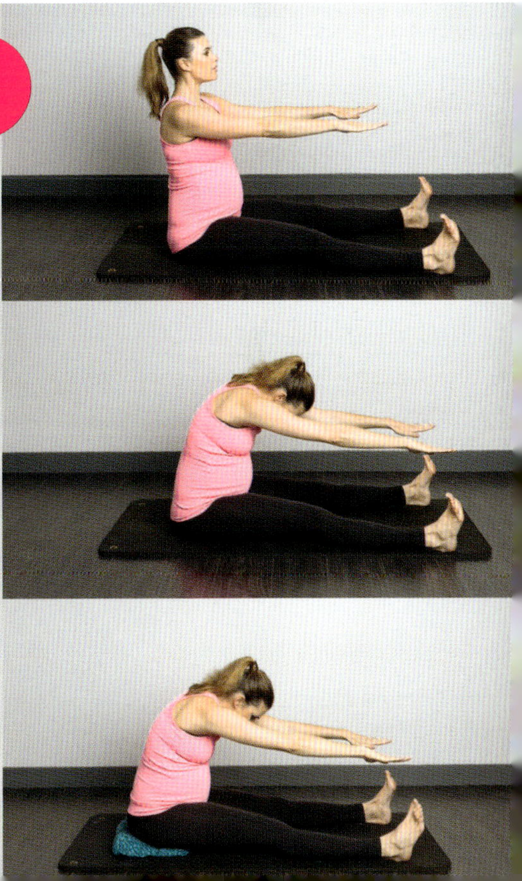

SÉANCE 3 RENFORCEMENT PROFOND

DURÉE TOTALE DE LA SÉANCE
10 à 20 minutes,
en fonction de votre rythme.

REPOS
Pensez à toujours bien respirer (évitez de bloquer votre respiration).

7 PONT

X 3 À 5 RESPIRATIONS COMPLÈTES

OBJECTIF ? Renforcer les abdominaux et les fessiers en profondeur.

LET'S GO ! Allongez-vous sur votre tapis, genoux fléchis et talons assez proches des fessiers. Levez votre bassin en gardant le centre actif, et maintenez cette position.

POUR PLUS D'INTENSITÉ : contractez très fort les fessiers.

8 POSTURE DE L'ENFANT

X 3 À 5 RESPIRATIONS COMPLÈTES

OBJECTIF ? Assouplir le bassin et soulager le dos.

LET'S GO ! Placez-vous à quatre pattes, puis, en expirant, amenez votre bassin sur vos talons. Les genoux sont bien ouverts pour que vous puissiez relâcher le ventre entre les cuisses. Si la position est inconfortable au niveau de vos épaules, superposez vos mains sous votre front.

POUR LES MUMS AUX CHEVILLES DOULOUREUSES : placez-vous en appui sur vos orteils.

9 ALLONGÉE SUR LE CÔTÉ DROIT

AUTANT DE TEMPS QUE VOUS LE SOUHAITEZ

OBJECTIF ? Idéal pour se chouchouter, prendre soin de soi.

LET'S GO ! Placez-vous sur votre côté droit, le bras replié sous votre tête, avec éventuellement un coussin entre votre tête et votre bras. Fermez vos yeux, relâchez tous vos muscles et reposez-vous !

LE PLUS POUR UN CONFORT IDÉAL : utilisez un coussin d'allaitement.

7

X 3 À 5 RESPIRATIONS

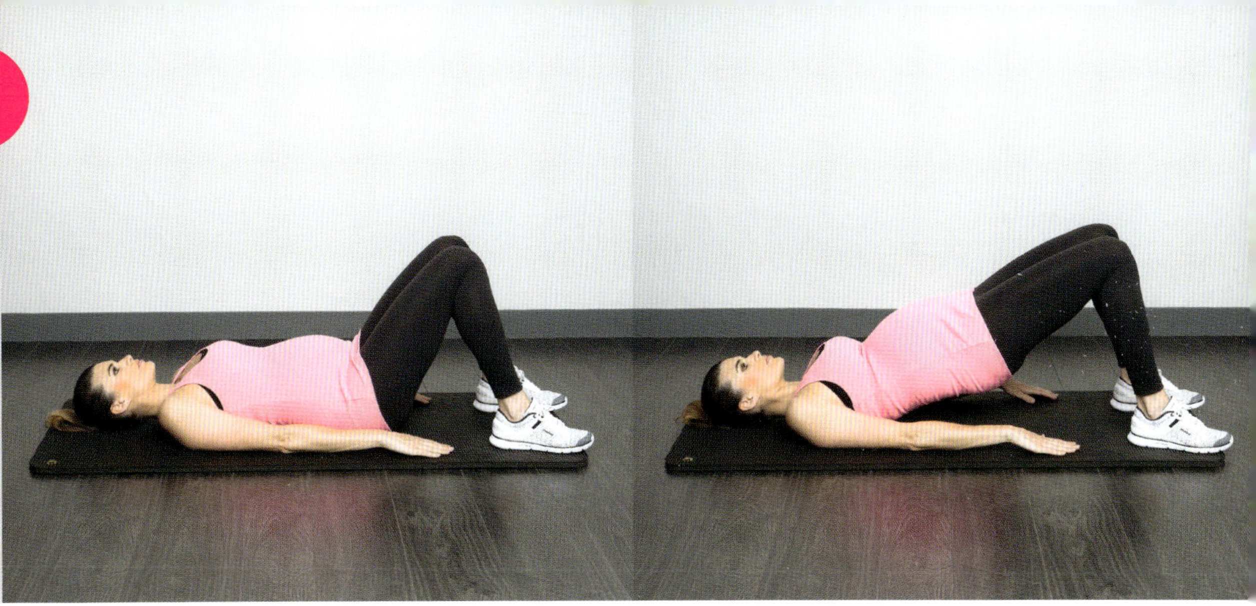

8

X 3 À 5 RESPIRATIONS

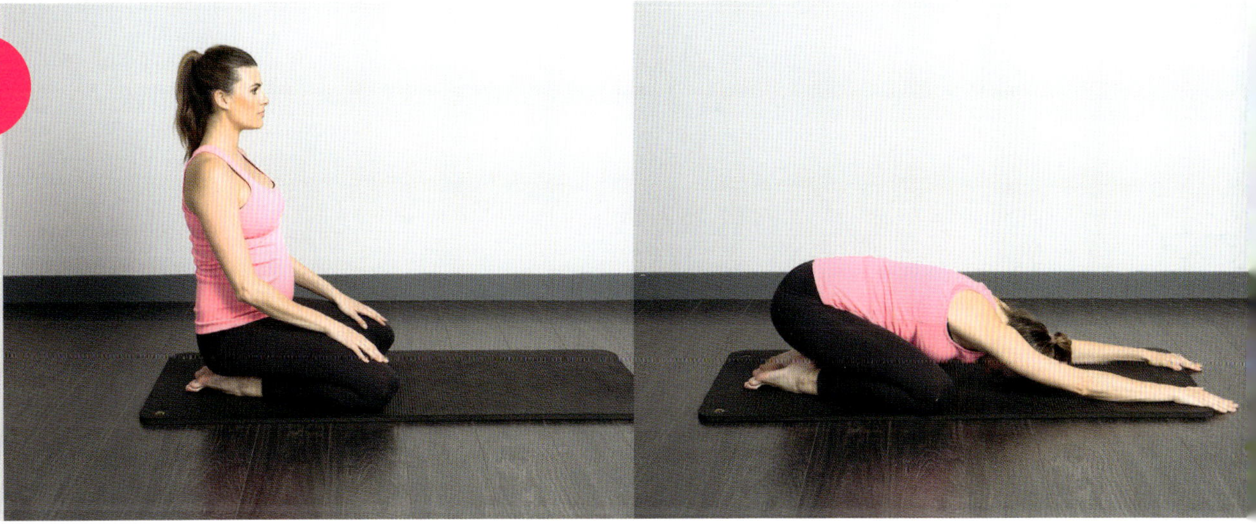

9

AUTANT QUE VOUS LE SOUHAITEZ

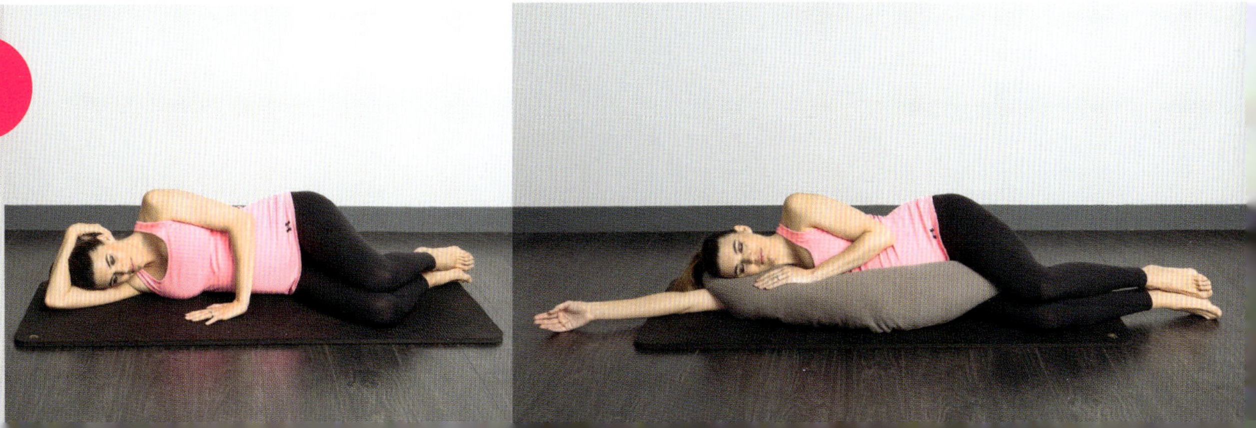

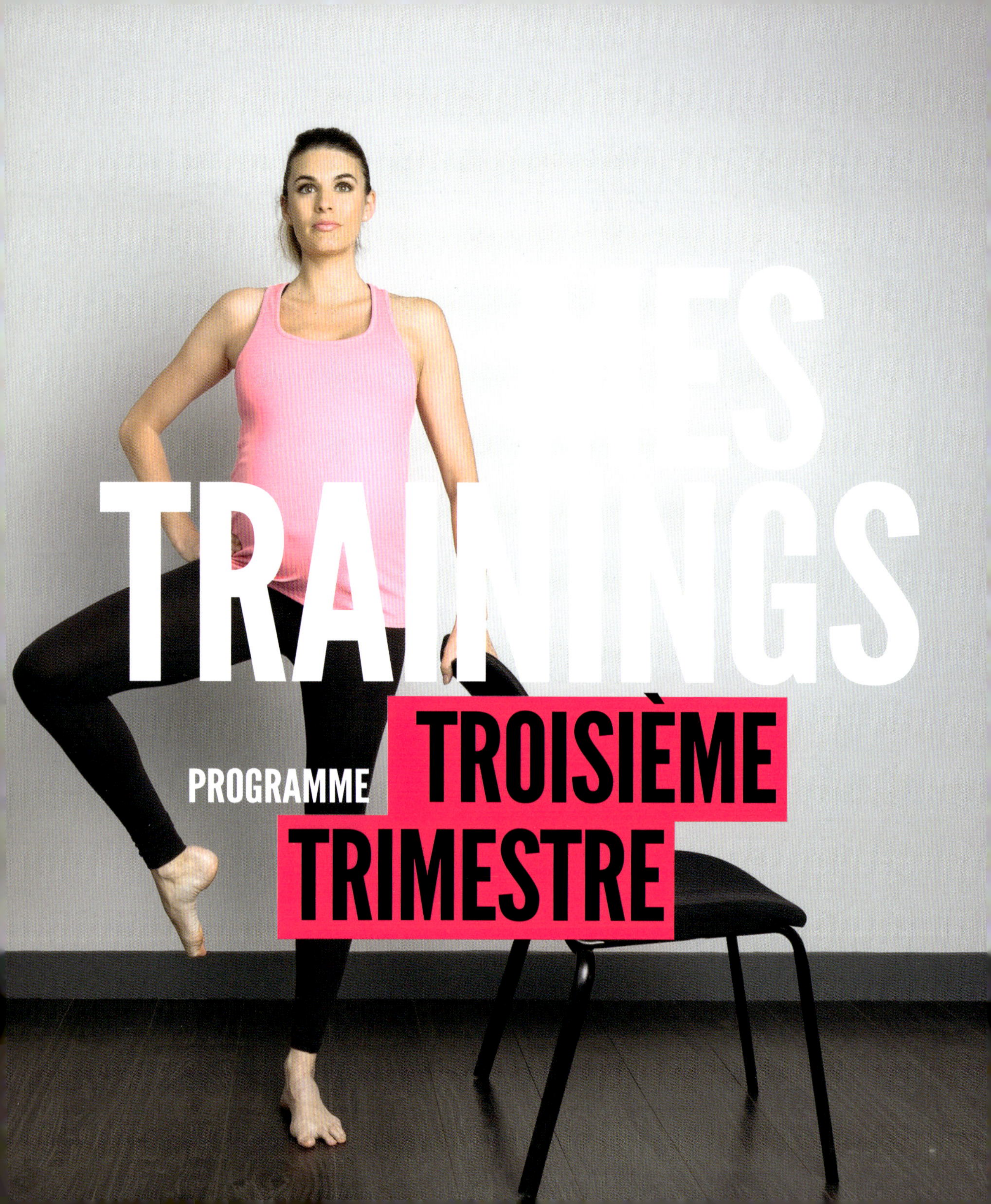

TRAININGS

PROGRAMME TROISIÈME TRIMESTRE

On aborde le 3e trimestre… c'est bientôt la fin, mais vous avez encore envie d'en profiter au maximum. Dans tous les cas, votre ventre est de plus en plus lourd (le dos et les articulations souffrent un peu !), votre poitrine est généreuse, et vos jambes, pas toujours légères.

Vous êtes sûrement plus fatiguée qu'au 2e trimestre, avec parfois des sautes d'humeur (sacrées hormones !). Ne vous inquiétez pas, les trainings sont bien adaptés à cette période, sous le signe de la détente et du bien-être. Si la détente est au programme de ces trainings du 3e trimestre, le travail n'en est pas moins dynamique et profond pour certains exercices ! Vous allez continuer à renforcer vos muscles, à les étirer, à solliciter le périnée et les transverses, très importants pour l'accouchement et la période après la naissance. Vous allez gagner en mobilité et booster votre équilibre, mis à mal pendant ce dernier trimestre.

EN SÉANCE 1 FITNESS

FOCUS FORCE

Il ne faut surtout pas négliger le renforcement musculaire. Vous en aurez besoin jusqu'au dernier jour de votre grossesse, et après l'accouchement avec l'arrivée de votre bébé (il va falloir le porter, le bercer…). Vos jambes, votre dos, vos bras doivent être à la hauteur ! Squats sumo, fentes statiques, rotations externes des jambes, cercles des bras… vous n'allez pas vous ennuyer !

EN SÉANCE 2 YOGA

FOCUS SOINS DES BOBOS

À ce stade de la grossesse, il se peut que vous rencontriez des petits désagréments : épuisement physique, sensations de lourdeur, douleurs dans le bas du dos et au niveau du nerf sciatique… Pour les prévenir et les soulager, voici un yoga spécial « anti-bobos » testé et approuvé par mes soins pendant mes grossesses !

EN SÉANCE 3 PILATES

FOCUS RENFORCEMENT PROFOND

À l'instar du yoga, le pilates prénatal va vous aider à surmonter le 3e trimestre et son lot de petits problèmes. Pas tant pour calmer et apaiser, mais pour permettre au corps d'être plus *strong* en profondeur (le centre, essentiellement, les muscles profonds qui stabilisent le tronc). Grâce à des exercices de pilates, vous allez mettre toutes les chances de votre côté pour vivre une fin de grossesse sereine et en bonne santé, ainsi qu'un accouchement plus facile.

SÉANCE 1 CIRCUIT TONIFIANT

DURÉE TOTALE DE LA SÉANCE

10 à 20 minutes,
en fonction de votre rythme.

REPOS

Arrêtez-vous 30 secondes à 1 minute entre deux exercices, et enchaînez-les si vous êtes en forme.

MON CONSEIL

Au 3e trimestre, le bébé commence à prendre beaucoup de place. Le mieux est d'aller une fois par semaine à la piscine : portée par l'eau, vous vous sentirez plus légère. Un cours d'aquagym prénatal peut être aussi un bon complément pour bouger en douceur.

1 STEP TOUCH MAINS À LA TAILLE

X 10 À 20 REPS

OBJECTIF ? Réveiller les muscles, les fessiers et les cuisses pour les tonifier. Augmenter le rythme cardiaque et la coordination !

LET'S GO ! Tenez-vous debout, jambes écartées et tendues. Ramenez le pied droit à côté du pied gauche, en pliant un peu les genoux. Ouvrez la jambe droite, posez le pied droit au sol : vous êtes à nouveau en position initiale, les jambes tendues. Ramenez ensuite le pied gauche à côté du pied droit en pliant les genoux, et recommencez. Essayez de ne pas marquer de temps d'arrêt pour effectuer un mouvement fluide, de droite à gauche.

ATTENTION ! Veillez à rester gainée pour ne pas exagérer la cambrure du dos !

2 FENTE STATIQUE À DROITE ET À GAUCHE

X 5 À 20 REPS POUR CHAQUE JAMBE

OBJECTIF ? Rendre les jambes plus toniques pour porter fièrement (et sans difficulté) son ventre bien arrondi !

LET'S GO ! Tenez-vous debout, pied droit devant et pied gauche derrière sur la pointe de pied, talon bien décollé. Pliez les jambes en vérifiant que le poids du corps est réparti de manière égale entre le talon avant et la pointe de la jambe arrière. Maîtrisez le geste en résistant à l'action de la gravité. Inspirez pour descendre et expirez pour remonter, en contractant très fort les fessiers.

SI LE BÉBÉ PREND BEAUCOUP DE PLACE : ouvrez bien l'écart entre vos jambes, descendez juste un petit peu et tenez-vous à un mur.

POUR LES MUMS FATIGUÉES : faites le même nombre de répétitions, mais passez à l'autre jambe plus vite. Par exemple, changez de côté après trois fentes.

3 ROTATION EXTERNE DE LA JAMBE

X 6 À 10 REPS DE CHAQUE CÔTÉ

OBJECTIF ? Galber les fessiers, améliorer son équilibre et brûler des calories !

LET'S GO ! Tenez-vous debout, jambes écartées d'au moins la largeur des épaules. Pliez les genoux, prenez une inspiration et, en soufflant, levez une jambe sur le côté en la gardant tendue. Le pied parallèle à l'autre, tournez la pointe du pied vers le plafond, puis redescendez la jambe en maîtrisant le retour. La limite dans la levée de la jambe est votre capacité à garder le bassin et le dos fixes. Si vous sentez que vous êtes déséquilibrée, montez moins haut ! Cherchez à bien allonger votre jambe comme si vous vouliez l'agrandir, plutôt que de l'élever trop haut vers le plafond. N'hésitez pas à poser votre main sur le dossier d'une chaise pour vous équilibrer.

POUR LES MUMS À LA CIRCULATION SANGUINE PARESSEUSE (JAMBES LOURDES) : alternez souvent les côtés, toutes les deux ou trois répétitions par exemple.

// Suite de la séance sur la double page suivante //

1

X 10 À 20 REPS

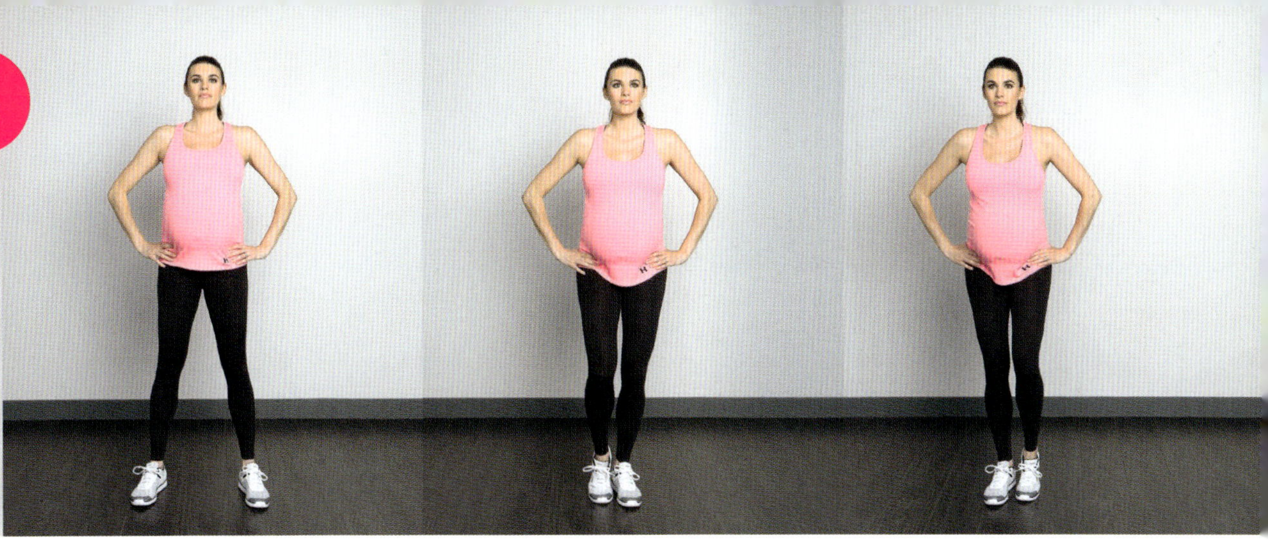

2

X 5 À 20 REPS

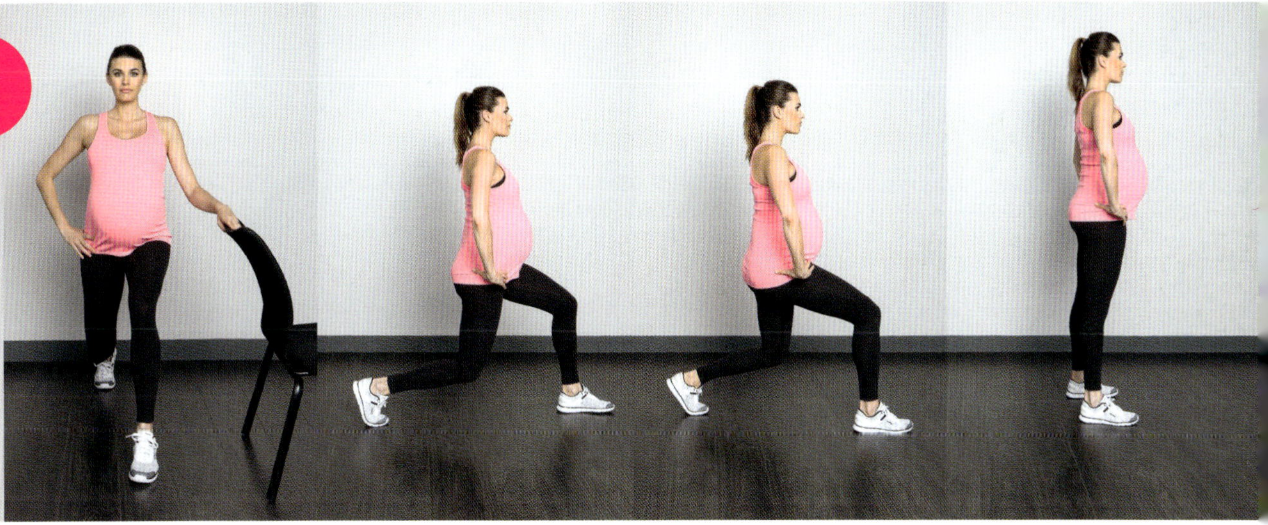

3

X 8 À 10 REPS

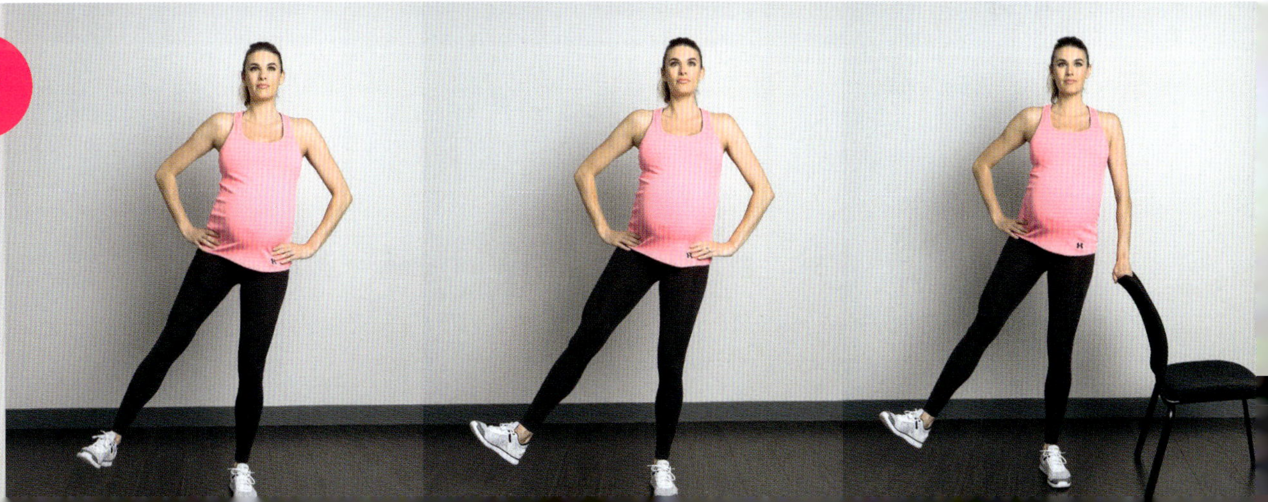

SÉANCE 1 CIRCUIT TONIFIANT

DURÉE TOTALE DE LA SÉANCE
10 à 20 minutes,
en fonction de votre rythme.

REPOS
Arrêtez-vous 30 secondes à 1 minute entre deux exercices, et enchaînez-les si vous êtes en forme.

MON CONSEIL
Écoutez-vous ! Vous savez mieux que quiconque ce qui est bon pour vous. Si vous ne vous sentez pas d'attaque pour faire un exercice, laissez-le de côté pour en faire un qui vous convient mieux.

4 SQUATS SUMO LENTS PUIS DYNAMIQUES

X 5 À 20 REPS

OBJECTIF ? Galber les cuisses et les fessiers ; renforcer ses jambes !

LET'S GO ! Tenez-vous mains sur les hanches, pieds ouverts à 10 h 10. Fléchissez les genoux en les poussant vers l'extérieur. Revenez jambes tendues en poussant bien sur les talons et en soufflant. Gardez le dos le plus droit possible, comme si vous glissiez contre un mur.

ATTENTION ! Le ventre et le périnée sont contractés pour protéger le bas du dos.

5 PETITS CERCLES AVEC LES BRAS DANS CHAQUE SENS

X 1 À 3 REPS

OBJECTIF ? Muscler les épaules et le haut du dos.

LET'S GO ! Tenez-vous debout, jambes tendues mais genoux souples (l'articulation n'est pas bloquée). Montez les bras sur les côtés, puis, tout doucement, en respirant naturellement, réalisez 3 cercles vers l'arrière, puis 3 cercles vers l'avant. Vérifiez que vos coudes sont souples, voire légèrement pliés, et vos épaules bien descendues. Si vous sentez une tension dans la nuque, passez à l'exercice suivant. Attention à bien garder le périnée légèrement contracté (comme si vous reteniez un gaz).

POUR LES MUMS FATIGUÉES, QUI ONT DU MAL À RESTER DEBOUT : faites cet exercice assise au bord d'une chaise, le dos bien droit.

6 ROTATION EXTERNE DES BRAS

X 5 À 20 REPS

OBJECTIF ? Muscler le dos et obtenir un port de tête de danseuse !

LET'S GO ! Tenez-vous debout (vous pouvez aussi faire cet exercice assise sur l'avant d'une chaise, bien en appui sur les ischions, ces petits os pointus que l'on sent sous les fessiers). Votre dos est bien droit, votre regard dirigé loin devant vous. Vos coudes sont pliés et collés à votre buste. Sur l'expiration, tournez vos bras en les ouvrant sur les côtés, mais en gardant bien les coudes en contact avec le buste. Vous allez ressentir de la chaleur dans le haut de votre dos.

ATTENTION À LA TECHNIQUE ! Veillez à bien garder la colonne vertébrale en auto-agrandissement : comme si un fil, attaché au sommet de votre crâne, vous tirait vers le haut.

// Suite de la séance sur la double page suivante //

4

X 3 A 20 REPS

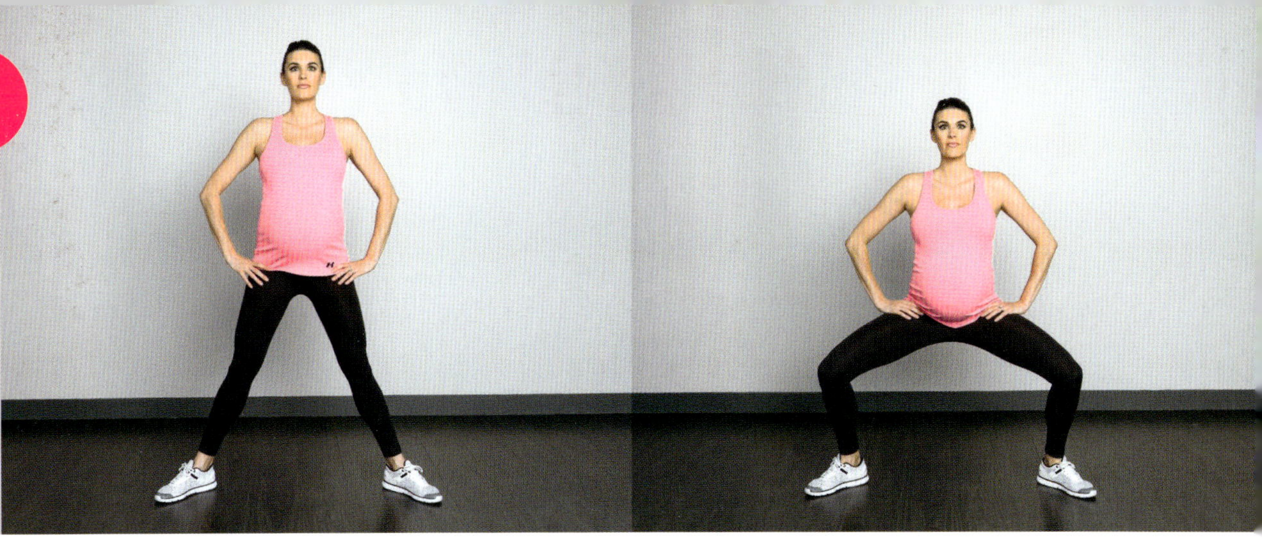

5

X 1 A 5 REPS

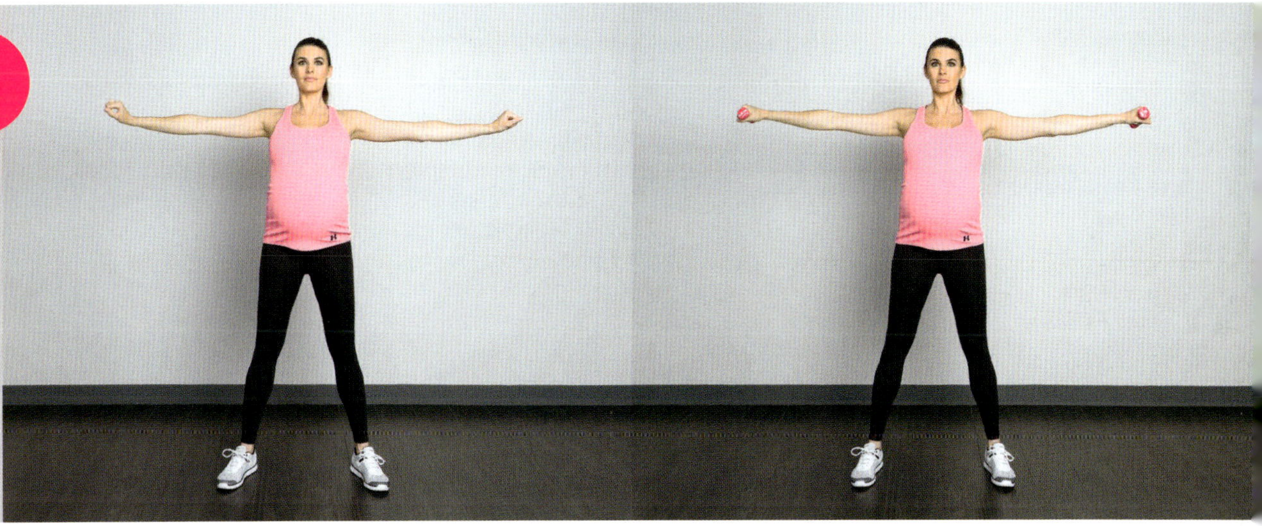

6

X 2 A 2 REPS

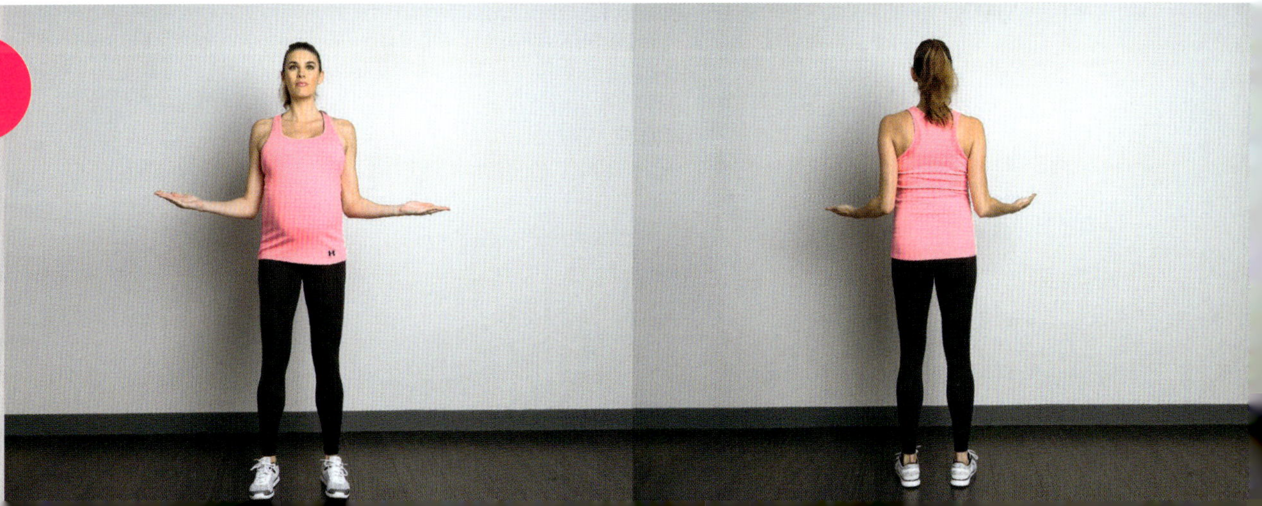

SÉANCE 1 CIRCUIT TONIFIANT

DURÉE TOTALE DE LA SÉANCE
10 à 20 minutes, en fonction de votre rythme.

REPOS
Arrêtez-vous 30 secondes à 1 minute entre deux exercices, et enchaînez-les si vous êtes en forme.

7 SIDE PLANK CONTRE LE MUR

X 3 À 5 RESPIRATIONS COMPLÈTES DE CHAQUE CÔTÉ

OBJECTIF ? Rendre le ventre plus fort et étirer les obliques debout.

LET'S GO ! Placez-vous à côté d'un mur et posez votre avant-bras contre celui-ci ; votre coude est un tout petit peu plus bas que votre épaule. Agrandissez-vous bien, inspirez et activez les muscles de votre plancher pelvien (donc du périnée). En soufflant, rapprochez votre bassin du mur. Maîtrisez votre mouvement et poussez franchement contre le mur.

ATTENTION À LA TECHNIQUE ! Pour bien contracter la zone du périnée, imaginez que vous reteniez un gaz ou une envie pressante.

8 ÉTIREMENT DU PSOAS

X 3 À 5 RESPIRATIONS COMPLÈTES DE CHAQUE CÔTÉ

OBJECTIF ? Assouplir le bassin et étirer les muscles de la hanche.

LET'S GO ! Mettez-vous en position de chevalier servant, genou de la jambe avant bien aligné avec la cheville ; le pied de la jambe arrière peut être en pointe (comme sur la photo). Si vous n'êtes pas à l'aise dans cette posture, mettez-vous en appui sur vos orteils. Les jambes sont bien ouvertes pour avoir de la place. Inspirez et, sur l'expiration, avancez votre bassin vers l'avant tout en gardant votre dos droit.

POUR LES MUMS AUX GENOUX SENSIBLES : mettez un coussin sous le genou posé au sol.

9 ÉTIREMENT CONTRE UN MUR

X 3 À 5 RESPIRATIONS COMPLÈTES

OBJECTIF ? Étirer le mollet et l'arrière de la jambe ; soulager le bas du dos.

LET'S GO ! Posez les mains sur un mur en face de vous. Votre colonne vertébrale doit être bien étirée vers le plafond. La jambe de derrière est tendue, celle de devant est fléchie. Inspirez et, à l'expiration, poussez le talon vers le sol ; simultanément, poussez les mains contre le mur en conservant votre auto-agrandissement. À l'inspiration, allégez la pression. Vous allez sentir une chaleur dans les bras et le haut du dos, et un étirement dans l'arrière de votre jambe.

POUR LES MUMS AUX POIGNETS SENSIBLES : au lieu de poser les mains à plat sur le mur, serrez vos poings et posez-les contre le mur afin de limiter la pression.

10 ÉTIREMENT DU DOS ET DES FESSIERS

X 5 RESPIRATIONS COMPLÈTES

OBJECTIF ? Assouplir le bassin et le bas du dos ; se relaxer.

LET'S GO ! Allongez-vous sur le dos, pliez la jambe droite et amenez-la en expirant sur le côté gauche. Tournez la tête du côté opposé à votre genou. Changez de jambe.

POUR LES MUMS QUI TROUVENT LA POSITION ALLONGÉE INCONFORTABLE : au 3e trimestre, votre bébé prend beaucoup de place, aussi vous pouvez glisser deux gros oreillers derrière votre dos pour surélever votre buste par rapport à votre bassin.

7

X 3 À 5 RESPIRATIONS

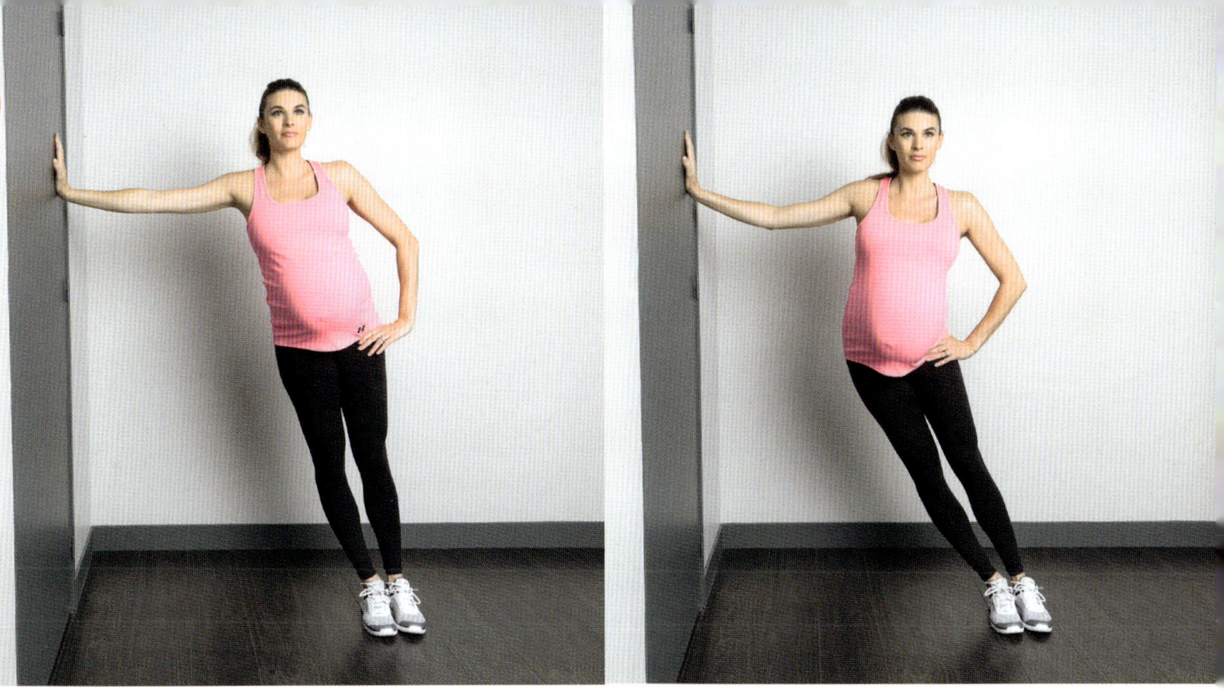

8

X 3 À 5 RESPIRATIONS

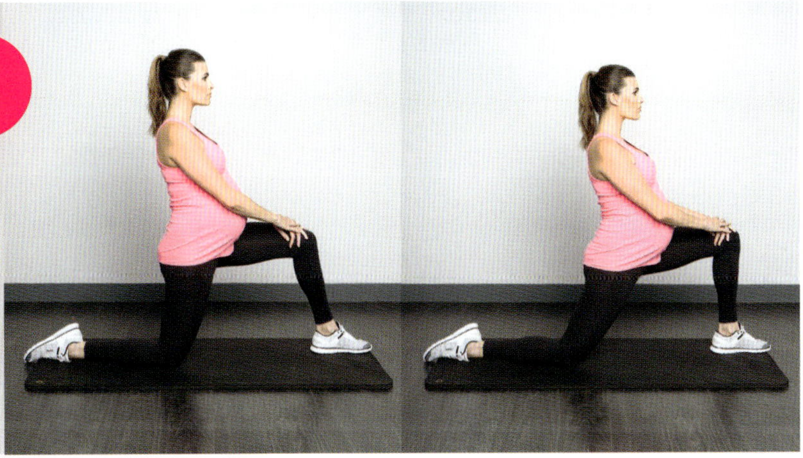

9

X 3 À 5 RESPIRATIONS

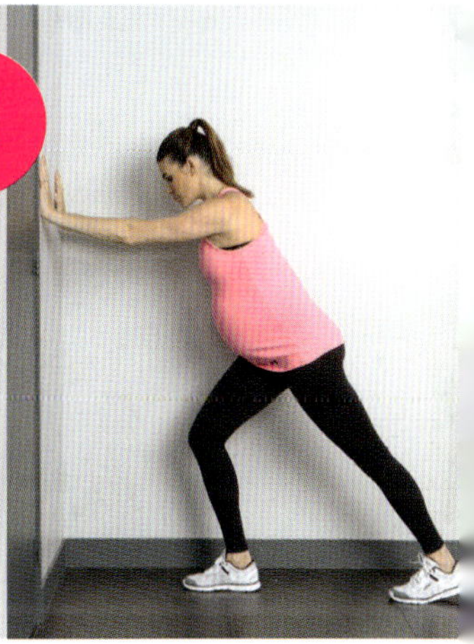

10

X 5 RESPIRATIONS

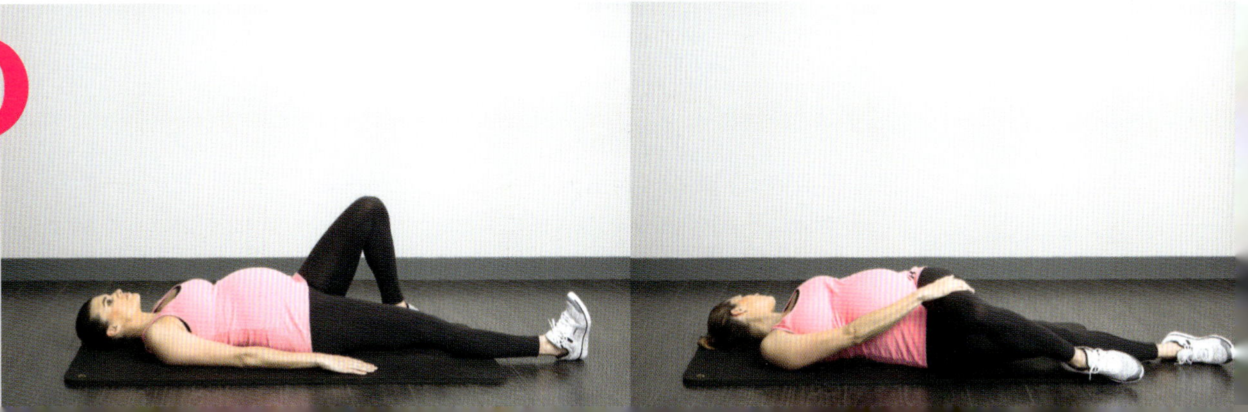

SÉANCE 2 CIRCUIT BIEN-ÊTRE & ANTI-BOBO

DURÉE TOTALE DE LA SÉANCE
10 à 20 minutes,
en fonction de votre rythme.

REPOS
Arrêtez-vous 30 secondes à 1 minute entre deux postures, et enchaînez-les si vous êtes en forme.

MON CONSEIL
En position assise, n'hésitez pas à placer un coussin sous votre bassin pour plus de confort.

1 ÉTIREMENT LATÉRAL

X 3 À 5 RESPIRATIONS COMPLÈTES DE CHAQUE CÔTÉ

OBJECTIF ? Soulager les tensions dans le dos.

LET'S GO ! Asseyez-vous en tailleur ou en lotus, et agrandissez-vous bien, comme si vous étiez assise contre un mur. Montez le bras droit en inspirant et, en expirant, inclinez-vous vers la gauche, en gardant vos deux fessiers bien ancrés dans le tapis. Revenez dans la position de départ en inspirant, redressez-vous en expirant et en redescendant votre bras. Faites la même chose de l'autre côté. Vous pouvez alterner les côtés, ou vous attarder durant plusieurs respirations sur un côté avant de passer à l'autre si cela vous fait du bien.

POUR LES MUMS AUX HANCHES CAPRICIEUSES : asseyez-vous sur une chaise.

2 DOS ROND, DOS CREUX

X 3 À 5 RESPIRATIONS COMPLÈTES

OBJECTIF ? Soulager le dos.

LET'S GO ! Asseyez-vous bien droite, en tailleur ou en lotus. Prenez une inspiration et, sur l'expiration, rentrez le menton vers la poitrine et arrondissez le dos en amenant vos bras croisés vers l'avant. Tout en inspirant, revenez à la position initiale, colonne bien droite, puis relevez la poitrine, la tête et le regard vers le plafond. Creusez légèrement le haut de votre dos en vous appuyant des deux bras au sol. Attention à ne pas mettre en tension vos cervicales : c'est la poitrine qui se soulève vers le plafond, et non la tête qui part vers l'arrière.

POUR L'ÉQUILIBRE DE VOTRE BASSIN, pensez à inverser le croisement de vos jambes.

3 POSTURE ANTI-SCIATIQUE

X 3 À 5 RESPIRATIONS COMPLÈTES DE CHAQUE CÔTÉ

OBJECTIF ? Prévenir ou réduire les douleurs de sciatique ; décompresser les hanches.

LET'S GO ! Asseyez-vous sur un petit coussin (ou sur une brique de yoga) et tendez votre jambe gauche devant vous. Croisez votre jambe droite par-dessus la gauche, genou fléchi. Amenez votre pied droit le plus près possible de votre hanche gauche, et posez-le au sol. Superposez vos mains sur votre genou droit, inspirez et, en expirant, poussez dessus à la fois pour étirer votre hanche et pour vous grandir. Décroisez vos jambes, venez tranquillement vous mettre à quatre pattes, puis amenez le genou gauche plié à l'avant du tapis et allongez la jambe droite derrière. Allongez le buste vers le haut et l'avant tout en poussant le bassin vers le sol pour sentir l'étirement sur l'avant de la cuisse droite.

// Suite de la séance sur la double page suivante //

1

X 3 À 5 RESPIRATIONS

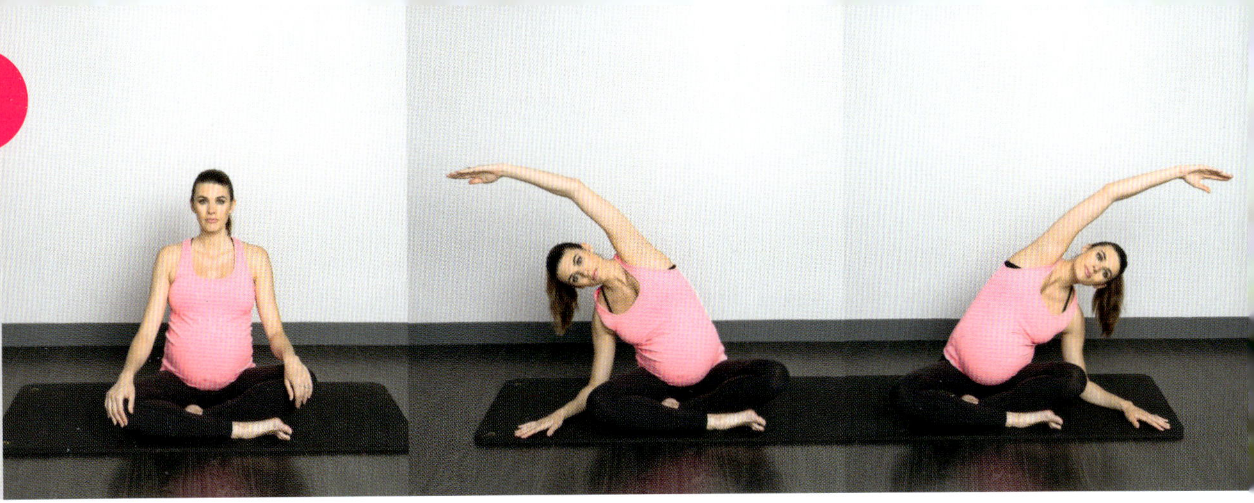

2

X 3 À 5 RESPIRATIONS

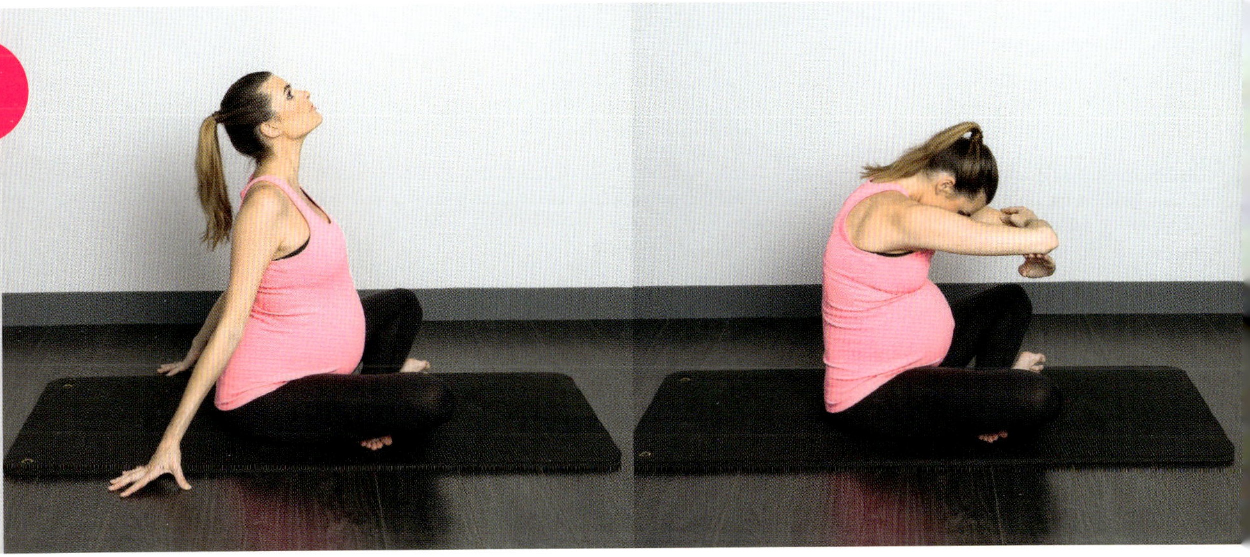

3

X 3 À 5 RESPIRATIONS

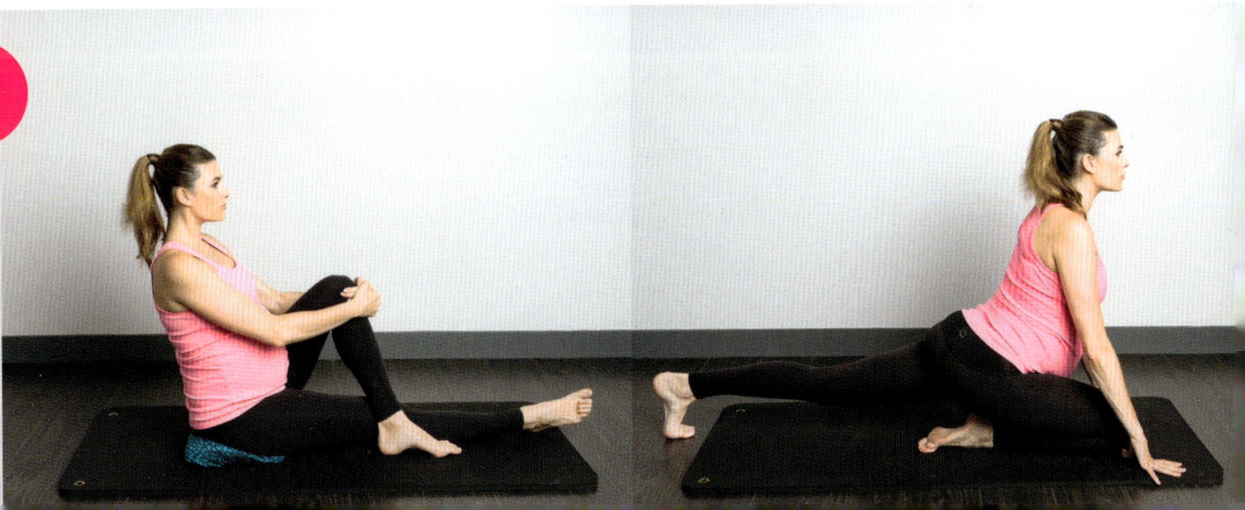

SÉANCE 2 CIRCUIT BIEN-ÊTRE & ANTI-BOBO

DURÉE TOTALE DE LA SÉANCE
10 à 20 minutes,
en fonction de votre rythme.

REPOS
Arrêtez-vous 30 secondes à 1 minute entre deux postures, et enchaînez-les si vous êtes en forme.

MON CONSEIL
Évitez de faire ces postures après un repas. Comptez au moins 3 heures après le déjeuner ou faites-les le matin à jeun.

4 ÉTIREMENT ANTI-SCIATIQUE

X 3 À 5 RESPIRATIONS COMPLÈTES DE CHAQUE CÔTÉ

OBJECTIF ? Assouplir le bassin, prévenir ou réduire les douleurs de sciatique, décompresser les hanches.

LET'S GO ! Démarrez à quatre pattes. Croisez la jambe droite sur la gauche, puis basculez en position assise. Superposez vos mains sur votre genou droit, inspirez et, en expirant, poussez dessus pour à la fois vous grandir et chercher à ancrer vos hanches dans votre tapis. Restez ainsi le temps de 3 à 5 respirations, puis amenez votre jambe droite derrière et tendez-la tout en basculant en appui sur la jambe gauche qui est restée pliée. Allongez le buste vers le haut et l'avant tout en poussant le bassin vers le sol pour sentir l'étirement sur l'avant de la cuisse droite. Restez ainsi le temps de 3 à 5 respirations. Refaites les mêmes mouvements de l'autre côté.

SI CETTE POSITION EST TROP DURE : faites la posture anti-sciatique (voir page 152).

5 ÉTIREMENT PROFOND DU DOS ET DES FESSIERS

X 3 À 5 RESPIRATIONS COMPLÈTES DE CHAQUE CÔTÉ

OBJECTIF ? Soulager le bas du dos, étirer les fessiers et faciliter la digestion.

LET'S GO ! Allongez-vous sur le dos et fléchissez votre jambe gauche. Inspirez et, sur l'expiration, amenez votre genou gauche sur le côté droit, puis tournez votre tête sur le côté gauche. Les bras sont ouverts, les paumes des mains dirigées vers le plafond.

SI LA POSITION ALLONGÉE SUR LE DOS EST INCONFORTABLE, placez de gros oreillers sous votre buste afin d'avoir le cœur et la tête surélevés.

6 VARIANTE DE LA POSTURE DU CHAT

X 5 À 7 RESPIRATIONS COMPLÈTES

OBJECTIF ? Étirer le dos, soulager le poids du ventre et faciliter la digestion.

LET'S GO ! À quatre pattes, descendez et posez vos avant-bras sur le sol, vos hanches bien alignées avec vos genoux. Inspirez et, à l'expiration, posez votre front sur le sol tout en glissant vos bras vers l'avant. Relâchez le ventre et respirez profondément.

7 ÉTIREMENT DU DOS, LES MAINS CONTRE LE MUR

X 3 À 5 RESPIRATIONS COMPLÈTES

OBJECTIF ? Allonger et soulager le dos ; étirer l'arrière des jambes.

LET'S GO ! Mettez-vous debout face à un mur et placez vos mains à plat dessus, à la hauteur de vos épaules, les bras bien tendus. Prenez une inspiration et, en soufflant, pliez légèrement les genoux pour descendre le buste vers le sol et amenez le bassin vers l'arrière, en poussant sur vos bras. Ouvrez davantage les bras si vous ressentez des tensions dans les épaules.

4

X 3 A 5 RESPIRATIONS

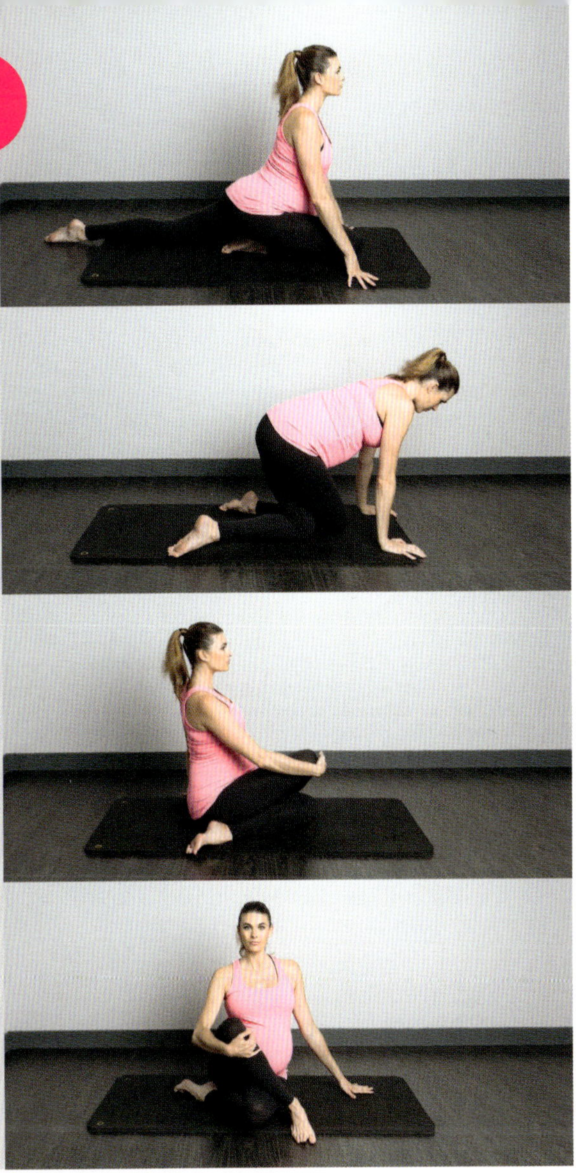

5

X 3 À 5 RESPIRATIONS

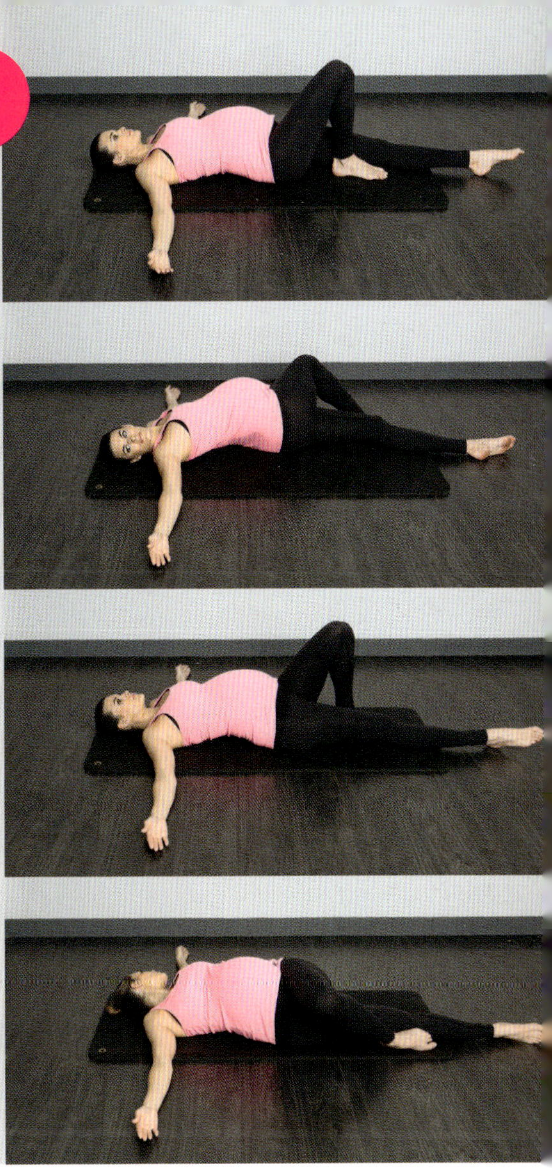

6

X 5 À 7 RESPIRATIONS

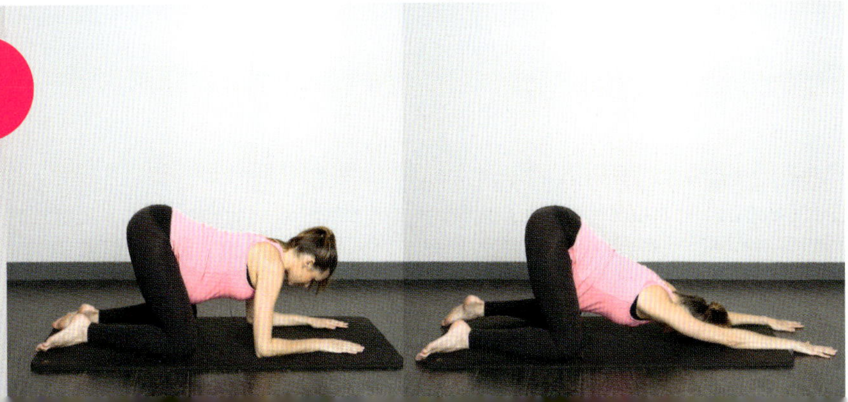

7

X 3 À 5 RESPIRATIONS

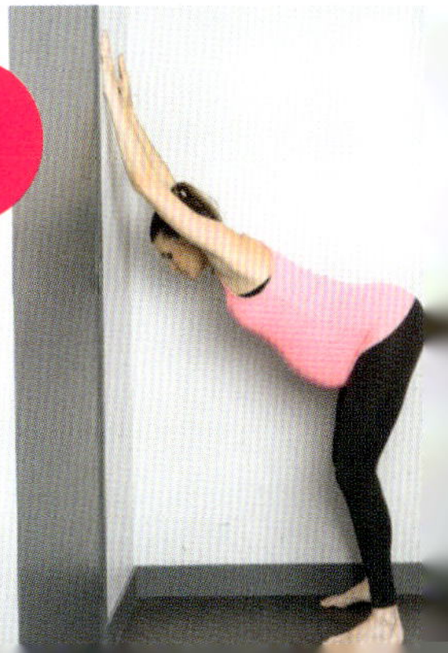

SÉANCE 3 CIRCUIT RENFORCEMENT MUSCULAIRE PROFOND

DURÉE TOTALE DE LA SÉANCE

10 à 20 minutes, en fonction de votre rythme.

REPOS

Arrêtez-vous quelques secondes entre deux exercices si vous en ressentez le besoin, et enchaînez-les si vous êtes en forme.

MON CONSEIL

Selon la position de votre bébé, les postures vont vous paraître plus ou moins confortables. Une seule règle : écoutez-vous et ne faites que ce qui vous convient, sans forcer !

1 SWAN REVISITÉ

X 3 À 5 REPS

OBJECTIF ? Améliorer la digestion et la posture.

LET'S GO ! Asseyez-vous sur le bord d'une chaise, bien campée sur vos ischions, pieds et genoux ouverts à la largeur des épaules, talons bien ancrés sur le sol. Prenez une inspiration et, lorsque vous soufflez, activez votre périnée et levez la poitrine et le regard vers le plafond. Sentez l'étirement de l'avant du corps, et une légère contraction dans le haut du dos. Inspirez pour revenir le dos droit, regard porté vers l'avant. Vous tenez les pieds de la chaise avec vos mains, et vous les repoussez lorsque vous soulevez le buste.

SI VOUS NE PARVENEZ PAS À TENIR LES PIEDS DE LA CHAISE, posez vos mains sur les rebords de la chaise et poussez dessus.

2 CERCLES DEBOUT

X 3 À 5 CERCLES DANS CHAQUE SENS, JAMBE DROITE PUIS JAMBE GAUCHE

OBJECTIF ? Muscler les fessiers, fortifier les gambettes et travailler l'équilibre.

LET'S GO ! Placez-vous debout à côté d'une chaise (ou d'un mur) pour vous tenir. Mettez-vous en appui sur une jambe. Inspirez et, lorsque vous soufflez, tendez la jambe sur le côté en veillant à garder votre bassin fixe, grâce à votre centre. Votre pied est pointé comme celui d'une danseuse. Dessinez 3 à 5 cercles, puis changez de sens. Veillez à garder le genou de la jambe tendue au sol bien souple (genou déverrouillé). Ensuite, tournez-vous pour changer de jambe.

3 CERCLES DES HANCHES

X 3 REPS DANS UN SENS PUIS DANS L'AUTRE, JAMBE DROITE PUIS JAMBE GAUCHE

OBJECTIF ? Assouplir le bassin, muscler les fessiers et améliorer l'équilibre.

LET'S GO ! Placez-vous debout, à côté d'une chaise (ou d'un mur) pour vous tenir. Mettez-vous en appui sur votre jambe gauche. Inspirez et, lorsque vous soufflez, levez votre jambe droite, genou plié, et dessinez 3 cercles dans un sens, puis dans l'autre, à partir de votre hanche droite. Les cercles sont petits, car le bassin doit rester ultra-fixe. Veillez à garder le genou de la jambe tendue au sol bien souple (genou déverrouillé). Ensuite, tournez-vous pour changer de jambe.

// Suite de la séance sur la double page suivante //

1

X 3 A 5 REPS

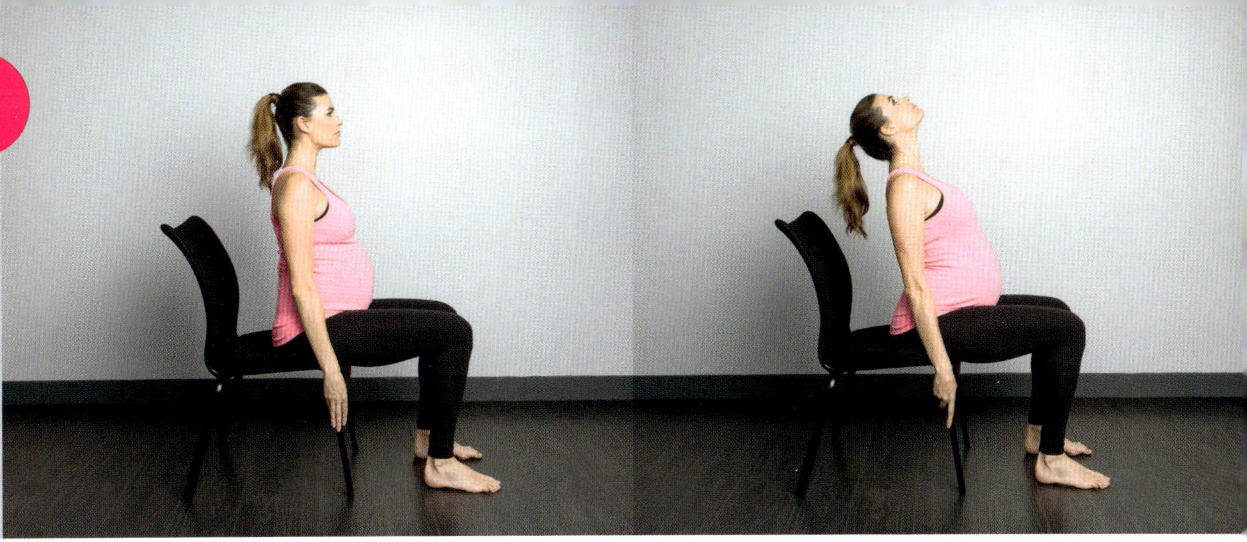

2

X 3 A 5 REPS

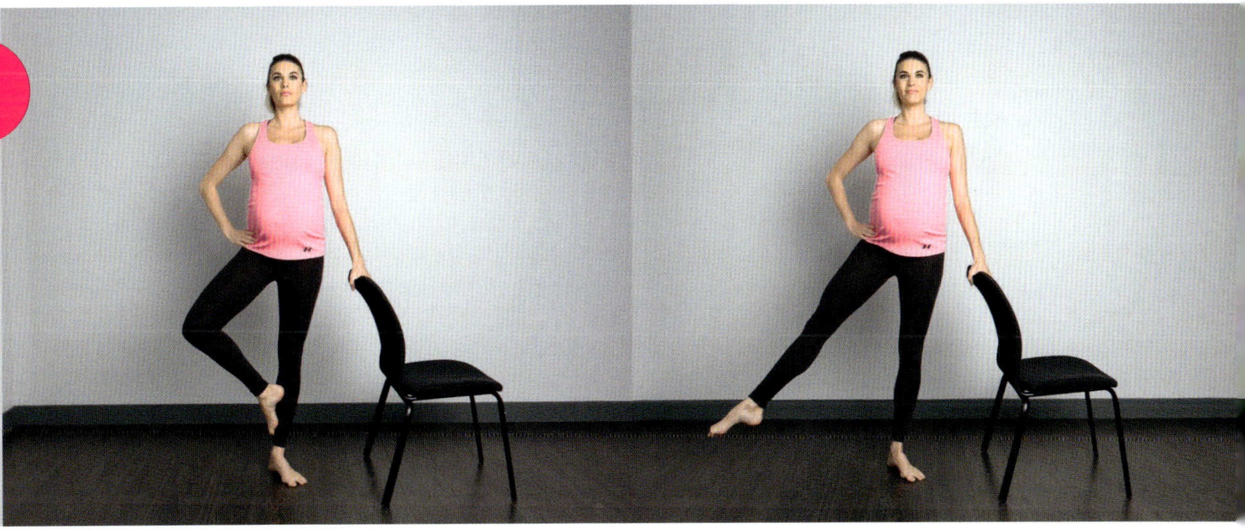

3

X 3 A 5 REPS

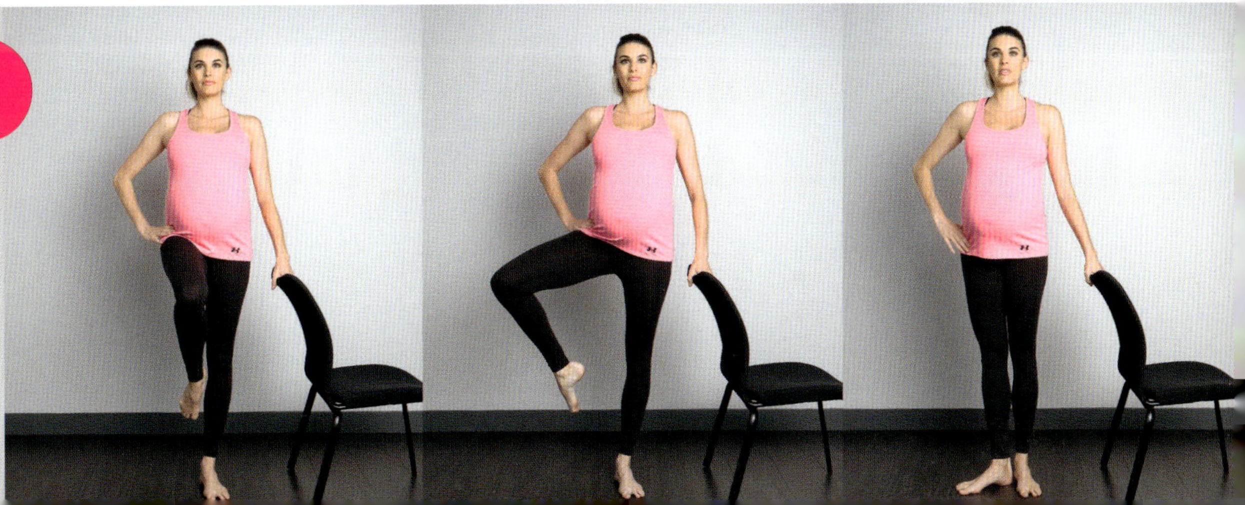

SÉANCE 3 CIRCUIT RENFORCEMENT MUSCULAIRE PROFOND

DURÉE TOTALE DE LA SÉANCE
10 à 20 minutes,
en fonction de votre rythme.

REPOS
Vous pouvez vous arrêter entre deux postures, ou les enchaîner.

4 SWIMMING MODIFIÉ

X 4 À 6 REPS

OBJECTIF ? Avoir un dos fort et améliorer son équilibre.

LET'S GO ! Placez-vous à quatre pattes, genoux sous vos hanches, poignets, coudes et épaules bien alignés. Focalisez votre attention sur l'appui de votre genou gauche et de votre main droite sur le sol. Accentuez la pression sur ces deux points afin d'alléger l'appui de votre genou droit et de votre main gauche. Prenez votre inspiration et, lorsque vous soufflez, soulevez puis tendez la jambe droite et le bras gauche. Restez ainsi le temps de 3 à 5 respirations complètes, puis faites la même chose de l'autre côté.

ATTENTION, TECHNIQUE PRÉCISE ! Prenez votre temps, car le but est de ne bouger que la jambe et le bras opposé !

5 FRONT AND BACK

X 5 À 10 REPS

OBJECTIF ? Tonifier son centre, ses cuisses et ses fessiers.

LET'S GO ! Allongez-vous sur le côté, vos deux jambes tendues et placées au coin avant de votre tapis, en un angle d'environ 30 degrés. Votre centre est actif (la taille, serrée, n'est plus en contact avec le tapis). Prenez une inspiration, décollez la jambe supérieure et amenez-la vers l'avant. À l'expiration, étirez-la vers l'arrière en contractant le fessier. Buste, bassin et tête doivent rester ultra-stables grâce à votre centre. Votre jambe reste décollée. Si vous sentez que le buste et/ou le bassin bougent, faites des mouvements plus petits.

POUR PLUS DE CONFORT, placez un coussin entre votre tête et votre bras, pour limiter les tensions dans la nuque.

6 FRONT AND BACK, JAMBE PLIÉE

X 3 À 5 REPS DE CHAQUE CÔTÉ

OBJECTIF ? Challenger son centre, tonifier les fessiers et assouplir les hanches.

LET'S GO ! Allongez-vous sur le côté, jambes pliées et formant un angle d'environ 90 degrés. Posez votre tête sur un petit coussin pour soulager vos cervicales. Votre centre est actif (la taille, serrée, n'est plus en contact avec le tapis). Prenez une inspiration, décollez la jambe supérieure et amenez-la vers l'avant. À l'expiration, amenez-la vers l'arrière en contractant le fessier. Buste, bassin et tête doivent rester ultra-stables grâce à votre centre.

ATTENTION ! Si vous sentez que le buste et/ou le bassin bougent, faites un mouvement plus petit.

// Suite de la séance sur la double page suivante //

4

X 4 A 6 REPS

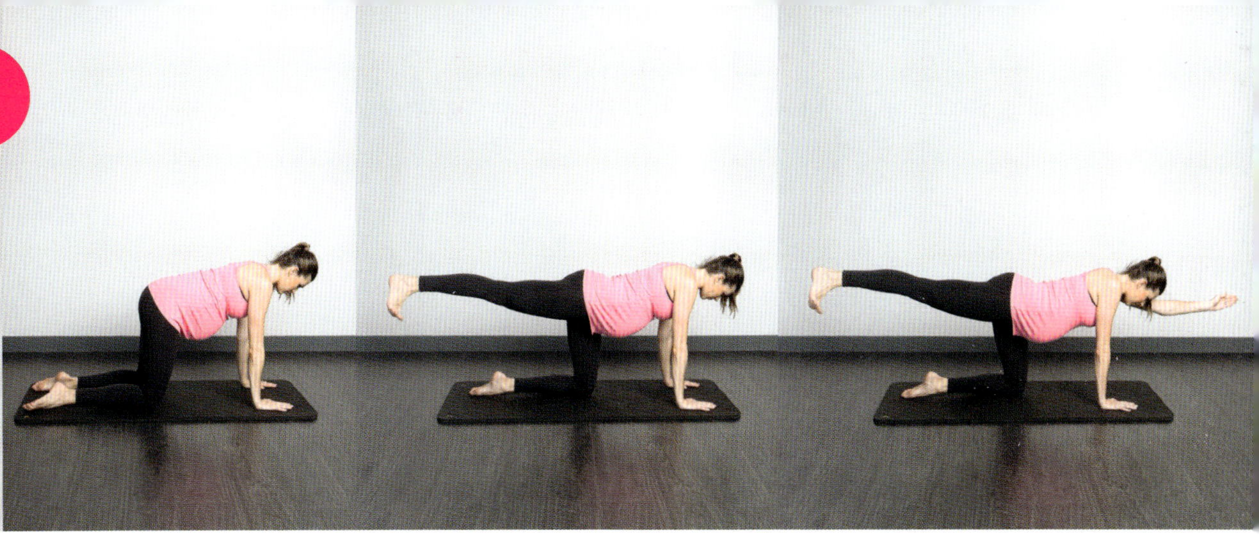

5

X 5 A 10 REPS

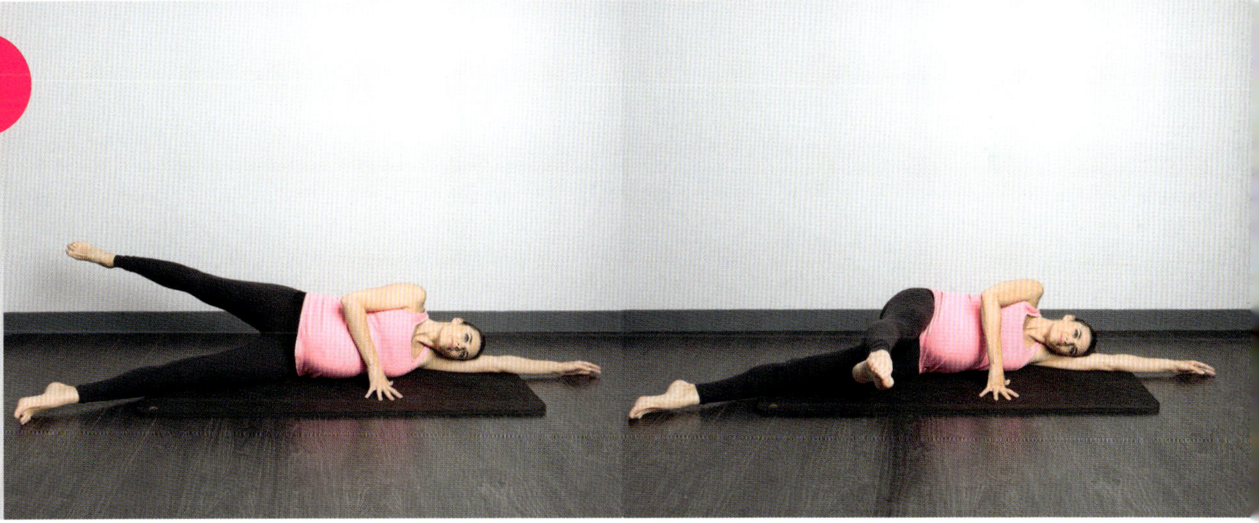

6

X 3 A 5 REPS

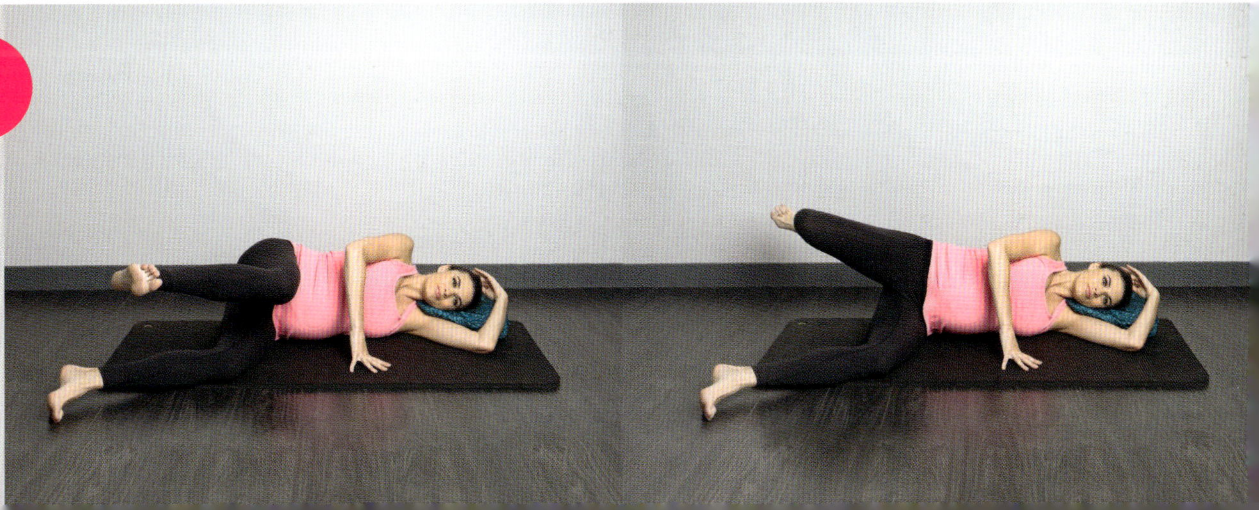

SÉANCE 3 CIRCUIT RENFORCEMENT MUSCULAIRE PROFOND

DURÉE TOTALE DE LA SÉANCE
10 à 20 minutes, en fonction de votre rythme.

REPOS
Vous pouvez vous arrêter entre deux postures, ou les enchaîner.

7 SPINE STRETCH FORWARD

X 3 À 5 REPS

OBJECTIF ? Renforcer les abdominaux en profondeur et travailler son port de tête de danseuse !

LET'S GO ! Asseyez-vous le dos bien droit, jambes ouvertes à la largeur de votre tapis. Tendez vos bras devant vous. Enroulez votre tête, puis le haut du dos, vers l'avant tout en soufflant, en veillant à garder le centre très actif et contracté. Imaginez que vous voulez passer par-dessus un énorme ballon sans le toucher. Seuls votre tête et le haut de votre dos bougent, le bas du dos reste ultra-stable grâce à votre gainage. Redressez votre dos, vertèbre après vertèbre, en inspirant.

ATTENTION, DOS FRAGILE ! Si la position ne vous convient pas, asseyez-vous sur un petit coussin et pliez un peu les genoux.

8 PONT CLASSIQUE STATIQUE

X 3 À 5 RESPIRATIONS COMPLÈTES

OBJECTIF ? Renforcer les abdominaux et les fessiers en profondeur.

LET'S GO ! Allongez-vous sur votre tapis, genoux fléchis, talons assez proches des fessiers. Montez votre bassin en gardant le centre très actif. Maintenez-vous dans cette position, gainez encore le ventre et activez davantage le périnée.

NE FAITES PAS CET EXERCICE SI… le poids de votre ventre vous est inconfortable, ou si vous avez la sensation de ne pas pouvoir respirer correctement.

9 POSTURE DE L'ENFANT

X 3 À 5 RESPIRATIONS COMPLÈTES

OBJECTIF ? Assouplir son bassin, soulager son dos et se faire du bien !

LET'S GO ! Placez-vous à quatre pattes et amenez votre bassin sur vos talons en expirant. Les genoux sont bien ouverts. Si la position vous paraît inconfortable au niveau des épaules, superposez vos mains sous votre front.

10 ALLONGÉE SUR LE CÔTÉ

AUTANT DE TEMPS QUE VOUS LE SOUHAITEZ

OBJECTIF ? Se chouchouter et se relaxer profondément.

LET'S GO ! Placez-vous sur le côté droit, avec éventuellement un coussin entre votre tête et votre bras. Fermez les yeux, relâchez tous vos muscles et reposez-vous !

LE PLUS POUR LE CONFORT IDÉAL : utiliser un coussin d'allaitement !

7

X 3 A 5 REPS

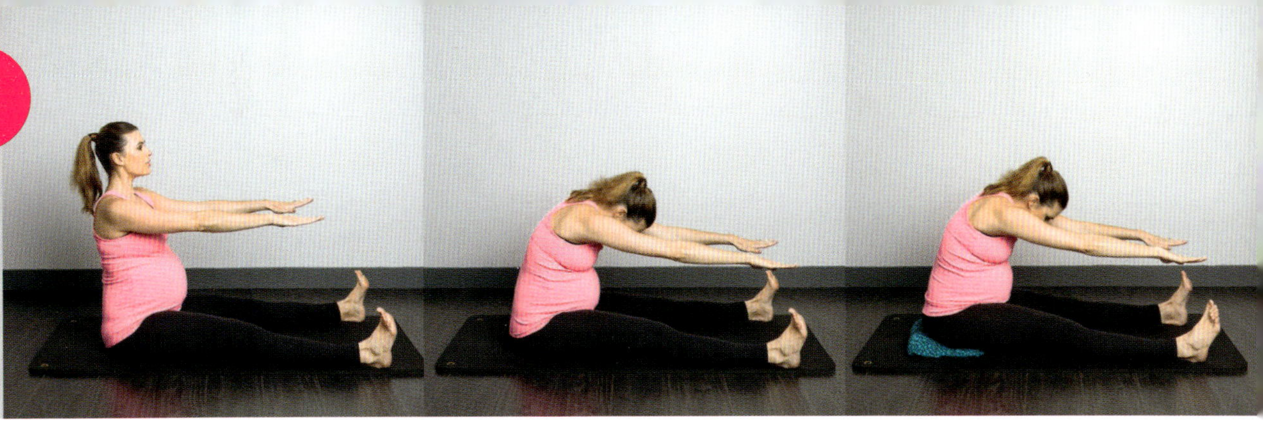

8

X 3 À 5 RESPIRATIONS

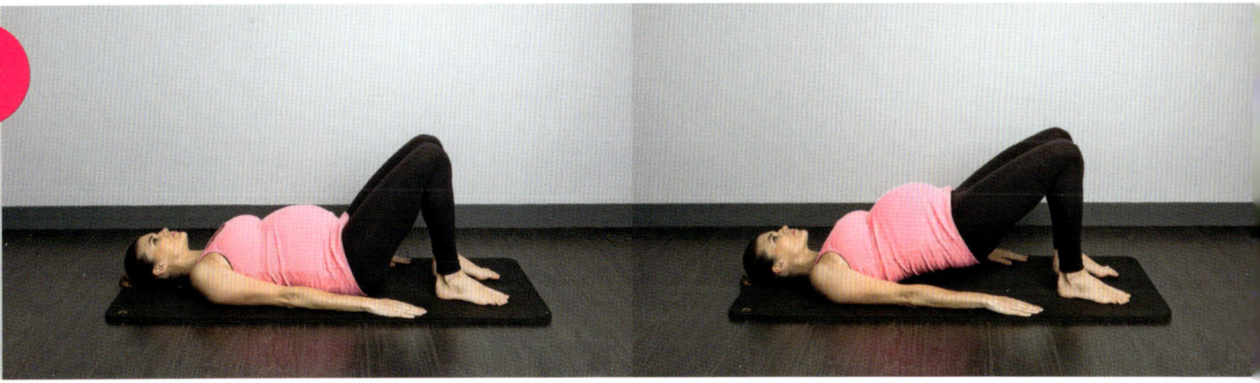

9

X 3 À 5 RESPIRATIONS

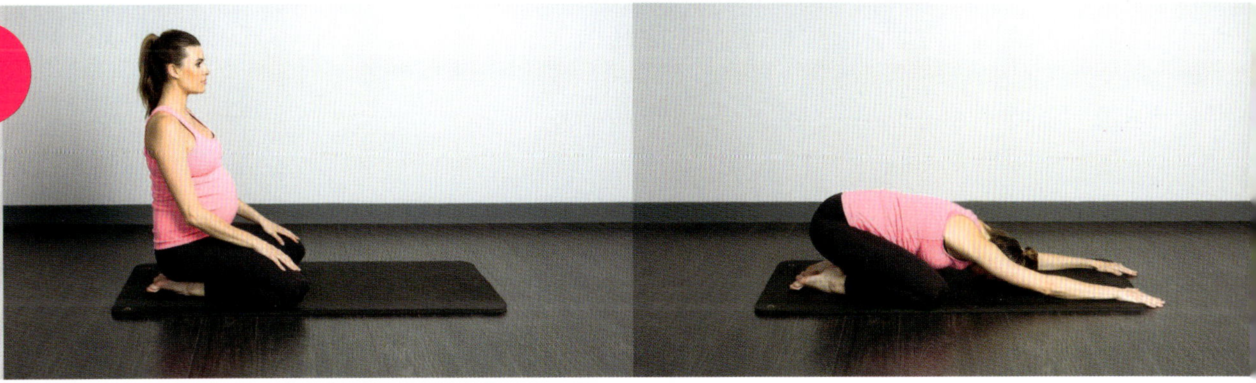

10

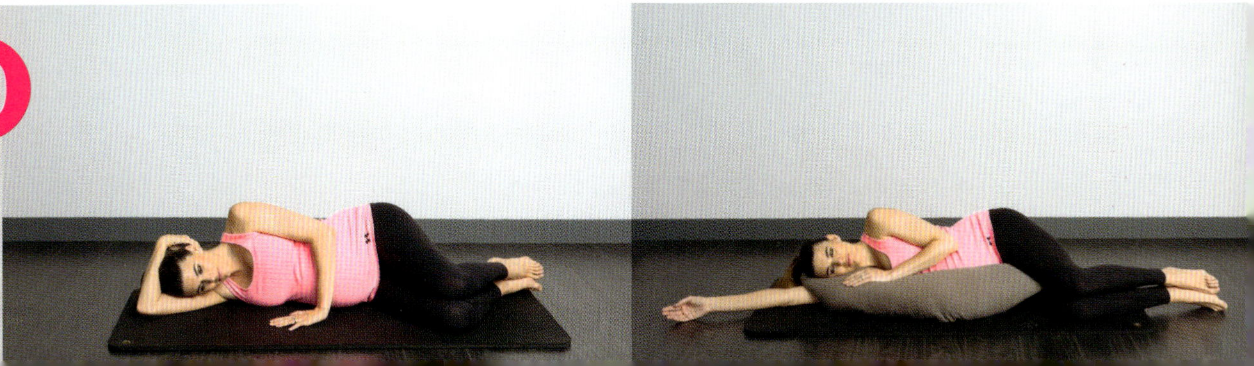

Pour éviter de s'ennuyer et rendre les entraînements ludiques (et parfois encore plus efficaces !) les accessoires sont vraiment un plus. Pour pimenter vos trainings, je vous ai concocté deux séances avec accessoire : une séance fitness avec de petits haltères, et une autre, inspirée du pilates, avec un swiss ball.

UN PROGRAMME POUR LES FUTURES MAMANS EN FORME QUI... en veulent toujours plus ! Si vous avez besoin de booster vos entraînements renfo et/ou de vous détendre en profondeur, les trainings avec accessoire seront parfaitement adaptés.

L'OBJECTIF ? Développer sa force avec les haltères et travailler en profondeur et en instabilité avec le swiss ball. Deux entraînements complémentaires pour un travail du corps dans son intégralité !

PROGRAMME AVEC MATÉRIEL I FITNESS I PILATES	
RYTHME	2 séances par semaine, en complément des trainings fitness, yoga et pilates, quel que soit le trimestre de votre grossesse. Vous pouvez également remplacer (de temps en temps) une séance yoga ou pilates par une séance avec le swiss ball, et remplacer une séance fitness classique par le training avec les haltères.
DURÉE	TOUT AU LONG DE VOTRE GROSSESSE, selon vos capacités et vos besoins.

TRAININGS

PROGRAMME AVEC MATÉRIEL

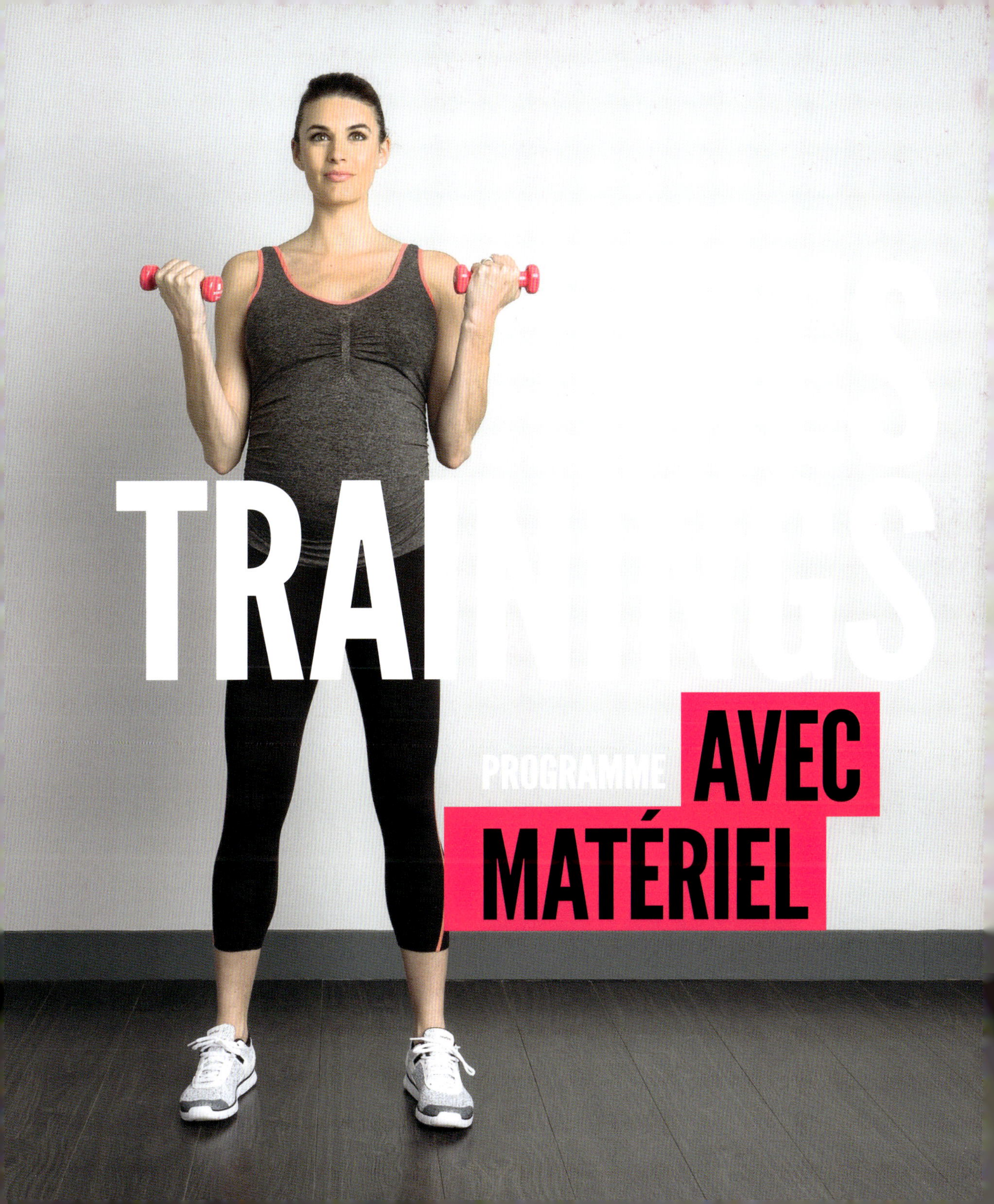

TRAININGS

PROGRAMME PENDANT TOUTE LA GROSSESSE

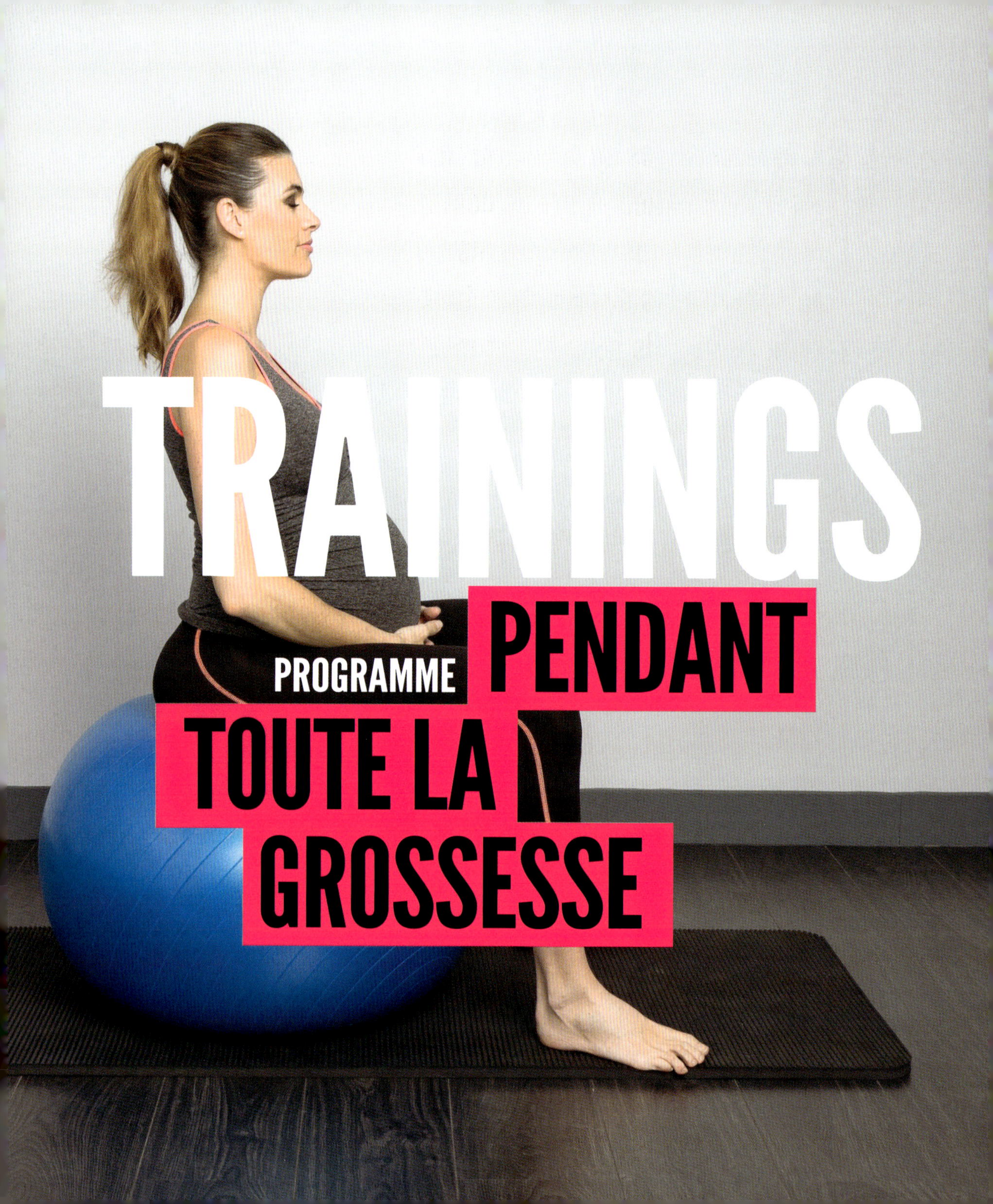

Les accessoires fit, comme les haltères et le swiss ball, sont essentiels, pour pimenter les entraînements, pour être plus assidue dans sa pratique sportive et pour obtenir plus de résultats, tant sur sa force que sur sa silhouette ! Ils boostent la mobilité et l'équilibre, et permettent aussi aux futures mamans de se détendre…

EN SÉANCE 1 FITNESS

FOCUS FORCE AVEC HALTÈRES

Les haltères permettent de développer la force et la masse musculaire. Vous pourrez sans problème les réutiliser pour vos séances de gym à domicile, après la naissance de votre bébé. Ne vous inquiétez pas, vous n'allez pas prendre trop de masse musculaire en quelques séances, mais acquérir (et garder !) ce qui est nécessaire à un corps fit, harmonieux et fort (avec votre bébé, ce sera très utile).

EN SÉANCE 2 PILATES

FOCUS TONIFICATION AVEC SWISS BALL

Un ballon idéal pour se tonifier en douceur et en profondeur, pour travailler l'équilibre mais aussi la concentration, pour débloquer certains nœuds, développer l'agilité et, bien évidemment, se détendre.

SÉANCE 1 CIRCUIT GAINANT

DURÉE TOTALE DE LA SÉANCE

10 à 20 minutes,
en fonction de votre rythme.

REPOS

Arrêtez-vous 30 secondes à 1 minute entre deux postures, et enchaînez-les si vous êtes en forme.

MON CONSEIL

Faites-vous une playlist rythmée pour vous motiver. Vous pouvez utiliser des haltères de 500 g, de 1 kg ou de 2 kg, en fonction de votre force.

1 BICEPS

X 5 À 15 REPS

OBJECTIF ? Avoir des bras toniques.

LET'S GO ! Mettez-vous debout, jambes serrées si vous êtes au début de votre grossesse, un peu plus ouvertes si votre ventre prend plus de place. Vos genoux sont souples, voire légèrement fléchis, votre dos est droit, votre regard fixe un point devant vous et votre périnée est actif. Rappelez-vous, il faut contracter cette zone, comme si vous reteniez une envie pressante, en serrant aussi les abdos. Prenez vos haltères dans vos mains. Expirez en pliant les coudes, inspirez en tendant vos bras. Veillez à garder vos poignets alignés avec vos bras, et à maîtriser le mouvement à l'aller et au retour.

POUR LES MUMS À LA CIRCULATION SANGUINE PARESSEUSE : vous pouvez faire cet exercice en marchant.

2 KICK BACK

X 5 À 10 REPS POUR CHAQUE JAMBE

OBJECTIF ? Tonifier l'arrière des bras, les triceps.

LET'S GO ! Mettez-vous en fente, jambes décalées l'une par rapport à l'autre. Inclinez le buste à partir des hanches, en veillant à garder la colonne vertébrale très droite. Les coudes sont pliés et collés à votre buste. Tendez les bras vers l'arrière en soufflant, et revenez à la position de départ en inspirant. Faites 5 à 10 répétitions, puis inversez les jambes pour faire le même nombre de mouvements de bras.

POUR LES MUMS EN SUPER-FORME HABITUÉES À BOSSER EN ÉQUILIBRE : décollez le pied de la jambe arrière en même temps que vous tendez les bras, et reposez le pied lorsque vous pliez les coudes.

3 FENTES ET DÉVELOPPÉS ÉPAULES

5 À 8 REPS DE CHAQUE CÔTÉ

OBJECTIF ? Brûler des calories et muscler l'ensemble du corps.

LET'S GO ! Mettez-vous en fente : les jambes sont décalées l'une par rapport à l'autre, le talon de la jambe arrière est bien décollé. Vos coudes sont pliés le long du corps. Vous tenez les haltères dans vos mains. Descendez le genou de la jambe arrière tout en montant les bras vers le plafond en soufflant, puis revenez à la position de départ en inspirant. Pensez à bien activer vos abdominaux et votre périnée lorsque vous montez les bras afin d'éviter d'accentuer la courbure du dos (surtout à partir du 6e mois de grossesse).

POUR VARIER LES SÉANCES… Alternez les jambes à chaque fois ou, au contraire, conservez la jambe droite en avant pendant 5 à 8 répétitions, puis placez la gauche en avant pour le même nombre de répétitions.

// Suite de la séance sur la double page suivante //

1

X 5 A 15 REPS

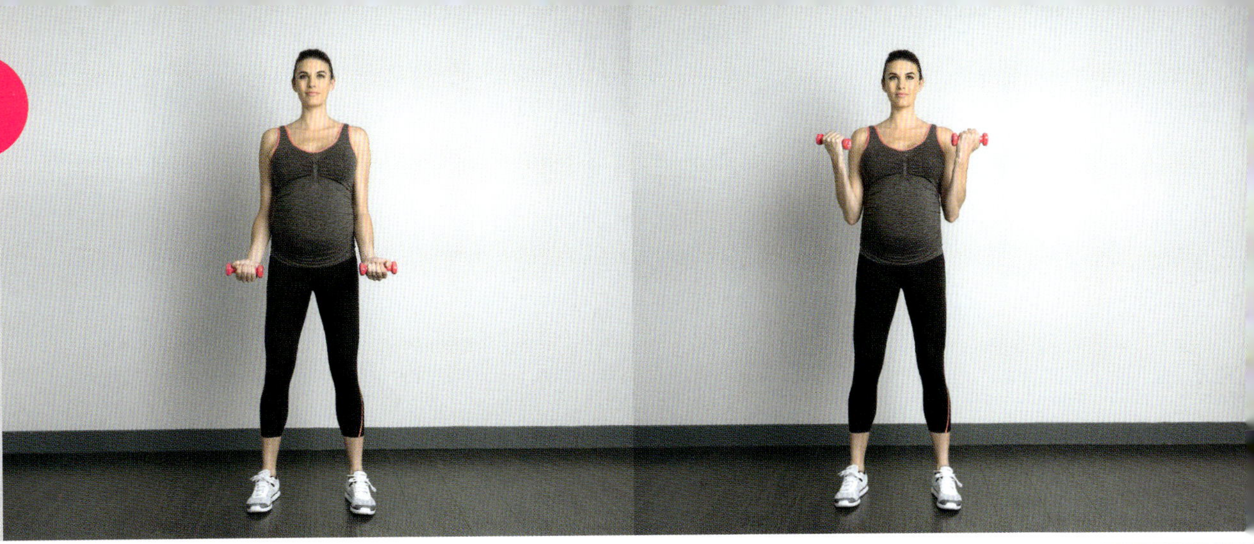

2

X 5 A 10 REPS

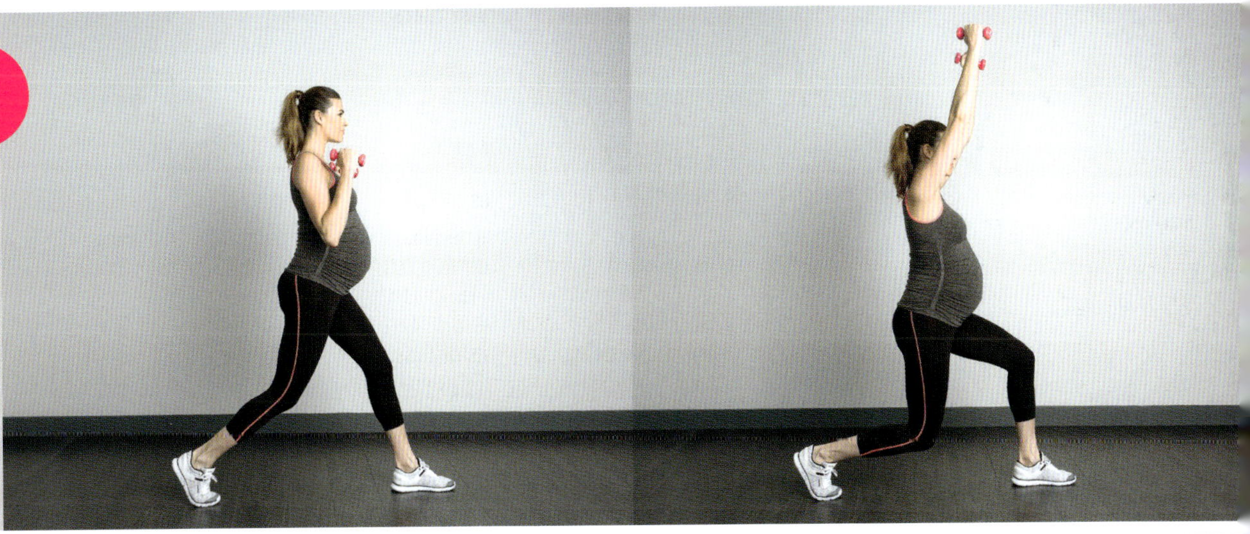

3

5 A 8 REPS

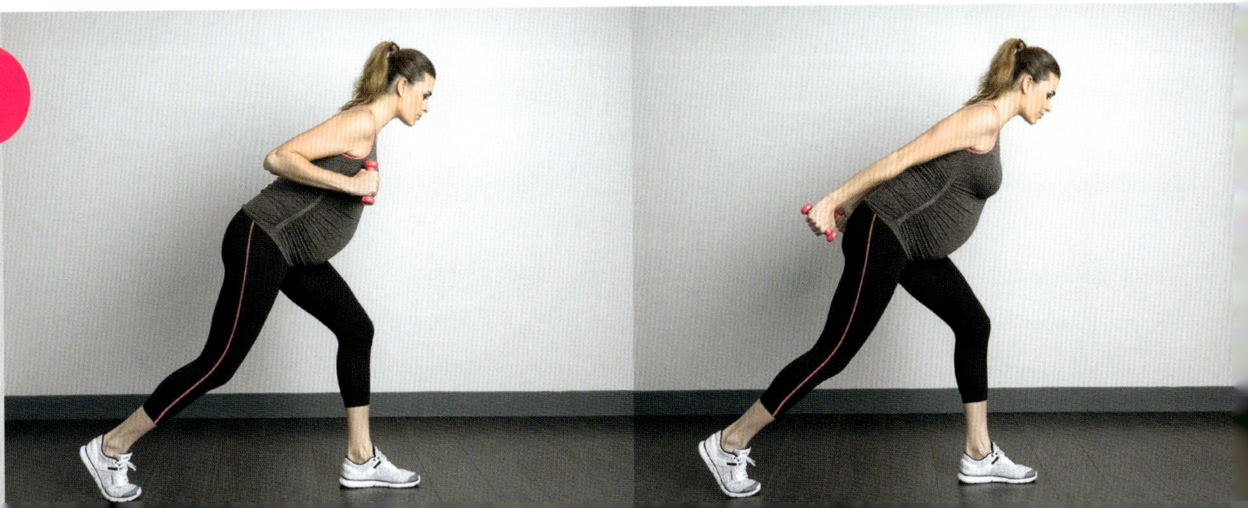

SÉANCE 1 CIRCUIT GAINANT

DURÉE TOTALE DE LA SÉANCE
10 à 20 minutes,
en fonction de votre rythme.

REPOS
Faites-vous une playlist rythmée pour vous motiver. Vous pouvez utiliser des haltères de 500 g, de 1 kg ou de 2 kg, en fonction de votre force.

4 OISEAU

X 5 À 15 REPS

OBJECTIF ? Renforcer son dos et dessiner ses épaules.

LET'S GO ! Tenez-vous debout, jambes ouvertes à la largeur du bassin ou un peu plus, buste incliné à partir des hanches, colonne vertébrale très droite. Inspirez, puis, lorsque vous soufflez, ouvrez les bras en cherchant à contracter le haut du dos. Faites comme si vous vouliez resserrer vos omoplates, tout en gardant bien le ventre rentré. Si vous sentez que le bas du dos tire un peu, relevez légèrement le buste.

5 EXTENSIONS DES BRAS

X 5 À 15 REPS

OBJECTIF ? Tonifier l'arrière des bras, les triceps.

LET'S GO ! Tenez-vous debout, genoux légèrement fléchis et jambes ouvertes à la largeur du bassin ou un peu plus si vous vous sentez plus à l'aise. Vous tenez les haltères dans vos mains. Levez les bras vers le plafond, inspirez en pliant les coudes pour amener les mains derrière la tête, puis expirez en tendant les bras vers le haut.

POUR LES MUMS AUX ÉPAULES FRAGILES : augmentez l'écart entre vos bras, ce n'est pas grave si les haltères ne se touchent pas.

6 SQUATS SUMO

X 5 À 15 REPS

OBJECTIF ? Sculpter les cuisses, les fessiers et le dos.

LET'S GO ! Tenez-vous debout, jambes assez ouvertes, pointes des pieds dirigées à 10 h 10 et dos bien droit. Prenez les haltères ; vous pouvez les croiser l'une sur l'autre ou les tenir simplement dans chacune de vos mains. Inspirez en pliant les genoux et en descendant le bassin vers le sol. Expirez pour revenir jambes tendues. Contractez les muscles de vos cuisses lorsque vous descendez le bassin, contractez davantage les fessiers lorsque vous tendez de nouveau vos jambes.

POUR LES MUMS QUI DÉBUTENT : ne descendez pas trop bas, vos jambes se renforceront au fur et à mesure.

4

X 5 A 15 REPS

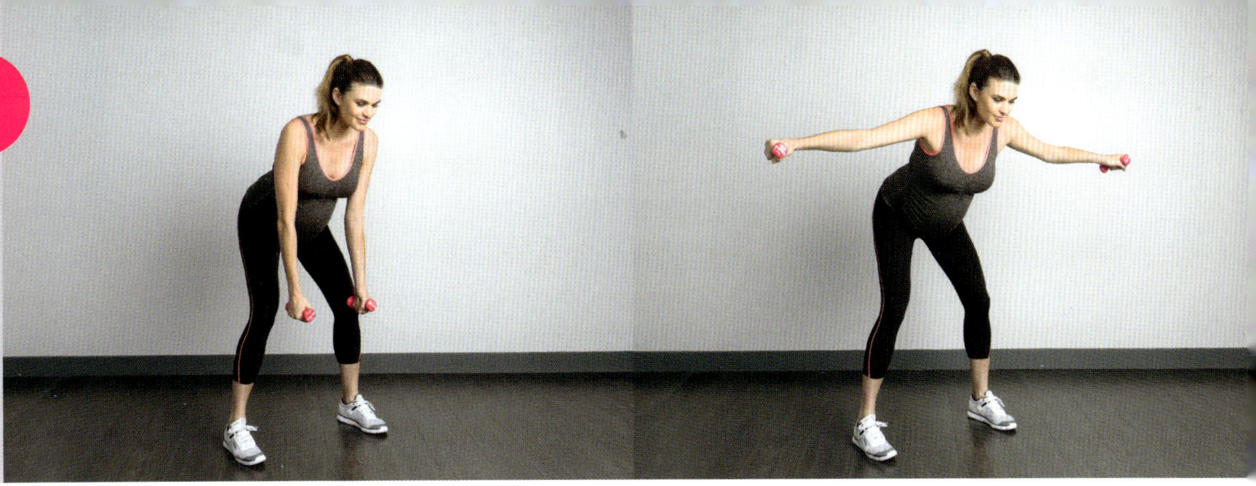

5

X 5 A 15 REPS

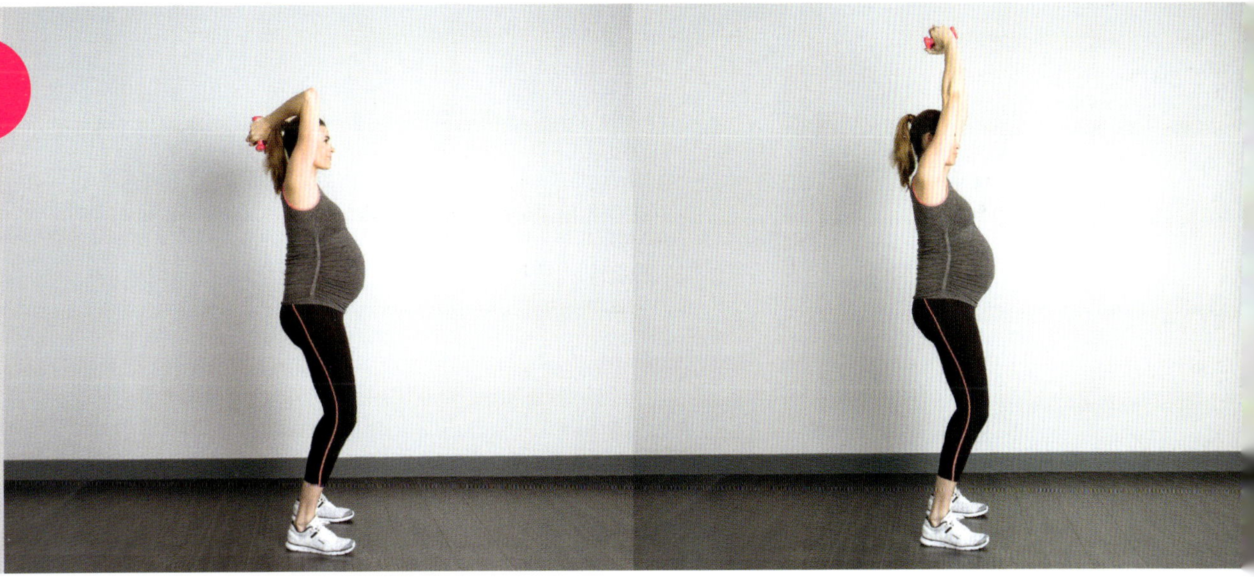

6

X 5 A 15 REPS

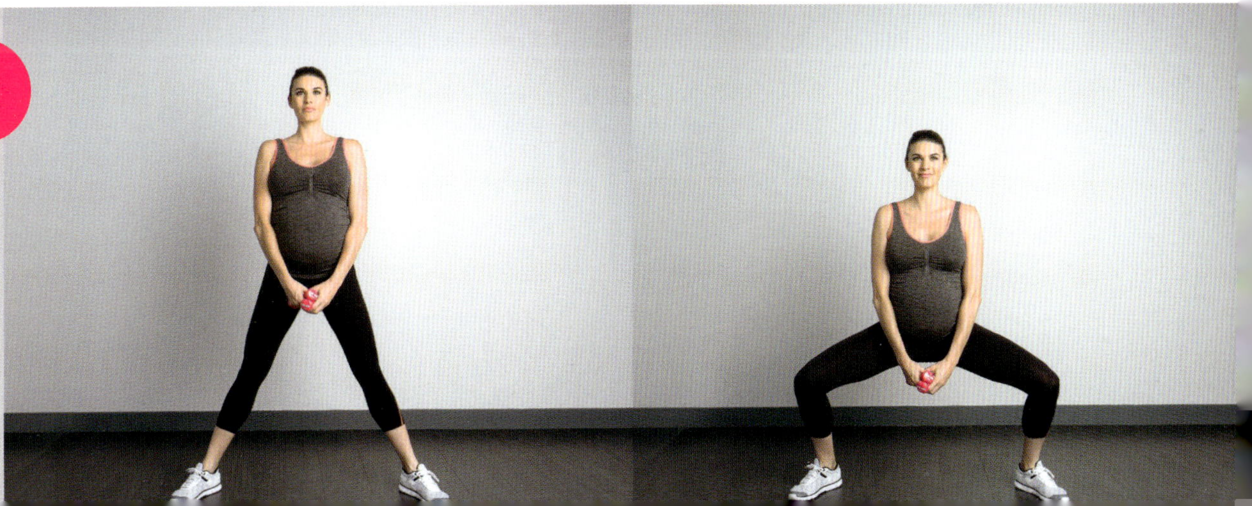

SÉANCE 2 CIRCUIT COMPLET MUSCU ÉTIREMENT DÉTENTE

DURÉE TOTALE DE LA SÉANCE
10 à 20 minutes,
en fonction de votre rythme.

REPOS
Arrêtez-vous 30 secondes à 1 minute entre deux exercices, et enchaînez-les si vous êtes en forme.

MON CONSEIL
55 cm de diamètre est la taille idéale pour un swiss ball. Si vous mesurez plus de 1,75 m, vous pouvez prendre un ballon de 65 cm de diamètre ; si vous mesurez moins de 1,55 m, achetez plutôt un ballon de 45 cm de diamètre. Pratiquez pieds nus ou avec des chaussettes antidérapantes pour ne pas glisser, et veillez à ce que le ballon soit bien gonflé.

1 ÉCHAUFFEMENT ET RESPIRATION

X 3 À 6 REPS OU PLUS

OBJECTIF ? Se familiariser avec le swiss ball ; se détendre et délier ses tensions.

LET'S GO ! Asseyez-vous bien droite légèrement à l'avant du ballon, sur les deux os des fessiers (les ischions). Vos pieds et vos jambes sont assez ouverts, et les talons ancrés au sol. Imaginez qu'un fil tire le sommet de votre crâne vers le plafond afin d'aligner votre colonne vertébrale. Amenez les mains sur votre ventre, juste sous le nombril, et concentrez-vous sur votre respiration abdominale : lorsque vous inspirez, votre ventre s'arrondit davantage, et lorsque vous soufflez, il rentre légèrement. Vous pouvez aussi fermer les yeux si votre équilibre est correct.

2 PETITS CERCLES SUR LE BALLON

X 3 À 5 REPS DANS CHAQUE SENS

OBJECTIF ? Soulager le bas du dos, assouplir les hanches et faciliter l'accouchement.

LET'S GO ! Asseyez-vous bien droite, légèrement vers l'avant du ballon, sur les deux os des fessiers (les ischions). Vos pieds et jambes sont assez ouverts (plus vous êtes avancée dans votre grossesse, plus l'écart de vos jambes sera important), et les talons sont ancrés sur le sol. Placez les mains sur les genoux, amenez le bassin vers la droite, vers l'arrière, puis vers la gauche. Reprenez la position de départ et faites le mouvement dans l'autre sens. Votre respiration doit rester naturelle. Essayez de dessiner un cercle avec ce mouvement, sans vous arrêter.

SI VOUS N'ÊTES PAS TRÈS À L'AISE AVEC LE BALLON, faites de tout petits mouvements.

3 CHAISE DYNAMIQUE

X 3 À 10 REPS

OBJECTIF ? Muscler les gambettes et renforcer les abdominaux en profondeur.

LET'S GO ! Mettez le ballon contre le mur et adossez-vous sur lui. Pliez les genoux pour descendre le bassin vers le sol en inspirant. Expirez en remontant, pour retrouver la position de départ, en poussant bien sur les talons. L'amplitude du mouvement dépend de la force dans vos jambes ; descendez moins bas si vous avez beaucoup de difficultés à remonter. Tout au long de l'exercice, pressez le dos sur le ballon avec une force constante.

POUR BIEN PROTÉGER SES GENOUX... Vérifiez, lorsque vos jambes sont pliées, que les genoux restent juste au-dessus de vos chevilles ; à défaut, avancez un peu les pieds.

// Suite de la séance sur la double page suivante //

1

X 3 À 6 REPS OU PLUS

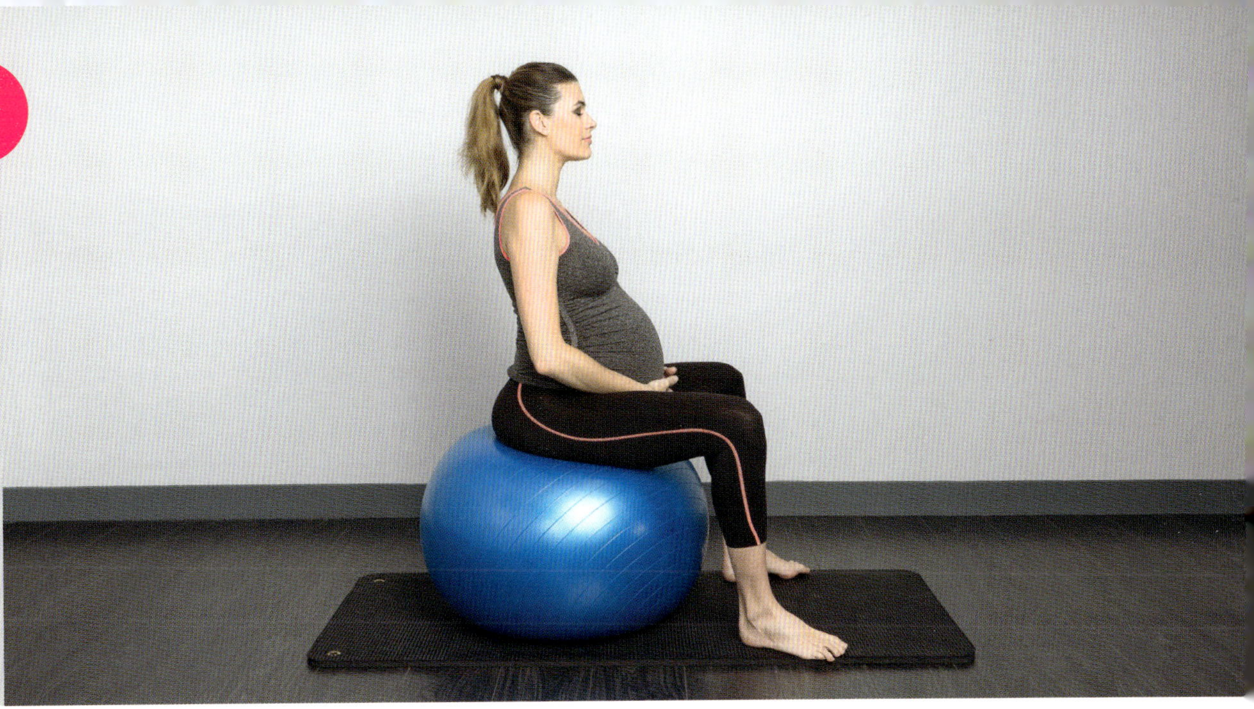

2

X 3 À 5 REPS

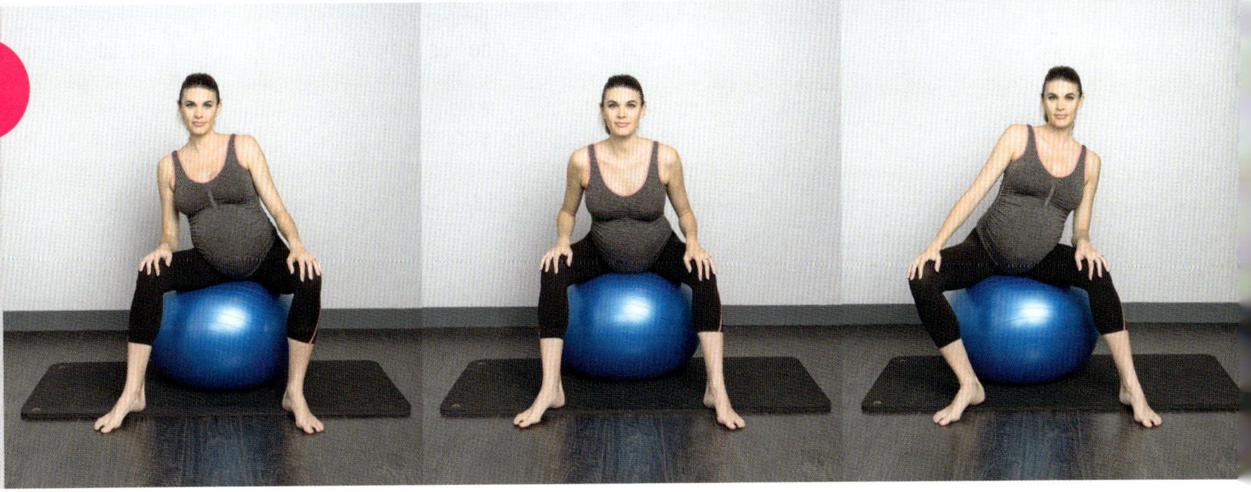

3

X 3 À 10 REPS

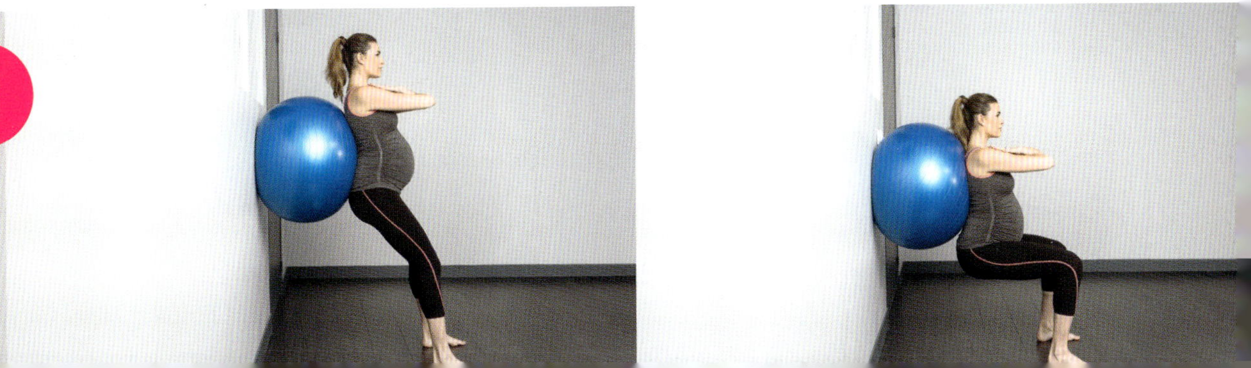

SÉANCE 2
CIRCUIT COMPLET MUSCU ÉTIREMENT DÉTENTE

DURÉE TOTALE DE LA SÉANCE

10 à 20 minutes,
en fonction de votre rythme.

REPOS

Arrêtez-vous 30 secondes à 1 minute entre deux exercices, et enchaînez-les si vous êtes en forme.

4 PONT AVEC LES PIEDS SUR LE BALLON

X 3 À 10 REPS

OBJECTIF ? Muscler l'arrière des jambes et les fessiers.

LET'S GO ! Allongez-vous sur le dos, bras le long du corps et pieds posés à plat sur le ballon, genoux pliés. Vos pieds et vos genoux peuvent être serrés ou légèrement ouverts. Prenez une inspiration et, lorsque vous soufflez, décollez le bassin du sol en contractant les abdominaux et les fessiers. Redescendez vers le sol pendant votre inspiration, en maîtrisant votre geste.

POUR FACILITER LE MOUVEMENT... Vous pouvez caler votre ballon contre un mur.

5 DOS ROND, DOS CREUX

X 3 À 5 REPS OU PLUS

OBJECTIF ? Soulager et étirer le dos.

LET'S GO ! Placez-vous à genoux, dressée, mains posées sur le ballon. Prenez une inspiration et, en expirant, enroulez d'abord votre tête, puis le haut du dos vers l'avant, en appuyant doucement sur le ballon. Contractez vos fessiers pour que le bassin rentre vers l'avant (en rétroversion). Votre dos est rond. En inspirant, basculez le bassin et allongez le dos pour avoir un dos droit, tout en prenant appui sur le ballon. Renouvelez le mouvement au rythme de votre respiration.

6 ÉTIREMENT DU DOS ET DU VENTRE

X 3 À 5 RESPIRATIONS COMPLÈTES

OBJECTIF ? Soulager le dos, étirer le ventre et se détendre.

LET'S GO ! Asseyez-vous sur votre ballon en le plaçant vers l'arrière de votre tapis. Marchez un pas après l'autre en gardant les mains sur le ballon pour le tenir, et descendez, vertèbre après vertèbre, jusqu'à être allongée sur le ballon, votre dos épousant sa forme arrondie. Laissez votre tête posée dessus. Si vous avez mal à la nuque ou au bas du dos, avancez encore un peu les pieds : le bassin ne sera alors plus en contact avec le ballon, mais vous aurez un meilleur soutien de la tête.

POUR LES MUMS QUI SE SENTENT BIEN DANS LE MOUVEMENT : étirez vos bras vers l'arrière et allongez vos jambes.

// Suite de la séance sur la double page suivante //

4

X 3 À 10 REPS

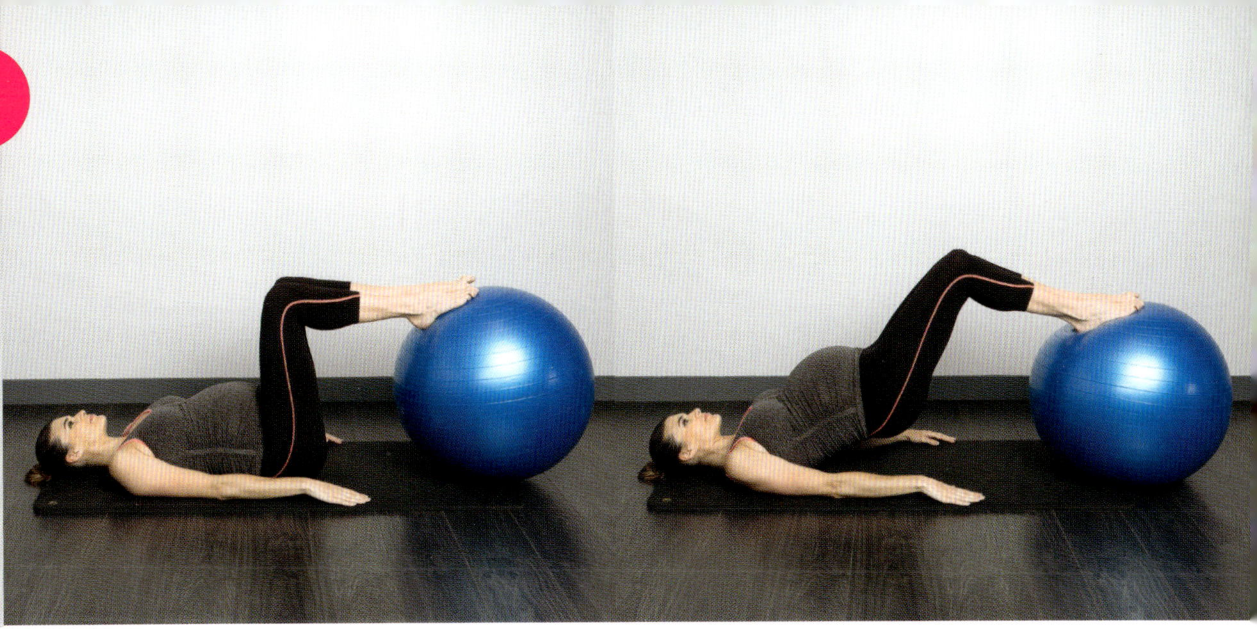

5

X 3 À 5 REPS OU PLUS

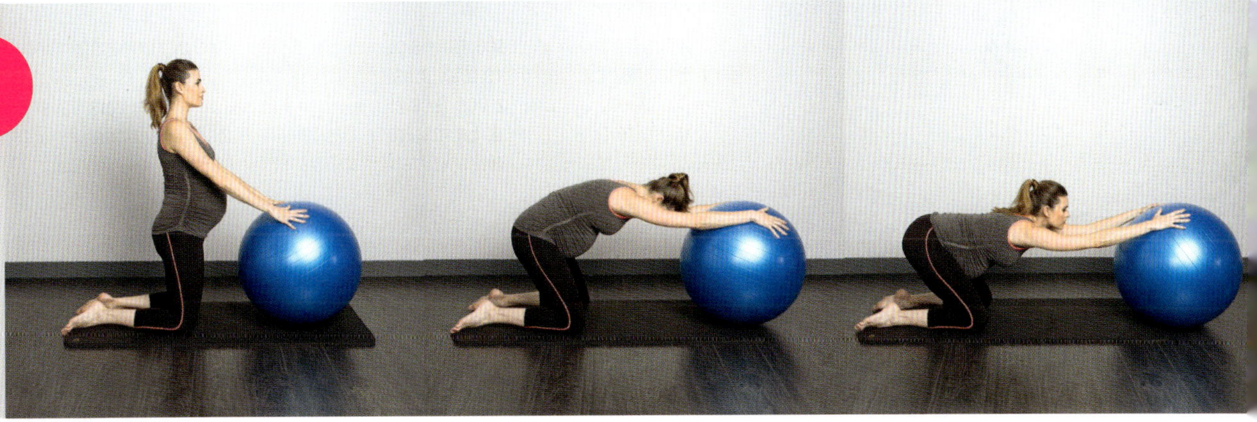

6

X 3 À 5 RESPIRATIONS

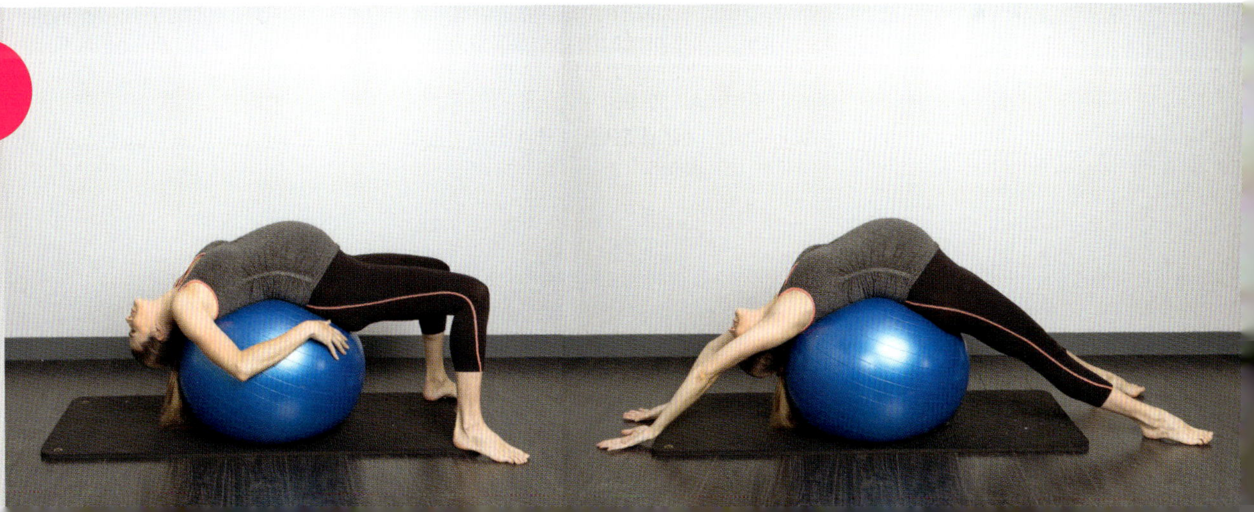

SÉANCE 2 CIRCUIT COMPLET MUSCU ÉTIREMENT DÉTENTE

DURÉE TOTALE DE LA SÉANCE

10 à 20 minutes,
en fonction de votre rythme.

REPOS

Arrêtez-vous 30 secondes à 1 minute entre deux exercices, et enchaînez-les si vous êtes en forme.

7 LA SIRÈNE

X 4 À 6 RESPIRATIONS DE CHAQUE CÔTÉ

OBJECTIF ? S'étirer et se relaxer.

LET'S GO ! Asseyez-vous sur le tapis, un côté en appui sur le ballon. Les jambes sont décalées l'une par rapport à l'autre, et dirigées de l'autre côté. Posez votre bras gauche et votre tête sur le ballon, que vous soutenez avec la main droite. Utilisez l'appui de votre ballon pour étirer le côté de votre buste, cherchez à descendre votre hanche droite vers le sol. Pour accentuer l'étirement, vous pouvez lever le bras droit vers le plafond et allonger la jambe droite.

8 DÉTENTE, LES BRAS SUR LE BALLON

X 3 À 5 RESPIRATIONS COMPLÈTES OU PLUS

OBJECTIF ? Détendre son dos et se faire du bien !

LET'S GO ! Placez-vous à genoux et descendez votre bras et votre tête sur votre ballon. Allongez bien votre dos. Vous pouvez aussi vous asseoir sur vos talons, en ouvrant plus ou moins les genoux en fonction de la taille de votre ventre.

POUR LES MUMS AUX CHEVILLES SENSIBLES : vous pouvez plier vos orteils si la position des pieds en pointe vous est inconfortable.

9 DÉTENTE, LES BRAS SUR UN MUR OU À L'AIDE D'UN PARTENAIRE

X 3 À 5 RESPIRATIONS COMPLÈTES OU PLUS

OBJECTIF ? Soulager le dos.

LET'S GO ! Asseyez-vous sur le ballon face à un mur. Posez vos mains sur ce dernier de façon à avoir les bras tendus. Inspirez et, lorsque vous expirez, penchez-vous vers l'avant, en tirant sur les bras. Restez ainsi le temps de plusieurs respirations, en fonction de votre ressenti.

AVEC UN PARTENAIRE ! Vous pouvez demander à votre compagnon (ou à une amie) de se placer devant vous en chevalier servant, bras tendus. Saisissez le haut de ses bras, et votre partenaire vous tiendra de la même façon. Inspirez. Lorsque vous expirez, penchez-vous vers l'avant en tirant sur les bras de votre partenaire. Restez ainsi le temps de plusieurs respirations, en fonction de votre ressenti.

7

X 4 À 6 RESPIRATIONS

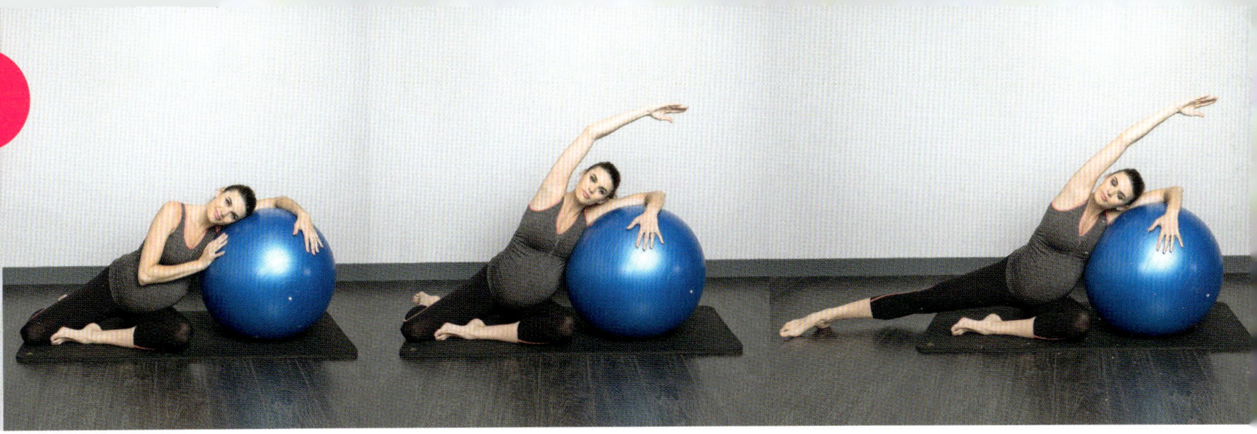

8

X 3 À 5 RESPIRATIONS

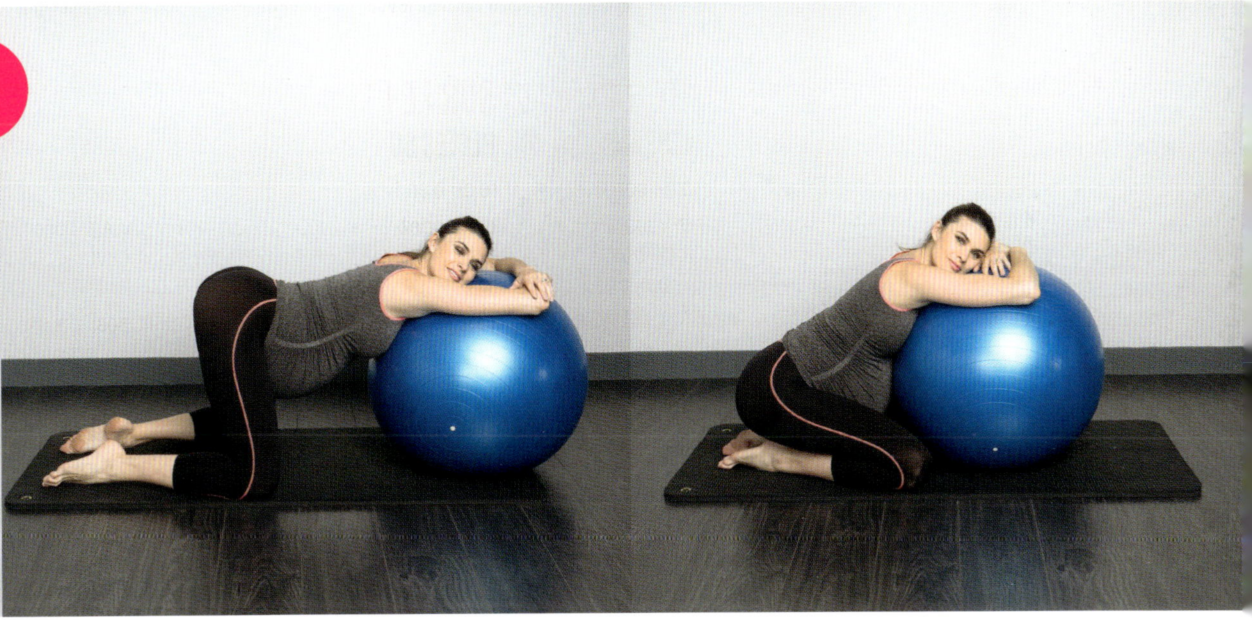

9

X 3 À 5 RESPIRATIONS

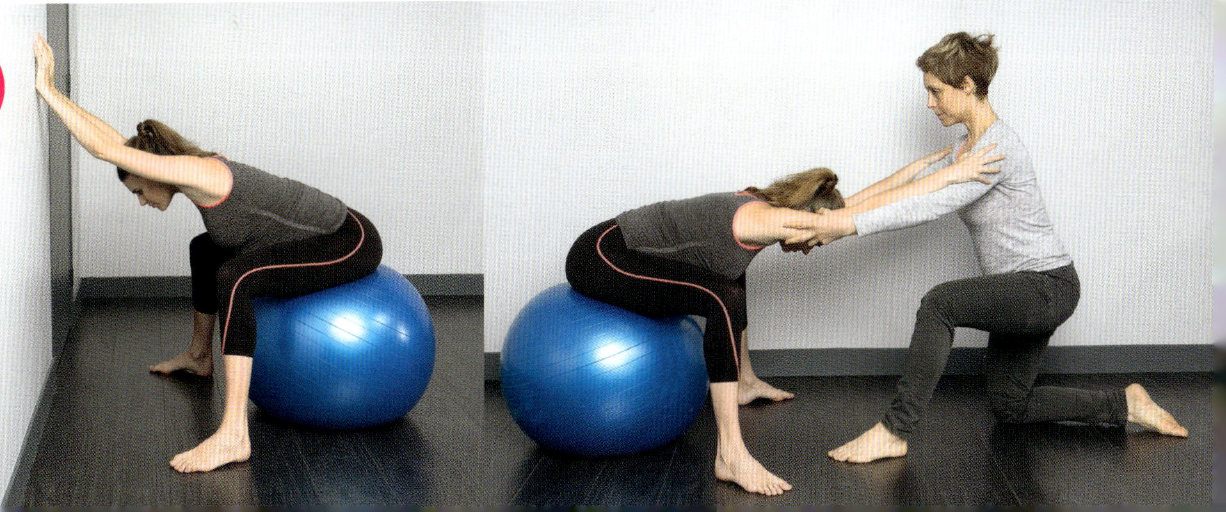

REMERCIEMENTS DE L'AUTEUR

Je remercie tout particulièrement Juliette Collonge, mon éditrice, pour sa patience sans faille et son professionnalisme, ainsi qu'Emma Delahaye, ma copine coach, qui a élaboré les trainings fit-mum avec moi. Impliquées dans le projet, motivées jusqu'au bout, Emma et moi avons formé une super-team ! Merci aussi à Hermine Prunier, professeur de yoga et amie, pour son temps et ses conseils avisés sur la partie dédiée au yoga. Un grand merci à Oriane pour son chaleureux accueil dans son superbe établissement Origyn lors du shooting Fit-mum. Je n'oublie pas Anthony Voisin, photographe, qui a su capturer ces moments forts de ma grossesse.

Bien sûr, je remercie mes followeuses, notamment sur Instagram, qui m'ont clairement donné envie d'écrire ce livre avec leurs questions sur le sport des futures mamans.

Enfin, merci à l'équipe de trucsdenana.com pour m'avoir épaulée pendant la rédaction du livre (je sais que je l'ai délaissée pendant quelques jours...), mon mari pour son soutien (toujours !), et mes parents pour m'avoir donné le goût du mieux-être et du sport, dès l'enfance.

MON INSTITUT DE RÉFÉRENCE

Origyn, un espace consacré au bien-être des jeunes et des futures mamans, avec un vrai accompagnement de la femme pendant et après la grossesse. Ateliers sportifs pré- et post-natals, avec ou sans enfant (yoga, danse, pilates…), chant prénatal, massages, événements… Je suis une adepte de ce lieu magique ! 13, rue Victor-Hugo, 92800 Puteaux.

Direction
Jean-Louis Hocq

Direction éditoriale
Suyapa Hammje

Direction d'ouvrage
Juliette Collonge

Édition
Marion Guillemet

Rédaction des exercices
Emma Delahaye

Fabrication
Céline Premel-Cabic

Gravure
Articrom

Création graphique et réalisation
Guylaine Moi

ISBN : 978-2-263-15288-7
Code éditeur : S15288
Dépôt légal : mai 2018
Imprimé en France par PPO Graphic